増刊 レジデントノート

Vol.20-No.8

COMMON DISEASE を制する！

「ちゃんと診る」ためのアプローチ

上田剛士／編

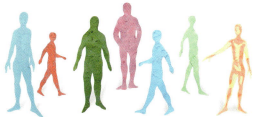

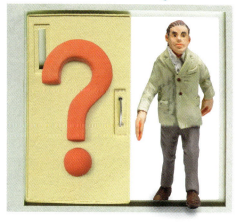
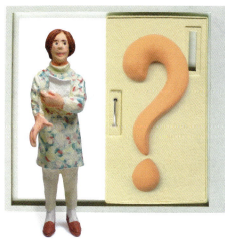

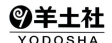

謹告

　本書に記載されている診断法・治療法に関しては，発行時点における最新の情報に基づき，正確を期するよう，著者ならびに出版社はそれぞれ最善の努力を払っております．しかし，医学，医療の進歩により，記載された内容が正確かつ完全ではなくなる場合もございます．

　したがって，実際の診断法・治療法で，熟知していない，あるいは汎用されていない新薬をはじめとする医薬品の使用，検査の実施および判読にあたっては，まず医薬品添付文書や機器および試薬の説明書で確認され，また診療技術に関しては十分考慮されたうえで，常に細心の注意を払われるようお願いいたします．

　本書記載の診断法・治療法・医薬品・検査法・疾患への適応などが，その後の医学研究ならびに医療の進歩により本書発行後に変更された場合，その診断法・治療法・医薬品・検査法・疾患への適応などによる不測の事故に対して，著者ならびに出版社はその責を負いかねますのでご了承ください．

序

　研修医にとってありふれた疾患（common diseases）を自分自身で管理することは思いのほか難しいものです．しかしcommon diseasesが診られないならば稀な疾患を診ることはより難しいでしょうし，重篤な疾患を「ちゃんと」診ることもできないでしょう．一方，common diseasesの管理がしっかりとできるならば，稀な疾患や重篤な疾患に対しても応用がききます．少なくとも大きくズレた管理をすることはないでしょう．研修医にとってcommon diseasesを制することは登竜門でもあり，避けてはならない道でもあるのです．

　それでは，なぜ研修医にとってcommon diseasesの管理が難しいのでしょうか？　それには豊富すぎる3つのものが関係しています．

　1つ目は情報が豊富であることです．common diseasesに関する論文数は膨大なため，正しい医学知識を検索しようとしてもすべての論文に目を通すわけにはいきません．一部の講演会やガイドラインは利益相反の問題で過信してはいけません．現時点ではUpToDate®など信頼性のある二次文献を参考にするのが最も効率がよい方法でしょう．しかしそれでも膨大な情報量があるため研修医にとって使いやすいとはいえません．

　2つ目は選択肢が豊富であることです．多くの医療にまつわる問題は立場・解釈・経験・資源の違いから正解は1つではありません．そのためときとして指導医によっても意見が異なり，研修医は何が正しいのかわからなくなってしまうのです．common diseasesに対する治療では同効薬剤の種類が多いのも研修医の悩みの種となっています．本書では可能な限りクリアカットにこの問題に切り込むことをめざしました．

　3つ目は研修医がしなければならないことが豊富すぎることです．医学の進歩により疾患概念が増え，検査方法が増え，治療選択肢も増えました．大枠を十分に理解しないままに研修をしてしまうと，断片的知識でわかった気になってしまいます．優先順位を付け適切な取捨選択をすることができずに，マシンガンのように大量の検査や処方を行うことが起こりえます．これは忌々しき事態ですが，残念ながら稀な現象ではありません．また目新しいものや大がかりな検査，高額な薬剤が有用であると思い込みやすいというバイアスもよく知られています．これらの落とし穴から研修医を救うべく，common diseasesに対するcommon practicesを中心に知識を深めることを本書の目標としています．

　世のなかには数多くの書籍がありますが，本書は後期研修医が中心に執筆している点が特徴です．もちろん小生が全面的に監修を行ったとはいえ，この書籍をつくり上げた

のは彼らの熱い想いです．若手医師自身が初期研修医のときに悩んだこと，そして現在悩んでいることに関して論文を調べ上げ解説しています．このことにより研修医の皆さんが本当にベッドサイドで疑問に思っていることをスッキリと解決してくれるような書籍に仕上がったと思っています．本書を手にとっていただくことで日々の疑問点を解決しcommon diseasesを自信もって管理できるようになっていただけたならば，編集者としては望外の喜びです．

2018年7月吉日

洛和会丸太町病院 救急・総合診療科
上田剛士

増刊 レジデントノート

Vol.20-No.8

COMMON DISEASE
を制する!
「ちゃんと診る」ためのアプローチ

序 ·· 上田剛士　3　(1189)

Color Atlas ·································· 10　(1196)

第1章　感染症

1.　入院中の発熱で呼ばれた，貴方ならどうする？ ·············· 西口　潤　16　(1202)
　　1. 入院患者の発熱では，どこに注意し，何を念頭におくか　2. 抗菌薬投与中にもかかわらず，熱が下がらない，そんなとき，何を考える？　3. Work up するかどうかの指標は？

2.　肺炎診療における Choosing Wisely ·························· 福盛勇介　22　(1208)
　　1. 肺炎の確定診断　● Advanced Lecture：1. CXR 陰性の肺炎はどのくらい存在するか　2. 本当にCTは診断・マネジメント・予後を変えないのか　2. 原因微生物の同定　3. 治療　4. フォロー　● Advanced Lecture：CXRのフォローは全例に必要か

3.　その尿路感染（腎盂腎炎）の診断は本当に正しいですか？
·· 赤坂義矢　32　(1218)
　　1. 高齢者の発熱では倦怠感や食欲低下など非特異的な症状でも尿路感染症を鑑別に入れる　2. 細菌尿だからといって腎盂腎炎と決めつけない　● Advanced Lecture

4. **ショック患者にどの薬を使う？** ……………………………………島 惇 40（1226）
　　　1. ショックの診断　2. ショックの鑑別　3. ショックへのアプローチ　● Advanced Lecture：1. ビ
　　　タミンB₁欠乏症（脚気）でショック？　2. カテコラミンを投与する際は必ずCVをとるべきか？

第2章　循環器

1. **心不全と戦うにはどうしたらいいですか？** ………………………竹山脩平 53（1239）
　　　1. 心不全の診断　2. クリニカルシナリオ　3. フォローはいつ何で行う？ 頸静脈・体重測定の大切
　　　さ　4. ループ利尿薬の使い分け　5. 電解質異常をきたしにくい補液組成　● Advanced Lecture：
　　　Nohria-Stevenson分類とForrester分類の注意点

2. **上室性頻拍に慌てて動悸を起こさないために** ………………三野大地 67（1253）
　　　1. 心房細動について　● Advanced Lecture：薬理学的除細動について　2. 上室性頻拍

3. **深部静脈血栓症（DVT）の予防と治療** ……………………西村康裕 81（1267）
　　　1. DVTの予防適応は？　2. 非薬物的DVT予防　3. 抗凝固薬の選択　4. IVCフィルターの適応
　　　5. 血栓後症候群（PTS）の予防

第3章　呼吸器

1. **喘息発作・COPD急性増悪** ………………………………………阿部昌文 88（1274）
　　　喘息：急性増悪時の対応　COPD：急性増悪時の対応　● Advanced Lecture：1. 喘息治療にお
　　　けるステロイド投与のタイミング・種類・量・期間はどうやって決めるのですか？　2. asthma-
　　　COPD overlap（ACO）について教えてください

2. **胸水について知りたい？ それなら**
Richard W Light先生を訪ねなさい ………………………………大江将史 97（1283）
　　　1. Lightの基準とは？　2. T-Choはいつ提出すべきか？　3. Albはいつ提出すべきか？　4. いつ
　　　胸腔穿刺を行うか？　● Advanced Lecture：1. ヘマトクリット（Ht）はいつ提出すべきか？
　　　2. 非悪性二次性胸水の予後は？　5. 抗酸菌・細胞診・腫瘍マーカーは必須項目か？　6. 検体量は
　　　何mL必要か？ ヘパリンは必要か？

第4章　内分泌・代謝

1. 脱水・高ナトリウム血症にはどうアプローチする？ ………三浦知晃 108 (1294)
1. 脱水の身体診察　2. 脱水の検査所見　3. 脱水の補液内容　4. 高ナトリウム血症　● Advanced Lecture：予測式どおりにはいかない!?

2. ほどよい低ナトリウム血症の補正とは？ …………………丸山　尊 117 (1303)
1. 低ナトリウム血症はどんな症状を引き起こす？　2. その低ナトリウム血症は待てますか　3. 低ナトリウム血症の原因検索を行う　4. ほどよい低ナトリウム血症の補正速度は？

**3. 恐ろしいカリウムの低下に適切に
対処するためにすべきことは？** …………………………長野広之 125 (1311)
1. 緊急性のある低カリウム血症とは？　2. 低カリウム血症の原因　3. 低カリウム血症の初期評価　4. カリウム補充量は？内服か点滴すべきか

**4. 症候性の高カルシウム血症を
発見したらまずは生理食塩水補液！** ……………………井川京子 135 (1321)
1. 症状とリスク因子から高カルシウム血症を疑おう　2. 原因を考えつつ，軽度，中等度，高度の高カルシウム血症に分類し，治療を決定しよう　3. 高カルシウム血症の具体的な治療　4. 高カルシウム血症の治療を行いながら原因検索を行う　● Advanced Lecture：シナカルセト塩酸塩（レグパラ®）：カルシウム受容体作動薬

5. 病棟での血糖コントロールは甘くない!? …………………丸山　尊 143 (1329)
1. なぜ患者さんの血糖値は高いのか？　2. 食事が食べられないときや検査・治療があるときには経口血糖降下薬を中止する　3. スライディングスケールをなるべく避けた方がいい理由　4. ステロイドによる高血糖は"普通"の糖尿病と何が違う？　5. 血糖コントロールの方法について

第5章　腎臓・泌尿器

**1. 尿管結石のマネジメントはどう考える？
若き医師よ，多石（たいし）を砕け** ………………………溝畑宏一 151 (1337)
1. 尿管結石発作の診断　2. 尿管結石発作のアプローチ　3. 尿管結石の予防・生活指導
● Advanced Lecture：Q：無症候腎結石もすべて治療対象になりますか？

2. 尿閉の扉を開こう！ ·····································坂　正明　159（1345）

1. AUR secondary to BPH　● Advanced Lecture：TWOC　2. 抗コリン薬だけじゃないっ！ 薬剤性尿閉　3. BPH薬の使い分けは？　4. 尿閉の扉を開けたら脱水!?

第6章　消化器

1. 胃腸炎では培養より病歴をとろう ·····························福盛勇介　172（1358）

1. 診断と検査　2. 治療　● Advanced Lecture：経口補水液は何を用いるべきか

2. 吐血の対応はどうする？ ·····································西口　潤　180（1366）

1. 緊急内視鏡は必要か？　2. 上部消化管内視鏡検査抜きで静脈瘤破裂のリスクを評価する　3. 2nd lookは必要か？　4. 絶食期間はどのくらいが適切か？　5. ピロリチェックはどこまで必要か？　6. 除菌はいつすべきか

3. 下血にはどうやってアプローチする？ ·····················島　惇　187（1373）

1. 下部消化管出血の原因　2. 下部消化管へのアプローチ　● Advanced Lecture：1. NSAIDsと下部消化管出血の関連〜クスリはリスク〜　2. 消化管出血はとりあえずアドナ®・トランサミン®でいいですか？　3. 抗血小板薬内服中の下部消化管出血は？

4. 腸閉塞の診断とマネジメントの流れはどう押さえる？ ······山下恵実　195（1381）

1. 最低限知っておきたい腸閉塞の基礎知識　2. 小腸閉塞をどのように診断するか？　3. CTで何を評価するのか？ CTは造影すべきか？　4. 保存的加療の方法は？　● Advanced Lecture：1. 腹部手術歴と癒着性腸閉塞　2. どんな人が絞扼性腸閉塞（手術が必要）になりやすいか　3. ガストログラフイン®の"治療効果"について

第7章　その他

1. 貧血を見逃さないようにするには ·····························竹山脩平　205（1391）

1. 立ち眩みは"貧血"ではなく，循環血液量減少を示唆している！　2. 身体所見で鑑別し，検査結果が判明するまでに治療開始しよう　3. 輸血適応は？　● Advanced Lecture：高心拍出性心不全（high-output heart failure）とは

2. その偽痛風は本当に偽痛風か？ ……………………………西村康裕 215（1401）

 1. 鑑別診断 2. 化膿性関節炎との鑑別

3. せん妄を制するものは病棟管理を制する!! ………………阿部昌文 222（1408）

 Q1. せん妄患者って実際そんなに多いんですか？ 診断なんて簡単ですよね？ Q2. 興奮している原因が認知症なのかせん妄なのかわかりません!! Q3. 3D-CAMでせん妄の診断になりました. 原因は術後だし疼痛ですかね？？ Q4. せん妄の原因がすぐによくならないときはどうするんですか？ Q5. いやぁ, 一度せん妄になってしまうと大変ですね. 予防法ってあるんですか？

4. あなたが止める！
ドクターショッピングさせない不定愁訴の診かた ……………井本博之 230（1416）

 1. その症状は誰のせい？：身体化は医師と患者の共同責任 2. 医療面接：信頼関係の構築／精神疾患のスクリーニング 3. 身体診察・診断：入念に診察し, 診断する 4. 内科医でもできる！ 言葉の処方箋／認知行動療法の導入 5. 精神科・心療内科へのコンサルト

5. 高齢者食思不振の苦手意識を払拭するために ………………三野大地 241（1427）

 1. 高齢者の説明のできない体重減少の原因について 2. 認知症と経管栄養／胃瘻

● **索引** ………………………………………………………………… 248 （1434）

● **執筆者一覧** ………………………………………………………… 252 （1438）

Color Atlas

第1章2 (❶, ❷)

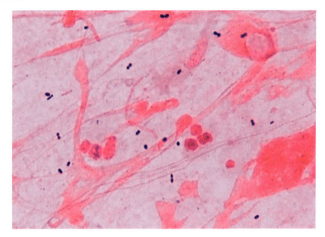

❶ 症例の喀痰グラム染色
 (p.27, 図2参照)

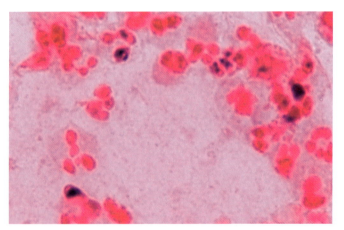

❷ 治療開始6時間後の喀痰グラム染色
 (p.29, 図3参照)

第1章3（❸, ❹）

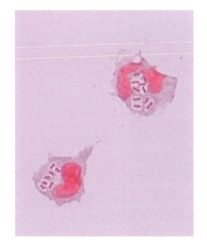

❸ 症例1の尿グラム染色
（p.33, 図1参照）

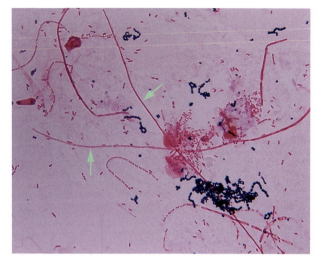

❹ 菌のフィラメント化
→ はフィラメント化した*E.coli*を示す（p.37, 図2参照）

第1章4（❺, ❻）

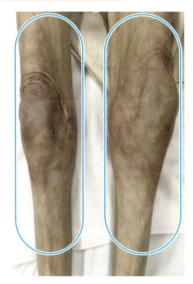

❺ 来院時の皮膚所見
○で囲った場所にmottlingを認めた（p.41, 図1参照）

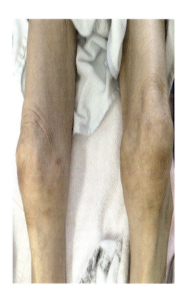

❻ 来院後6時間
（p.50, 図7参照）

Color Atlas

第3章2 ❼

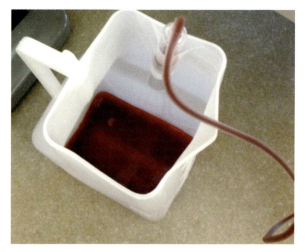

❼ 筆者が体験した血性胸水
(p.105, 図2参照)

第6章1 ❽

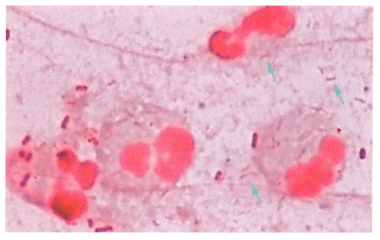

❽ カンピロバクター腸炎の便中白血球とグラム陰性らせん菌
(➡など多数)
(p.175, 図1参照)

第6章3（❾, ❿）

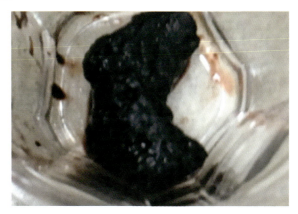

❾ 小腸癌（上部空腸）による黒色便
　筆者自験例（p.190，図1参照）

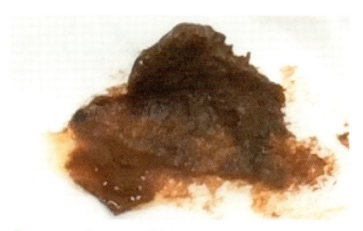

❿ リファンピシンによる着色便
　筆者自験例（p.192，図3参照）

Color Atlas

第7章2 (⓫)

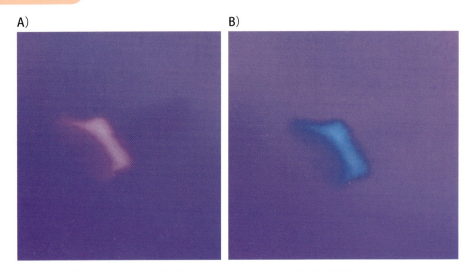

⓫ 偏光顕微鏡（×1,000で鏡検）でみられたCPPD結晶（自験例）
A）Z'軸に対し垂直なとき，B）Z'軸に対し平行なとき（p.218，図1参照）

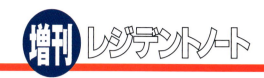

COMMON DISEASE を制する！

「ちゃんと診る」ためのアプローチ

第1章 感染症

1. 入院中の発熱で呼ばれた. 貴方ならどうする?

西口 潤

● Point ●

・入院中である患者の発熱と外来患者の発熱の違いを理解する

・work upすべき兆候を見落とさない

・頻度の高い原因を覚える

はじめに

　救急外来と異なり,入院中の患者さんは毎日顔を合わせ,診察しているので,"知っている"という安心が生まれやすい.そのため,発熱など症状が出現した際に,原因検索をせず解熱薬を使用し,軽んじられることが多い.

　入院患者の発熱の原因はさまざまであり,自分が行った治療介入が原因となることもある.そのため,急を要するか否かを判断し,すみやかに動けるようになるのが研修医として大事なスキルである.

症例

88歳女性.誤嚥性肺炎で入院し,入院時からABPC/SBT(アンピシリン/スルバクタム)で治療されていた.嚥下のしやすい食事形態に変更し,解熱も得られたため,抗菌薬は5日間で終了していた.入院7日目に38℃を超える発熱が認められた.悪寒戦慄なし.バイタルサインは,血圧134/78 mmHg,脈拍103回/分,呼吸回数20回/分,体温38.4℃,SpO_2 98%(室内気).眼瞼結膜点状出血なし.頸部リンパ節触知せず.crackles聴取せず.新規に出現した心雑音なし.腹部に圧痛なし.肝叩打痛なし.腎叩打痛なし.四肢関節に熱感・腫脹・可動時痛なし.

1. 入院患者の発熱では,どこに注意し,何を念頭におくか

　入院中の患者の発熱の半分以上は感染症によるものである(図1).しかし,入院中の患者では,薬剤熱など入院での治療そのものが原因となることも多い.

　そのため,症状や身体所見をしっかりとることに加え,入院の契機となった疾患の治療過程や熱型表と薬剤投与のタイミング,デバイスの有無の確認も必要となる.

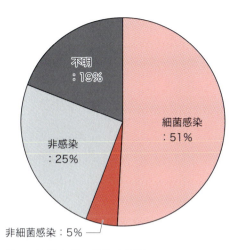

図1 入院患者の発熱の原因
文献1を参考に作成

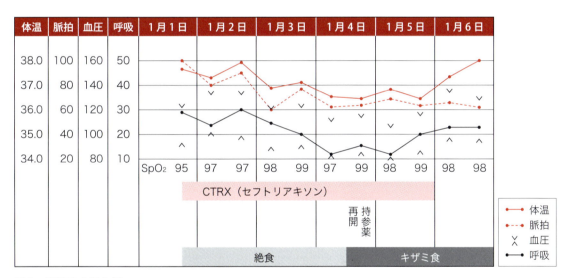

図2 経過表の記入例
血圧の∨は収縮期血圧，∧は拡張期血圧を示す

　同時にさまざまな可能性を考えなければならないため，慣れていない間は，経過表を自分で記入することをお薦めする（図2）．どんなバイタルサインの変化があり，どこで新規薬剤を開始したか，など一目で把握できるからである．記入には時間がかかり，煩わしい側面もあるが，慣れてくるまでは漏れのないように考える癖をつけるにはちょうどよい．

2. 抗菌薬投与中にもかかわらず，熱が下がらない．そんなとき，何を考える？

　細菌感染症が疑われれば多くの場合，抗菌薬が投与される．そして，治療効果判定は，48〜72

時間以内に臓器特異的なパラメーターで行うことが妥当とされている．例えば，肺炎であれば，呼吸数や酸素化，痰の量やグラム染色所見で確認する．

それでは，抗菌薬を投与しているにもかかわらず，熱型の改善が乏しい場合，何を考えなければならないか，以下の項目にまとめる．

■1 そもそも細菌感染ではなかったのではないか

そもそも，最初の診断に誤りがなかったか，見直す必要がある．症状，患者背景，想定される感染原因をもう一度洗い直す必要がある．熱の原因は，細菌感染症だけではないからである．

■2 抗菌薬の使用方法に問題はないか

抗菌薬の投与方法や投与量，投与間隔に問題がないか，見直す必要がある．

■3 ドレナージ不足ではないか

膿瘍や異物であれば，抗菌薬投与よりドレナージする方が重要である．

■4 投与中の抗菌薬は，そもそも想定している菌をカバーしているか

どんな菌を想定しているか，その菌が投与中の抗菌薬のスペクトラムに一致しているか検討する必要がある．抗菌薬に強い，弱いなどという概念は存在しない．

また，腹腔内感染や糞線虫感染時の菌血症など，複数菌を想定しなければならない場合もあり，注意を要する．

■5 臓器移行性に問題はないか

想定する菌をカバーしていても，臓器への移行性の悪い抗菌薬であれば，効果は乏しい．想定する臓器に移行性のよいものを選択しなければならない．

■6 耐性菌の可能性はないか

入院前に抗菌薬曝露が多かったり，施設入所中や院内発症の感染症であれば，耐性菌が蔓延している可能性があり，その場合は抗菌薬の変更が必要となることがある．

3. Work up するかどうかの指標は？

入院中の発熱の場合，work up するかどうか決める指標となるものがいくつかある．

■1 1にも2にも，バイタルサイン！

まず，敗血症の状態であれば，早急な治療介入が必要となることが多い．2016年に敗血症の定義が変更となり，ICUではSOFAスコア（表1）を，ICU以外では，qSOFA（quick SOFA）スコアを用いる．SOFAスコアは，臓器障害を評価するものであり，SOFAスコアの合計が2点以上変化した場合に敗血症と診断する[2]．qSOFAの指標は，呼吸数増加（≧22回/分），意識障害（GCS＜15），収縮期血圧低下（≦100 mmHg）のうち2つ満たせば陽性である[3]．

qSOFAでも2項目は古典的バイタルサインに含まれており，敗血症を早期に疑うために重要で

表1 SOFA (sequential organ failure assessment) スコア

臓器システム	スコア 0	1	2	3	4
呼吸 PaO2/FiO2	≧400	<400	<300	<200 ＋人工呼吸	<100 ＋人工呼吸
凝固 血小板数（×10^3/μL）	≧150	<150	<100	<50	<20
肝 総ビリルビン（mg/dL）	<1.2	1.2〜1.9	2.0〜5.9	6.0〜11.9	>12.0
心血管 平均血圧（MAP） カテコラミン（γ）	MAP≧70	MAP<70	ドパミン<5 or ドブタミン	ドパミン5.1〜15 or アドレナリン≦0.1 or ノルアドレナリン≦0.1	ドパミン>15 or アドレナリン>0.1 or ノルアドレナリン>0.1
中枢神経 GCS	15	13〜14	10〜12	6〜9	<6
腎 クレアチニン（mg/dL） 尿量（mL/日）	<1.2	1.2〜1.9	2.0〜3.4	3.5〜4.9 <500	>5.0 <200

GCS：Glasgow coma scale
文献2を参考に作成

ある．実際に収縮期血圧や拡張期血圧の低下，呼吸回数の増加，shock indexの増加は，SOFAスコアと関連がある[4]との報告もある．呼吸回数に関しては，看護師の検温で正確に計測されていないことも少なくなく，自分で確認するようにしたい．

2 悪寒戦慄

菌血症を疑う大切な指標となるのが，悪寒戦慄である．悪寒戦慄とは，布団をかぶっても震える状態のことであり，中枢の温度が上昇する数分前に起こるといわれている．特に高齢者では，悪寒戦慄は菌血症の重要な所見と考えられている[5]．

3 嘔吐

発熱に嘔吐を伴っているとき，念頭におかなければならないのが，髄膜炎や尿路感染症，胆道感染症である．特に高齢者では尿路感染症であっても，腰痛やCVA叩打痛がはっきりせず，胆道感染症であっても，腹部症状に乏しいことが少なくないことに注意が必要である[6]．

4 致死的な疾患を否定する

放っておくと悪化する，もしくは致死的な疾患は除外しなければならない．具体的には，細菌感染症に伴った敗血症（特に，ルート感染，尿路感染症，胆道感染症），重症薬疹〔Stevens-Johnson症候群，中毒性表皮壊死症（toxic epidermal necrolysis：TEN），薬剤性過敏症症候群（drug induced hypersensitivity syndrome：DIHS）〕である．

5 よくある入院中の発熱の原因を把握する

まずは，頻度の高い肺炎，尿路感染症，胆道感染症の除外から始まる．これらは，入院中であろうと，外来であろうと頻度が高い．図1に示したデータでは，細菌感染51％のうち尿路感染症が18％，肺炎が12％であった．

次に医原性である薬剤，*Clostridium difficile*感染症（*Clostridium difficile*は2016年に*Clos-*

表2 DIHSを起こしやすい薬剤

頻度が高いもの	報告があるもの
アロプリノール	β-ラクタム系抗菌薬
カルバマゼピン	ネビラピン
ラモトリギン	オランザピン
フェニトイン	オクスカルバゼピン
スルファサラジン	ラネル酸ストロンチウム
バンコマイシン	テラプレビル
ミノサイクリン	レナリドミド
ジアフェニルスルホン	
スルファメトキサゾール	

*tridioides difficile*に菌名が変更），デバイス感染，長期臥床に伴って生じる深部静脈血栓症，褥瘡感染，結晶性関節炎を検索する．

後者6つは，6D：Drug（薬剤），*C.Difficile*，Device（血管内ライン，気管チューブ，経鼻胃管，尿道カテーテル，シャント，埋め込み人工物など），DVT（深部静脈血栓症），Decubitus（褥瘡感染），cppD（結晶性関節炎）と覚えると覚えやすい．

そのなかでも特徴的な薬剤熱についてとりあげる．

● 薬剤

薬剤熱は薬剤の投与に伴って，発熱がみられ，投与中止により改善する，という定義であり[7]，除外診断である．症状出現までの平均は8.7日程度だが，24時間未満〜数カ月と幅がある[8]．皮疹があれば，薬剤熱の可能性が高まるが，ないからといって否定はできない[7]．

そのため，疑わしい場合は，薬剤を中止するしかない．Stevens-Johnson症候群，TEN，DIHSを起こしやすい薬剤一覧を表2に示す．

症例の続き

頸部を回旋させると，疼痛がみられ，crowned dens症候群であった．診断に必須ではないが，頸部CTを施行したところ，頸椎十字靱帯の冠状の石灰沈着像が認められた．くまなく診察することが望まれる．

おわりに

入院患者の発熱の原因は外来患者とは異なる．しかし，原因検索を行ううえで身体診察を大事にすることが基本であることには変わりない．感染症をはじめ "6D" を念頭におくと漏れが少なることが期待される．

文献・参考文献

1) Arbo MJ, et al：Fever of nosocomial origin：etiology, risk factors, and outcomes. Am J Med, 95：505-512, 1993

2) Vincent JL, et al：The SOFA（Sepsis-related Organ Failure Assessment）score to describe organ dysfunction/failure. On behalf of the Working Group on Sepsis-Related Problems of the European Society of Intensive Care Medicine. Intensive Care Med, 22：707-710, 1996

3) Singer M, et al：The Third International Consensus Definitions for Sepsis and Septic Shock（Sepsis-3）. JAMA, 315：801-810, 2016

4) Kenzaka T, et al：Importance of vital signs to the early diagnosis and severity of sepsis：association between vital signs and sequential organ failure assessment score in patients with sepsis. Intern Med, 51：871–876, 2012

5) Taniguchi T, et al：Shaking chills and high body temperature predict bacteremia especially among elderly patients. Springerplus, 2：624, 2013

6) Parker LJ, et al：Emergency department evaluation of geriatric patients with acute cholecystitis. Acad Emerg Med, 4：51–55, 1997

7) Mackowiak PA & LeMaistre CF：Drug fever：a critical appraisal of conventional concepts. An analysis of 51 episodes in two Dallas hospitals and 97 episodes reported in the English literature. Ann Intern Med, 106：728–733, 1987

8) Mackowiak PA：Drug fever：mechanisms, maxims and misconceptions. Am J Med Sci, 294：275–286, 1987

プロフィール

西口　潤（Megumi Nishiguchi）
洛和会丸太町病院 救急・総合診療科
何科に進むにしても初期研修で身につけた知識や経験は後々役に立ちます．ぜひ幅広く勉強してください．

第1章　感染症

2. 肺炎診療におけるChoosing Wisely

福盛勇介

● Point ●

・胸部単純X線写真（chest X ray：CXR）で明らかな肺炎に対してルーチンでの胸部CTは不要

・原因微生物の同定に最も迅速・簡便かつ診断特性のよい検査は喀痰グラム染色

・経過のフォローには臨床所見とグラム染色が重要

・CXRのフォローはルーチンには行わず，高齢者・喫煙者などリスクに応じて行う

はじめに

　肺炎は研修医であれば誰もが遭遇するCommon Diseaseであるが，その最適なマネジメントは患者ごとに異なり，決して容易ではない．本稿では，実際の症例を通して，肺炎の一般的マネジメントである肺炎の確定診断，原因微生物の同定，治療，フォローアップの順に概説する．

症例
高血圧以外に既往のない，自宅生活の90歳女性．
来院前日から倦怠感と咳嗽を自覚．来院当日38.3℃の発熱を認め，救急外来を受診となった．鼻汁・鼻閉，咽頭痛はないが，湿性咳嗽あり．消化管症状や排尿症状は認めない．周囲の流行歴や小児や動物との接触はない．海外渡航歴や温泉への外出はない．体温38.0℃，血圧160/82 mmHg，脈拍118回/分 整，呼吸数32回/分，SpO2 92％（室内気）．しんどそうで，ややぐったりとしている．
研修医1年目のあなたは，この症例の初期評価と適切な検査計画を上級医に報告しなければならない．

1. 肺炎の確定診断

1 病歴とバイタルサインで肺炎の事前確率を高める

　発熱患者において，CXRで肺野に浸潤影を認めれば肺炎と診断するのはそれほど難しくはないだろう．したがってまず考えるべきことは「どのような患者にCXRを撮影するか」ということになる．表1を参照すると，単一の病歴・所見からは肺炎と診断することは困難であるが，**複数の**

表1　病歴・身体所見による肺炎診断の感度・特異度

	感度	特異度	陽性尤度比	陰性尤度比
発熱	44〜63％	63〜79％	1.7〜2.1	0.59〜0.71
呼吸苦	63％	55％	1.4	0.67
咳嗽	83％	54％	1.8	0.31
喀痰	78％	40％	1.3	0.55
鼻汁	67％	14％	0.78	2.4
咽頭痛	57％	27％	0.78	1.6
悪寒	32〜62％	52〜80％	1.3〜1.7	0.70〜0.85
体温≧37.8℃	26〜67％	52〜94％	1.4〜4.4	0.58〜0.78
呼吸数＞20回/分	76％	37％	1.2	0.65
呼吸数＞25回/分	27〜39％	74〜92％	1.5〜3.4	0.78〜0.82
呼吸数＞30回/分	29％	89％	2.6	0.80
心拍数＞100回/分	50〜64％	69〜72％	1.6〜2.3	0.49〜0.73
心拍数＞120回/分	21％	89％	1.90	0.89

文献1を参考に作成（尤度比は文献内の感度・特異度より計算）

病歴・所見を組合わせることで検査前確率を高めることが可能である．本症例の場合，有病率を5％（一般外来の咳嗽を主訴に受診した患者の肺炎の有病率）と見積もると，発熱，咳嗽，喀痰，頻呼吸（＞30回/分），頻脈（＞100回/分）があり，鼻汁，咽頭痛がないためそれだけで検査前確率は約73％まで上昇する．

> **症例の続き**
> 左下肺野背側にpan-inspiratory cracklesを聴取し，CXRを撮影したところ同部位に肺炎像を認めた．胸部CTをオーダーしようとしたところ，上級医が現れ，「この患者にはCTは必要ないと思うよ」と言われた．

2 画像検査で肺炎像を確認する

　胸部CTは確かに異常陰影の同定に非常に有用であり，肺炎診断においても有力なツールとなりうるが，被曝や医療費の問題があるため，CXRで明らかな肺炎で，CTによりその後のマネジメントが変わらない状況であれば**ルーチンで撮影する必要はない**．診断が不確実でほかの疾患（心不全，肺塞栓など）が否定できないとき，治療経過が思わしくないとき，胸部CTを撮ることでマネジメントが変わりうる状況（真菌感染疑い，結核疑い，膿胸・肺化膿症疑い，閉塞性肺炎疑い）であれば撮影するという報告があり[2]，本邦のガイドライン[3]もほぼ同様の推奨を行っている．実際に筆者の施設でも上記と同様の方針で診療を行っており，ルーチンでCTを撮影することはしていない．

Advanced Lecture

1 CXR陰性の肺炎はどのくらい存在するか

　CXR陰性の肺炎となる背景には①発症早期，②脱水がある，③解剖学的異常があるという複数

表2　胸部単純CT前後での肺炎の可能性

| | | CT施行後の肺炎の確率 | | | | 合計 | CT後に診断が変化した患者数（%） |
		definite	probable	possible	exclude		
CT施行前の肺炎の確率	definite	107	15	10	11	143	36（25.2%）
	probable	41	16	13	48	118	102（86.4%）
	possible	12	4	7	31	54	47（87.0%）
	exclude	2	0	0	2	4	2（50%）
合計		162	35	30	92	319	187（58.6%）

文献7を参考に作成

の要因が関与する．CXR陰性だが，胸部CTで診断がついた肺炎の頻度は3〜27%と報告によってさまざまであり[4〜6]，特にポータブル撮影などのanterior-posterior view（A-P）では心陰影の拡大などから偽陰性が増える．この結果からは，CXRで診断がつかない患者は少数ながら存在するとも，ほとんど存在しないともいえるが，個々人の読影能力によっても差が出るため，一概には語ることができない．筆者の施設ではCXR陰性の肺炎に対してはCTを撮影したり，肺炎を強く疑う症状があり，ほかに熱源がないのであれば臨床的に肺炎として治療したりと担当医によって方針が分かれる．後者であれば本当に肺炎像がないのかチームカンファレンスで複数の眼で確認し，治療経過においても実はほかに熱源が隠れていないか十分確認するようにしている．

2 本当にCTは診断・マネジメント・予後を変えないのか

臨床的に肺炎を疑う18歳以上の患者（全身症状と下気道症状・所見を有する患者）において，CXR撮影後に全例に胸部単純CTを撮影し，CT撮影前後での肺炎の可能性（definite, probable, possible, excludeの4段階），やマネジメントが変化するかを検討した研究がある[7]．これによるとCT撮影後には半数以上の患者において肺炎の可能性，マネジメントが変化した（表2）．

この結果からはCXRで肺炎の可能性が高い（低い）と考えていても，CT施行後には診断が変化する可能性が考えられ，マネジメントの変更も予想される．しかし，CTでの異常陰影が古い肺炎像や重力効果などの陰影と真の肺炎像を正確に鑑別できるかという問題があり，CTを過信し過剰な抗菌薬投与が行われた可能性も考えられる．また，マネジメントの変更と実際の患者の予後改善は別問題であるため，治療法を変えても予後が変わらない可能性も考えられる．胸部CTを行うことにより診療の質が向上することを示すには，CXRのみの群とCTを施行した群とで実際に予後を比較したRCT（ランダム化比較試験）を組む必要があり，この研究だけでは胸部CTが実際に患者の予後を変えるとまでは言い切れない．また，この研究には実際に診断が変わった群は肺炎の疑いが中等度（probable, possible）の群が多いことなどいくつかの制限があるうえに，前述の被曝や医療費の問題も考える必要がある．

症例の続き

ほかに熱源と思しき所見や症状を認めないことからも市中肺炎と診断したあなた．以前別の上級医がセフトリアキソン（CTRX）を使用していたことを思い出し，CTRXで治療すると報告したところ，「なるほど．ところで痰は染めてみた？」と逆に質問されてしまった．

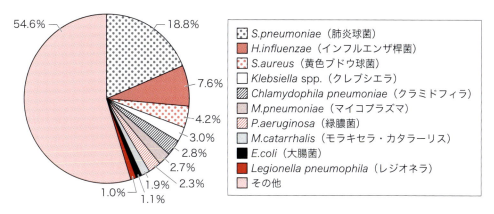

図1　原因微生物の内訳
文献3を参考に作成

表3　喀痰・吸引痰グラム染色の診断特性

	感度	特異度	陽性尤度比	陰性尤度比
GPDC（*S.pneumoniae*）	62.5 %	91.5 %	7.38	0.41
	68.2 %†	93.8 %†	11†	0.34†
GNCB（*H.influenzae*）	60.9 %	95.1 %	12.5	0.41
	76.2 %†	100 %†	∞†	0.24†
GNDC（*M.catarrhalis*）	68.2 %	96.1 %	17.4	0.33
GNR-large（*K.pneumoniae*）	39.5 %	98.2 %	21.7	0.62
GNR-small（*P.aeruginosa*）	22.2 %	99.8 %	100.2	0.78
GPC-cluster（*S.aureus*）	9.1 %	100 %	∞	0.91

GPDC：Gram positive diplococcus（グラム陽性双球菌），GNCB：Gram negative coccobacillus（グラム陰性球桿菌），GNDC：Gram negative diplococcus（グラム陰性双球菌），GNR-large：Gram negative rod-large（グラム陰性大桿菌），GNR-small：Gram negative rod-small（グラム陰性小桿菌），GPC-cluster：Gram positive coccus-cluster（グラム陽性塊状球菌）
文献8を参考に作成（†は文献9より）

2. 原因微生物の同定

　肺炎診療の次のstepは原因微生物の同定である．採血はCURB-65の重症度評価や抗菌薬の適切な投与間隔を決定するうえで有用であるが，肺炎自体の診断や原因微生物の同定，治療方針の決定に寄与することはあまりない．原因微生物の同定には，まずは図1に示す原因微生物の頻度を大まかに把握し，次に下記のような検査を参考にする．

1 喀痰グラム染色

　喀痰グラム染色は直接的かつ迅速・安価に病原体を検出可能なほぼ唯一の検査である．表3に喀痰グラム染色で観察された菌体の形態ごとの診断特性を示す．

　表3の研究では良質な検体〔上皮細胞＜10/low-power field（LPF）かつ多核好中球＞10/oil immersion field（OIF）〕のみを対象として診断特性を算出している点に注意が必要であるが，肺炎球菌，インフルエンザ桿菌，モラキセラなど頻度の高い微生物において喀痰グラム染色は優れた診断特性を有しており，これらの結果から本邦のガイドライン[3]においても原因微生物の同定

表4　尿中抗原の診断特性

	感度	特異度	陽性尤度比	陰性尤度比	ゴールドスタンダード
Legionella spp.	74%	99%	74	0.26	培養・血清学的検査
S.pneumoniae	44〜60%	80〜100%	2.95〜∞	0.41〜0.60	喀痰グラム染色・培養 鼻咽頭検体
	77〜87%	80〜100%	4.05〜∞	0.13〜0.36	血液培養・胸水培養

文献11を参考に作成（尤度比は文献内の感度・特異度より計算）

においてグラム染色は推奨されている．同ガイドライン[3]では，「グラム染色の精度は観察者の技術的レベルに左右される」と記載があるが，診療の一部として日常的にグラム染色を行っている立場から意見すると，長く見積もっても1カ月間診療していれば手技的にも観察力的にも十分満足できるレベルにはなると考えている．

2 尿中抗原

　尿中抗原は迅速に原因微生物を同定するもう1つの方法である．尿中抗原の利点として，抗菌薬投与後であっても，抗原の検出が可能である点があげられ，肺炎球菌においては治療開始から7日後においても90%の患者において検出可能であったとする報告がある[10]．病原体ごとの診断特性と要点を表4と下記にまとめる．

1) *Legionella* spp.
・血清群（serogroup）1以外に対する感度は5〜40%と低いため，全体の感度は高くはなく，**除外には不向き**である．一方で特異度は非常に高く，確定診断に有用である．
・約24時間後から数週間検出されるとされ，受診時に陰性であったが臨床的に疑わしい症例においては2〜3日後の再測定も推奨される．
・300日後でも検出されたという報告もあり，効果判定には不向きである．

2) 肺炎球菌（*S.pneumoniae*）
・髄膜炎症例では髄液での使用も行われる．
・グラム染色でほかに有意な原因微生物が認められた場合に**ルーチンで行う意義はない**．
・多菌種貪食像を認めた場合には，仮に陽性であったとしても肺炎球菌のみを治療対象とすることはなく，逆に肺炎球菌を外した抗菌薬選択も行わないので，結果的にマネジメントに影響せず，やはりルーチンで行う意義はない．
・ゴールドスタンダードによって感度が異なる．グラム染色を参考に診断を行う実臨床では感度はより低い印象がある．
・陽性持続期間については発症後89日で陽性であった例も報告があり[12]，少なくとも数週間は持続すると考えられている．そのため肺炎反復例や上気道に肺炎球菌が常在する小児では偽陽性を生じることがある．また，*S.mitis*感染症患者では交差反応から偽陽性となることがある．
・肺炎球菌莢膜多糖体ワクチン（pneumococcal polysaccharide vaccine：PPSV23）接種後でも48時間以降は偽陽性を生じないとされるが，肺炎球菌結合型ワクチン（pneumococcal conjugate vaccine：PCV）ではデータがなく不明である[11]．

3 喀痰培養

　喀痰培養は迅速性が劣るため初期の抗菌薬選択においては有用ではないが，感受性の確認，治

表5　原因微生物の同定検査の利点と欠点

	利点	欠点
喀痰グラム染色	・迅速・簡便 ・安価 ・効果判定に有用	・良質な検体でも感度は高くはない ・ときに定着菌と原因微生物の区別が困難 ・実施可能な施設は多くない
尿中抗原	・迅速・簡便 ・抗菌薬投与下でも有用	・感度は高くない ・検出可能な原因微生物が少ない
喀痰培養	・簡便 ・感受性がわかる	・遅い ・培養で検出しにくい菌もいる
血液培養	・陽性の場合に原因微生物への信頼性が高い ・感受性がわかる	・遅い ・侵襲性が高い ・肺炎での培養陽性率は低い

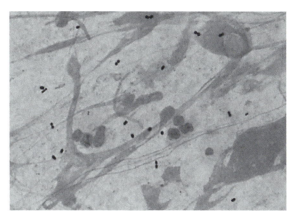

図2　症例の喀痰グラム染色
（Color Atlas①参照）

療経過が思わしくなかった際のカバーしていなかった原因微生物の同定に有用である．ただし，肺炎球菌などの一部の菌では培養で検出されにくいものもあり，注意を要する．

4 血液培養

市中肺炎の血液培養陽性率は7〜10％とされ[13]，診断への寄与は小さい．エビデンスが乏しい部分ではあるが，明らかに軽症の外来患者の場合にはルーチンで採取しなくてもよいとする意見もある．

最後に原因微生物の同定における各種検査の利点と欠点を表5にまとめる．

症例の続き

グラム染色を見ると図2のような結果だった．写真を見たあなたは肺炎球菌肺炎を疑い，上級医とともに高カリウム血症がないことを確認し，ペニシリンGで治療を開始することにした．

表6　想定される原因微生物と初期治療薬

原因微生物	グラム染色	代表的な治療薬の例
S.pneumoniae（肺炎球菌）	GPDC	ペニシリンG，アンピシリン
H.influenzae（インフルエンザ桿菌）	GNCB	セフトリアキソン
S.aureus（黄色ブドウ球菌）	GPC-cluster	セファゾリン，バンコマイシン
K.pneumoniae（クレブシエラ）	GNR-large	セフトリアキソン
P.aeruginosa（緑膿菌）	GNR-small	セフタジジム，アズトレオナム
M.catarrhalis（モラキセラ・カタラーリス）	GNDC	セフトリアキソン
E.coli（大腸菌）	GNR	セファゾリン，セフトリアキソン
L.pneumophila（レジオネラ）	–	レボフロキサシン シプロフロキサシン

※ 抗菌薬の決定に際してはその地域のアンチバイオグラムや患者の過去の培養・感受性結果も参照のこと

3. 治療

　治療に関する詳細な記載は成書を参考にしていただきたいが，初期抗菌薬の選択（表6）としては原因微生物が明確か否かによって下記の2通りが考えられる．抗菌薬決定の時点で結果が判明している検査は前述の通り喀痰グラム染色と尿中抗原のみであるので，これらの結果が重要である．

1 原因微生物が明確な場合
　喀痰グラム染色や尿中抗原で原因微生物が明確な場合で患者の全身状態が許す状況であれば，はじめから狭域抗菌薬を用いて治療することが可能である．

2 原因微生物が明確ではない場合
　原因微生物が明確でない場合には，経験的治療としてCTRXやABPC/SBT（アンピシリン/スルバクタム）を用いる．患者の過去の培養結果や耐性菌リスク，誤嚥の有無などから総合的に抗菌薬を選択する．

> ### 症例の続き
> あなた：この方ペニシリンGで本当に大丈夫ですか？ 年齢も年齢ですし，効かなかったら
> 　　　　…と思うと不安で．
> 上級医：そうだね．不安に思うよね．でも『不安だから広域抗菌薬を使う』としていると不
> 　　　　必要な広域抗菌薬の使用は減らせないんだ．不安ならば，何回もベッドサイドに足
> 　　　　を運んで，全身状態が良好なのか自分の眼で確認して，肺炎の治療経過については
> 　　　　喀痰グラム染色のフォローをしてみるのがいいと思うよ．

4. フォロー

　治療効果判定としては，採血やCXRよりも臓器特異的な指標を用いる．特にCXRは自覚症状やバイタルサイン，身体所見などの客観的指標と比較して遅れて改善してくることが知られてお

表7　肺炎の治療効果判定に用いる指標

自覚症状	咳嗽の頻度，喀痰の量，呼吸困難
客観的指標	呼吸数，酸素化，喀痰グラム染色の所見
全身状態	活動性・活気，食欲，意識レベル

文献15, 16を参考に作成

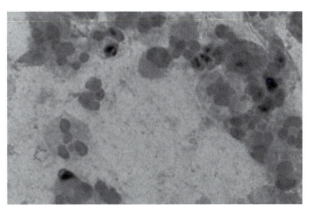

図3　治療開始6時間後の喀痰グラム染色
（Color Atlas②参照）

り，治療開始後2週間時点で完全に陰影が消失した患者は50％にすぎず，高齢，重症患者ではさらに遅れる可能性があり評価には用い難い[14]．臨床所見としては一般には表7を参考にする．

Advanced Lecture

■ CXRのフォローは全例に必要か

　肺炎治療後のCXRフォローの必要性やその適切な撮影時期に関しては現時点でコンセンサスを得られていない．イギリスではリスクのある患者（持続する症状，50歳以上など）では6週間後に全例にCXRフォローが推奨され，アメリカでは8週間後のCXRフォローが推奨されている．アメリカの放射線科医209人を対象とした新規浸潤影に対してCXRフォローを推奨するか否かのアンケートでは，42％が「常に推奨する」，55％が「ときどき推奨する」，2％が「全く推奨しない」と回答し，「ときどき推奨する」と回答した放射線科医の多くは画像的特徴や年齢や病歴を判断材料にすると答えている[17]．

　CXRフォローの主な目的は初診時に肺炎様の所見を呈する肺癌などの他疾患を検出することにある．CXRフォローで肺癌が検出される確率は0.4～9.2％と報告によってさまざまである．どのような患者に対してCXRフォローを行うべきかを検討した論文は限られているが，上記のような報告を参考にすると，肺癌が検出される患者の多くは「50歳以上」，「喫煙者」，「癌の既往がある」などのリスクを有しており，現時点ではこういったリスクがある患者や，閉塞性肺炎を疑うような陰影の場合にCXRフォローを行うのが無難であると思われる．

症例の続き

治療開始6時間後に喀痰のグラム染色をフォローしたあなたは菌体が消失していることを確認し（図3），患者の呼吸数も落ち着いていたことから安心して帰路についた．その後もペニシリンG 800万単位／日（1回200万単位，1日4回）の投与で副作用なく，7日間の治療を完遂して退院となった．初診時の喀痰培養からは感受性良好な肺炎球菌が検出された．

おわりに

　市中肺炎の一般的マネジメント，特にわれわれが日常的に行っている診療についてエビデンスを交えて概説した．非定型肺炎など誌面の都合で省略した項目も多数あるため，研修医の先生にはぜひ成書や論文を参照していただき，また，実臨床においてそれらの診療経験を重ねて学びを深めていただきたいと思う．

文献・参考文献

1) Metlay JP, et al：Does this patient have community-acquired pneumonia? Diagnosing pneumonia by history and physical examination. JAMA, 278：1440-1445, 1997
2) Prina E, et al：Community-acquired pneumonia. Lancet, 386：1097-1108, 2015
3) 「成人肺炎診療ガイドライン2017」（日本呼吸器学会成人肺炎診療ガイドライン2017作成委員会／編），2017
4) Hayden GE & Wrenn KW：Chest radiograph vs. computed tomography scan in the evaluation for pneumonia. J Emerg Med, 36：266-270, 2009
5) Maughan BC, et al：False-negative chest radiographs in emergency department diagnosis of pneumonia. R I Med J (2013), 97：20-23, 2014
6) Upchurch CP, et al：Community-Acquired Pneumonia Visualized on CT Scans but Not Chest Radiographs：Pathogens, Severity, and Clinical Outcomes. Chest, 153：601-610, 2018
7) Claessens YE, et al：Early Chest Computed Tomography Scan to Assist Diagnosis and Guide Treatment Decision for Suspected Community-acquired Pneumonia. Am J Respir Crit Care Med, 192：974-982, 2015
8) Fukuyama H, et al：Validation of sputum Gram stain for treatment of community-acquired pneumonia and healthcare-associated pneumonia：a prospective observational study. BMC Infect Dis, 14：534, 2014
9) Miyashita N, et al：Assessment of the usefulness of sputum Gram stain and culture for diagnosis of community-acquired pneumonia requiring hospitalization. Med Sci Monit, 14：CR171-CR176, 2008
10) Smith MD, et al：Rapid diagnosis of bacteremic pneumococcal infections in adults by using the Binax NOW Streptococcus pneumoniae urinary antigen test：a prospective, controlled clinical evaluation. J Clin Microbiol, 41：2810-2813, 2003
11) Couturier MR, et al：Urine antigen tests for the diagnosis of respiratory infections：legionellosis, histoplasmosis, pneumococcal pneumonia. Clin Lab Med, 34：219-236, 2014
12) Murdoch DR, et al：The NOW S. pneumoniae urinary antigen test positivity rate 6 weeks after pneumonia onset and among patients with COPD. Clin Infect Dis, 37：153-154, 2003
13) Marrie TJ & File TM：Epidemiology, pathogenesis, and microbiology of community-acquired pneumonia in adults. UpToDate, 2018
14) Mittl RL Jr, et al：Radiographic resolution of community-acquired pneumonia. Am J Respir Crit Care Med, 149：630-635, 1994
15) NICE：Pneumonia in adults: diagnosis and management. Clinical guideline [CG191], 2014：https://www.nice.org.uk/guidance/cg191 （2018年5月閲覧）
16) Halm EA, et al：Time to clinical stability in patients hospitalized with community-acquired pneumonia：implications for practice guidelines. JAMA, 279：1452-1457, 1998
17) Humphrey KL, et al：Radiographic follow-up of suspected pneumonia：survey of Society of Thoracic Radiology membership. J Thorac Imaging, 28：240-243, 2013

プロフィール

福盛勇介（Yusuke Fukumori）
洛和会丸太町病院 救急・総合診療科　シニアレジデント
洛和会丸太町病院で上田先生のご指導のもと，総合診療・内科を学び，この項を執筆いたしました．私もこの春から感染症科としての第一歩を踏み出しましたが，諸専門科を考えておられる研修医の先生方におかれましても，一般内科の必須知識・技能をしっかり学んでおのおのの道に活かしてほしいと思います．

第1章 感染症

3. その尿路感染（腎盂腎炎）の診断は本当に正しいですか？

赤坂義矢

● Point ●

・腎盂腎炎の症状は非特異的. まずは疑うことから

・なんとなく尿検査出していませんか？ 尿定性で起因菌推定まで行おう

・グラム染色では起因菌の推定だけでなく治療効果判定も行おう

・腎盂腎炎を疑ったら腹部エコーで水腎がないか確認しよう

はじめに

　尿路感染症は小児・成人・高齢者と幅広い年齢で発症し，発熱の原因となる．当科で入院されている約10％が急性腎盂腎炎である．確実な診断基準がなく，非特異的な症状が多いため診断に難渋することもしばしばある．しかし，尿路感染症はときに敗血症や敗血症性ショックを引き起こし，死亡に至る可能性もあり注意が必要である．

　本稿では発熱を伴う尿路感染症について，診断や治療のアプローチを解説していく．感染症は『患者背景』『臓器』『微生物』の3本柱で考えていくとわかりやすいのでチャレンジしてみよう．

1. 高齢者の発熱では倦怠感や食欲低下など非特異的な症状でも尿路感染症を鑑別に入れる

症例1

認知症で施設入所中の80歳代女性．受診前日に37.5℃の発熱．受診当日の朝に嘔吐し午後から酸素化低下を認めたため救急搬送された．来院時は38.5℃の発熱，右下肺背側にcracklesを聴取し，右CVA叩打痛が陽性であった．尿のグラム染色は，莢膜をもつグラム陰性桿菌の貪食像（図1）を認め，痰のグラム染色はGeckler 3で細菌はpolymicrobial patternだった．胸部X線では右下肺野に肺炎像を認め，腹部エコーでは水腎を認めなかった．右腎盂腎炎とそれに伴う誤嚥性肺炎として抗菌薬治療を行った．

第3病日，入院時に施行した血液培養でグラム陰性桿菌が検出され，第4病日に尿培養，血液培養ともにクレブシエラ菌が検出されたため，14日間の抗生物質治療を行い退院した．

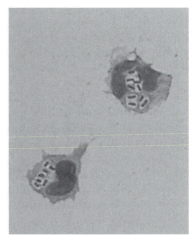

図1　症例1の尿グラム染色
（Color Atlas③参照）

1 腎盂腎炎の診断

　腎盂腎炎は明確な診断基準はないが，現時点では**CVA叩打痛陽性で細菌尿かつ膿尿**が最も妥当な診断基準といえる[1]．高齢者では正確に症状を伝えることができない患者も多いため，CVAを痛がらなくても顔をしかめるなど左右差があれば陽性と判断する．発熱＋細菌尿で安易に腎盂腎炎と診断しないことが重要だ．また，膀胱症状や発熱がない腎盂腎炎も20％ほどあり病歴だけでは除外できない[2]．

　症例1における発熱の原因は一見誤嚥性肺炎にも思える．しかし誤嚥性肺炎は結果であり原因は右急性腎盂腎炎であった．誤嚥性肺炎で嘔吐することは稀であり，酸素化低下という主訴だけにとらわれないことが重要である．

2 尿定性を活用しよう

　尿路感染を疑えば尿定性を行うべきである．尿定性は簡便・迅速・低侵襲な検査であり幅広い病態をカバーできるため理解しておくことが必要だ．今回は尿路感染に関係のある項目について解説していく．

1）尿pH

　尿pHは食事などによって変化し通常はpH 6.3（4.6～8.0）となっている．しかし尿pHによって，ある程度感染の起因菌がわかることがある．多くの細菌は尿pH≦5になるとほとんど増殖することができないため，尿pH≦5の尿路感染は稀である[3]．また，ウレアーゼは尿素を分解して二酸化炭素とアンモニアを産生する酵素であるため，ウレアーゼ産生菌はアルカリ尿をきたす．ウレアーゼ産生菌としてはプロテウス，モルガネラ，クレブシエラがあり，大腸菌や緑膿菌はウレアーゼを産生しない（表1）．よって尿pH＞8の場合ウレアーゼ産生菌であるプロテウス，モルガネラ，クレブシエラによる細菌尿である可能性が高い[4]．

2）亜硝酸塩

　亜硝酸塩は硝酸還元酵素をもつ細菌により尿中で産生される．大腸菌をはじめ多くの腸内細菌は亜硝酸塩を産生するが，腸球菌などのグラム陽性球菌は酵素をもたないため亜硝酸塩は産生しない．そのため細菌尿の感度は41％，特異度は91％であり感度が低い[5]．また，膀胱内の貯留

表1 尿路感染におけるウレアーゼ産生菌の割合

菌種	割合（%）
Proteus mirabilis	95
Proteus vulgaris	97
Morganella morganii	92
Klebsiella pneumoniae	94
Klebsiella oxytoca	96
Pseudomonas aeruginosa	15
Escherichia coli	0

文献4より引用

表2 尿定性，尿グラム染色の感度と特異度

	感度	特異度	陽性尤度比	陰性尤度比
白血球エステラーゼ	62	70	2.06	0.54
亜硝酸塩	41	91	5.33	0.57
グラム染色	96	93	13.8	0.04

■：白血球エステラーゼと亜硝酸塩の検査と比べてかなり有用．■：グラム染色ほどではないが診断に有用．文献5，6を参考に作成．尤度比は筆者が計算

時間が短いと検出できず，ビタミンCによって偽陰性となるため注意が必要である．

3）白血球エステラーゼ

　白血球エステラーゼは白血球に含まれる酵素であり，膿尿の有無を検出できる．尿路感染の感度は62％，特異度は70％[5]．尿路感染以外にも，間質性腎炎，糸球体腎炎などの無菌性膿尿の可能性もあり，低張尿，アルカリ尿では偽陽性になりやすい．亜硝酸塩同様，ビタミンCによって偽陰性になる．

　よって，細菌尿・膿尿を判断するのに尿定性は有用ではあるが，感度は低く尿路感染症の除外には使えない．表2のように感度，特異度とも高い検査としては**グラム染色があげられる**．グラム染色で細菌を認めない場合，**尿路感染症は否定的である**[6]．

3 急性腎盂腎炎の起因菌の推定と抗菌薬の選択

　尿路感染症の起因菌はどのような種類の菌が多いのか．本邦での急性単純性膀胱炎の起因菌の割合を表3に示す[7]．大腸菌が約8割を占めており，耐性率はキノロン耐性：13.3％，セフェム耐性：6.8％，ESBL（extended-spectrum β-lactamase：基質特異性拡張型βラクタマーゼ）産生率：4.7％であった．これらは2009年のデータであり9年経過していること，腎盂腎炎は単純性膀胱炎より高齢者で多く，過去の抗菌薬曝露が多いことと考えると，高齢者の腎盂腎炎における耐性菌はこれらの数値より高いと考えられる．本邦の2013年の抗菌薬使用量は，欧州連合（EU）の先進諸国と比較すると，ドイツに次いで低い水準となっている．しかし，抗菌薬の種類別使用量をみると他国と比較して，広域抗菌薬（セフェム系，フルオロキノロン系，マクロライド系）の割合が高い[8]．薬剤耐性の観点からは可能な限り広域抗菌薬の使用は減らす必要があり，腎盂腎炎を疑ったときには尿のグラム染色を行い，起因菌を推定することは必須である．グラム染色をすることによって，起因菌を大まかに推定でき，使用する抗菌薬も決定できる．筆者の施

表3　本邦での単純性膀胱炎の起因菌

菌種	%
グラム陰性桿菌	86.3
Escherichia coli	77.8
Klebsiella pneumoniae	3.4
Proteus mirabilis	1.6
Citrobacter koseri	1.0
グラム陽性球菌	13.4
Staphylococcus saprophyticus	5.2
Enterococcus faecalis	2.8
Streptococcus agalactiae	2.1
Staphylococcus sp.	1.8
Staphylococcus aureus	1.0
カンジダ	0.3

文献7より作成

設ではグラム染色を行いグラム陰性桿菌の単一菌増殖を認めた場合，セファゾリンで治療することが多い．グラム陽性球菌が見え腸球菌を疑えば，セフェム系の抗菌薬は無効なため，アミノペニシリンを使用する必要がある．また，尿路感染症の既往がある患者では過去の尿培養の結果も重要である．例えば，尿のグラム染色でグラム陰性桿菌の単一菌増殖を認めたとしても，過去の尿培養でESBL産生の大腸菌が検出されていればESBL産生菌もカバーした方がよいかもしれない．

●腎盂腎炎の処方例

内服の場合

① シプロフロキサシン（シプロキサン®）1回400 mg 1日2回　7日間
② セファレキシン（ケフレックス®）1回500 mg 1日4回　10〜14日間
③ レボフロキサシン（クラビット®）1回500 mg 1日1回　5日間
④ スルファメトキサゾール・トリメトプリム（バクタ®）1回2錠　1日2回 10〜14日間

点滴の場合

① セファゾリン（セファメジン®）1回1 g 1日3回　10〜14日間
② セフトリアキソン（ロセフィン®）1回1 g 1日1回　7〜10日間
③ メロペネム（メロペン®）1回1 g 1日3回　7〜10日間（重症例）
④ セフメタゾール（セノメタゾン®）1回1 g 1日3回　10〜14日間（ESBL産生菌例）

（文献1と9より）

4 画像評価はいつ行うべきか

　発熱の熱源検索をするときに施行する画像検査にはX線，CT，エコーなどがある．尿路感染症における画像検査は主に腹部エコーと腹部CT検査になるが，どのような患者に行い，どのようなタイミングで行うべきか．海外の文献では表4のように記載されており，これらはすべて尿路の閉塞を疑う所見である[1, 10]．ウレアーゼ産生菌により尿pH7.0以上になると，感染関連結石ともいわ

表4　画像検査を施行すべき所見

敗血症・敗血症性ショック
尿路結石の既往
尿pH≧7.0
新たなeGFR＜40

文献1, 10より

れるリン酸アンモニウム・マグネシウム結石ができやすくなり閉塞性尿路感染になりやすいとされている．海外と違い本邦ではエコーのアクセスがよい傾向にあるため，可能であれば救急外来で水腎や尿閉の有無を確認すべきである．水腎がありそうなら迷わず腹部CT検査を行う．閉塞性腎盂腎炎の場合は重症化することが多く，早急に泌尿器科医による尿管ステント留置や腎瘻増設の手技が必要になる．

5 急性腎盂腎炎の治療の効果判定

　腎盂腎炎を抗菌薬で治療している場合，治療の効果判定はどのタイミングですべきか．数多くの疾患で効果判定が採血結果によって行われている．しかし，**尿のグラム染色は抗菌薬投与後数時間で変化が出てくる**．そのため，午前中に来院した患者は同日の夕方に，夜間に来院した患者は翌朝にはもう一度グラム染色をしてみよう．適切な抗菌薬が選択されていたら，2回目のグラム染色で菌は消失しているはずである．もし数多くの細菌が残っている場合は抗菌薬の変更を考慮する必要がある．

●ここがピットフォール
腎盂腎炎の治療効果判定は採血ではなくグラム染色！

●ここがポイント
腎盂腎炎の治療効果判定は24時間以内に行おう！

2. 細菌尿だからといって腎盂腎炎と決めつけない

症例2

高血圧と2型糖尿病で内服加療中の50歳代男性．受診前日に悪寒を感じた以外に症状はなかった．受診当日の朝から39.3℃の発熱と強い倦怠感を主訴に歩いて救急外来を受診された．来院時は38.8℃の発熱と細菌尿を認めたがCVA叩打痛は両側陰性だった．直腸診で前立腺の圧痛があり，PSA（prostate specific antigen：前立腺特異抗原）は23 ng/mLと高値を示した．急性前立腺炎と診断し，経口摂取不良のため入院し抗菌薬治療を行った．
抗菌薬によってすみやかに症状は改善した．3週間後の外来でPSAは4.1 ng/mLまで改善した．

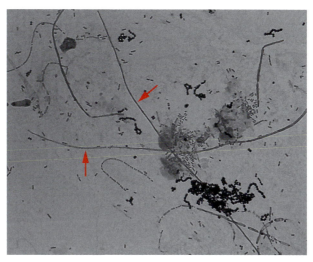

図2　菌のフィラメント化
→はフィラメント化したE.coliを示す（Color Atlas④参照）

1 男性の細菌尿の場合，前立腺炎は必ず考える

　男性の発熱で尿路感染症であった場合，腎盂腎炎ではない可能性も考えなければならない．尿路感染症＝腎盂腎炎という考えではときに足をすくわれる．症例2のような前立腺炎や精巣上体炎でも発熱と細菌尿を伴う．どちらも排尿時痛など排尿に関する症状が出ることが多いが，**直腸診と陰嚢の診察**は必須である．前立腺炎を疑い直腸診をする場合，敗血症をきたす可能性があるため，熱感と圧痛を確認するだけで前立腺マッサージは行ってはならない．起因菌はどちらも腸内細菌群が最多だが，特に35歳以下の性的活動期の男性ではクラミジアや淋菌も想定すべきである．

2 前立腺炎におけるPSA測定

　急性前立腺炎の場合，血中のPSAは診断の助けになる．前立腺癌や前立腺肥大症でPSAは高値を示すが，急性前立腺炎でも高値となりPSA 75 ng/mLまで上昇したという報告もある[11]．急性前立腺炎によるPSA上昇と判断するためには治療によりPSA値が低下することを確認するとよい[12]．前立腺肥大症の治療薬であるデュタステリド（アボルブ®）や（男性型）脱毛症治療薬であるフィナステリド（プロペシア®）ではPSAの値が半減するといわれており，スタチンやNSAIDs，サイアザイド系の利尿薬もPSAの減少と関連があるとされているため内服薬の確認も必要である[13]．一方，外的要因によってPSAの値は上昇し，膀胱鏡，前立腺生検，前立腺マッサージによってPSAが上昇するという報告もあるため，直腸診を行う前の採血でPSAを測定することが望ましいとされている．

Advanced Lecture

　図2はESBL産生 E.coliによる腎盂腎炎で入院した患者の，セフトリアキソン（ロセフィン®）

投与後12時間の尿のグラム染色である．細菌のフィラメント化と呼ばれるこの現象は，隔壁形成に関与するペニシリン結合タンパク（PBP）3と親和性の強い抗菌薬を低〜中濃度で使用することで生じうる[14]．PBP3に対する高い親和性を示すβラクタムは多数あるが，特にアミノチアゾリル基を有する第3・4世代セフェム，アズトレオナム（アザクタム®）でフィラメント化が認められやすい[15]．このフィラメント化は不十分な治療効果を示唆する可能性があり，フィラメント化を認めた場合は抗菌薬の変更を検討する必要がある．

おわりに

尿路感染症は単純にみえて奥が深い疾患である．尿定性やグラム染色など古典的ではあるが修練が必要な検査が絶大な威力を発揮する領域でもあるため，嫌がらずにどんどん経験を積んでいってほしいと思う．

文献・参考文献

1) Johnson JR & Russo TA：Acute Pyelonephritis in Adults. N Engl J Med, 378：48-59, 2018
   ↑急性腎盂腎炎のreviewです．一度は読んでみてもよいと思います．
2) Piccoli GB, et al：Antibiotic treatment for acute 'uncomplicated' or 'primary' pyelonephritis：a systematic, 'semantic revision'. Int J Antimicrob Agents, 28 Suppl 1：S49-S63, 2006
3) 猪狩 淳：尿中細菌増殖におよぼす尿pH，浸透圧の影響．日本伝染病学会雑誌，42：343-352, 1969
4) 田村暢一朗，他：ウレアーゼ産生菌による尿路感染により高アンモニア血症を来した2症例．日本集中治療医学会雑誌，22：33-37, 2015
5) Devillé WL, et al：The urine dipstick test useful to rule out infections. A meta-analysis of the accuracy. BMC Urol, 4：4, 2004
6) Wiwanitkit V, et al：Diagnostic value and cost utility analysis for urine Gram stain and urine microscopic examination as screening tests for urinary tract infection. Urol Res, 33：220-222, 2005
7) Hayami H, et al：Nationwide surveillance of bacterial pathogens from patients with acute uncomplicated cystitis conducted by the Japanese surveillance committee during 2009 and 2010：antimicrobial susceptibility of Escherichia coli and Staphylococcus saprophyticus. J Infect Chemother, 19：393-403, 2013
8) 国際的に脅威となる感染症対策関係閣僚会議：薬剤耐性（AMR）対策アクションプラン（2016-2020）：http://www.mhlw.go.jp/file/06-Seisakujouhou-10900000-Kenkoukyoku/0000120769.pdf, 2016
9) 「日本語版 サンフォード感染症治療ガイド2016（第46版）」（David NG, 他／編, 菊池 賢, 橋本正良／日本語版監修），ライフ・サイエンス出版，2016
10) van Nieuwkoop C, et al：Predicting the need for radiologic imaging in adults with febrile urinary tract infection. Clin Infect Dis, 51：1266-1272, 2010
11) Gamé X, et al：Total and free serum prostate specific antigen levels during the first month of acute prostatitis. Eur Urol, 43：702-705, 2003
12) Hara N, et al：Application of serum PSA to identify acute bacterial prostatitis in patients with fever of unknown origin or symptoms of acute pyelonephritis. Prostate, 60：282-288, 2004
13) Chang SL, et al：Impact of common medications on serum total prostate-specific antigen levels：analysis of the National Health and Nutrition Examination Survey. J Clin Oncol, 28：3951-3957, 2010
14) Spratt BG：Distinct penicillin binding proteins involved in the division, elongation, and shape of Escherichia coli K12. Proc Natl Acad Sci U S A, 72：2999-3003, 1975
15) Kocaoglu O & Carlson EE：Profiling of β-lactam selectivity for penicillin-binding proteins in Escherichia coli strain DC2. Antimicrob Agents Chemother, 59：2785-2790, 2015

プロフィール

赤坂義矢（Yoshiya Akasaka）

洛和会丸太町病院 救急・総合診療科

トヨタ記念病院で初期研修を修了し，当院で勤務しています．"commonな病気はすべて診たい"
という気持ちをもって日々勉強中．自分の健康のためにも，ランニングや，野球，フットサルをし
ています．

第1章　感染症

4. ショック患者にどの薬を使う？

島　惇

● Point ●

- ・ショックの診断は血圧に頼らず，ショック指数や皮膚の循環不全徴候を確認する
- ・ショックの原因検索は頸静脈と皮膚温を確認することから始める
- ・カテコラミン不応性のショックの鑑別に副腎不全，ビタミンB_1欠乏症（脚気）をあげる
- ・末梢ルートからの血管作動薬の投与も可能である

はじめに

　ショックとは，酸素供給の低下や酸素利用の亢進・利用障害の結果として生じる細胞や組織での低酸素症をさし，血圧では定義されない．通常，収縮期血圧90 mmHg以下がショックの指標とされるが，これはあくまでも恣意的な規準であり，本来その規準は患者ごとに異なるであろう[1]．さらに，交感神経の興奮による血管収縮により血圧低下がマスクされ，ショックは必ずしも低血圧を伴わない[1]．すなわち，ショック患者における診療の第一歩は，血圧のみに頼ることなく，正しくショックを認知することから始まる．本稿では，一般的なショックの原因とその鑑別，なかでも原因として最多である敗血症性ショックおよび，循環作動薬の使用法を中心に解説する．

症例

82歳女性．発熱，悪寒戦慄を主訴に救急要請し来院した．
意識GCS：E3V4M6，体温39.4℃，血圧94/52 mmHg，脈拍128回/分（整），呼吸数24回/分，SpO_2 92％．頸静脈怒張はなく，末梢は温かい．CRT（capillary refill time：毛細血管再充満時間）は4.5秒と延長し，膝に図1のような網状皮斑を認めた．救急外来（ER）で右腎盂腎炎と診断，末梢ルートを2本確保し，抗菌薬および細胞外輸液による急速補液を開始した．来院後2時間で約1,500 mLを投与するも，平均血圧65 mmHg以上を得られず，末梢ルートからノルアドレリン投与を開始，動脈ライン，尿道バルーン留置のうえ，集中治療室（ICU）へ入院とした（続く）．

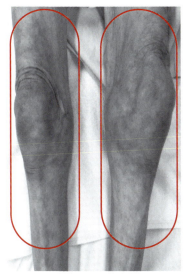

図1 来院時の皮膚所見
○で囲った場所にmottlingを認めた（Color Atlas⑤参照）

1. ショックの診断

　ショックの診断は血圧低下，乳酸高値（2 mmol/L以上），組織低灌流所見（意識障害・尿量低下・皮膚循環不全）の3つを基本とする[1]が，来院時にこれらすべてを認めるとは限らない．特にERにおいては，尿量や採血結果を待ってショックの診断が遅れてはならず，迅速に確認できる意識レベル，血圧，皮膚所見の評価が非常に重要である．

1 動脈拍動触知による血圧の推定はどれほど正確？

　収縮期血圧を侵襲的に測定し，動脈拍動触知との関連を調べた研究[2]では，動脈拍動を触知できた際の平均の収縮期血圧は橈骨動脈で72.5 mmHg，大腿動脈で66.4 mmHg，頸動脈では全例が60 mmHg未満（図2）であり，従来の触診による血圧の推定値（図2の■部分；橈骨動脈：80 mmHg以上，大腿動脈：70 mmHg以上，頸動脈：60 mmHg以上）と比較して，実際の血圧はより低い可能性がある．すなわち，橈骨動脈拍動が触知可能であってもショックは否定できないため，マンシェットや動脈圧波形を用いたより正確な血圧測定が必要である．

　●ここがピットフォール
　橈骨動脈拍動を触れてもショックは否定できない！

2 皮膚の循環不全徴候〜皮膚は最も早期に犠牲となる臓器である〜

1）CRT

　CRT（capillary refill time：毛細血管再充満時間）は通常，示指の先を圧迫し，爪床の色が改善するまでの時間を測定する．小児での正常値は2秒以下が一般的[3]であるが成人では年齢や性別によって異なり（表1）[4]，気温や寒冷曝露，患者の体温による影響を受けること[4,5]や再現性

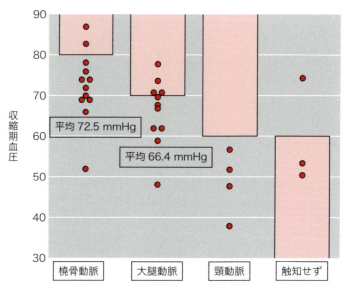

図2 橈骨，大腿，頸動脈の拍動触知と実際の収縮期血圧との関係
■：動脈触知による従来の血圧の予想値
●：実際の患者の収縮期血圧の値
文献2より引用，□で囲った文字は著者加筆

表1　CRTの正常値

	中央値	正常上限
小児（N＝100）	0.8秒	1.9秒
成人（N＝104）	1.2秒	2.4秒
高齢者（N＝100）	1.5秒	4.5秒

文献4を参考に作成

が低い[6]ことが問題である．さらに圧迫時間も文献により異なるため一定の基準はなく，測定する部位によっても値が変わる[3]．

CRT延長は，小児では脱水や重症感染症の罹患の予測に有用である[3]一方，成人では細胞外液量減少に対する感度は低い[3,7]．

救急・集中治療領域においては，ICUに入室した患者群で血圧安定後のCRT延長（4.5秒以上）は臓器障害のリスクとなる[8]という報告や，敗血症性ショックの患者群でも初期蘇生終了6時間後のCRT延長（示指≧2.4秒，膝≧4.9秒）は14日後の死亡率の強い予測因子となる[9]という報告がある．また，敗血症性ショックにおける蘇生中の正常化までの時間はCRTで2時間，乳酸で6時間とCRTが最も早期に正常化する指標である[10]ため，時間経過での評価も重要である．

2）mottling

mottling（網状皮斑）は敗血症や重症患者にみられ，通常，膝や肘から始まりときに耳や指にも広がる[11]．小血管の収縮により生じ，皮膚の微小な血流障害を反映すると考えられている[12]．

敗血症性ショックの患者においてmottlingの広がりをスコア化したmottlingスコア（0〜5点：図3）は，観察者間による一致率がきわめて高く〔$\kappa = 0.87$：κ（カッパ）は観察者での再現性の指標であり0.6以上でかなりの一致，1.0で完全な一致を意味する〕，mottlingスコアが高いほ

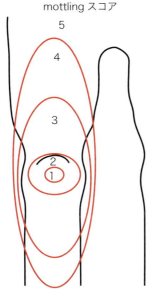

図3　mottling スコアと死亡率の関係
　　文献12, 13を参考に作成

mottling スコア	14日後の死亡率[12]	28日後の死亡率[13]
1点：膝の中心にコインサイズで限局	13%	45%
2点：膝蓋骨上縁を超えない	70%	76.9%
3点：大腿中央を超えない		
4点：鼠径靭帯を超えない	92%	100%
5点：鼠径靭帯を超える		

ど死亡率が高く，より早期に死亡する[12,13]．さらに，mottlingスコアが蘇生中に改善した患者の14日死亡率は23％である一方，改善がない場合は77％と有意に高い[12]ため，CRTと同様に入院後のmottlingスコアの変化も重要である．肝硬変患者では皮膚の血流が豊富なため，mottlingの出現が遅くその感度は低いが，いったんmottlingが出現するとその予後はきわめて不良である[14]．なお，mottlingは敗血症以外のICU入室患者でも同様に認められ，敗血症性ショックと同様に，その出現はICU死亡率と有意に関係する[15]．

以上のようにmottlingやCRTはベッドサイドで簡便に施行でき，かつ有用な指標となるため，筆者の施設でも必ず確認している．

● ここがポイント
ショックの診断とモニターにmottlingとCRTが有用である！

3 乳酸値

乳酸値は正常値1 mmol/L前後であり，2 mmol/L以上はショックの存在を考える[1]．一方でショック以外の駆血，過換気などでも高値となりうる[1]ため，その解釈には注意が必要である．敗血症のガイドラインであるSSCG（Surviving Sepsis Campaign Guideline）2016[16]では，

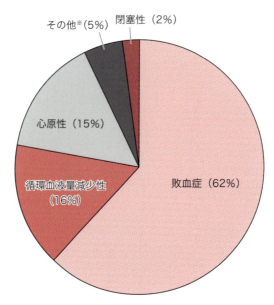

図4　ショックの原因（N＝1,679）
※その他：神経原性ショック，アナフィラキシーショック，薬剤の過量内服副作用，原因不明．
文献19を参考に作成

乳酸値の正常化を目標とした蘇生治療を提案しているが，乳酸値の改善化は前述のようにCRTよりも遅く，最も早期の指標ではない．また，乳酸高値は必ずしも組織灌流障害を反映しないため，乳酸値の正常化のみを目標とした蘇生治療はときに過剰となり，患者に悪影響を及ぼす可能性がある[17]．よって敗血症の蘇生において単一の指標としては用いるべきではない．

2. ショックの鑑別

　ショックの原因は，その病態から循環血液量減少性ショック，血液分布異常性ショック，心原性ショック，閉塞性ショックの4つに大別される[18]．敗血症性ショック（62％）が最多の原因であり（図4），循環血液量減少性ショック（16％），心原性ショック（15％）が同等の頻度でそれに次ぎ，閉塞性ショックは2％と少ない．敗血症性ショックを除いた血液分布異常性ショックは1.25％のみであり，さらに全体の2.5％は原因不明である[19]．なお，カテコラミン不応性のショックの原因として，副腎不全，ビタミンB_1欠乏症（脚気）があるため原因不明のショックをみたら一度は考える必要がある．

3. ショックへのアプローチ

　ショックへのアプローチの一例（図5）を示す．
　その中心はベッドサイドで迅速かつ簡便に施行できる身体診察とエコーである．まず頸静脈怒張の有無と皮膚温を確認することで，76％でショックの原因が診断できる[20]．

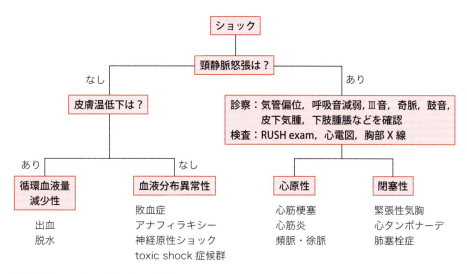

図5　ショックへのアプローチ案
※カテコラミン不応性のショック：副腎不全，ビタミンB₁欠乏症（脚気）を考える

また，RUSH（**R**apid **U**ltrasound in **SH**ock）examはエコーを用いてショックの原因を分類するプロトコールであり，pump，tank，pipeの3段階で評価する[21]．RUSH examにより，ショック患者の85.5％を病態別に分類できる[22]ため，ショックの鑑別に活用したい．

1 外傷患者におけるショック

外傷患者でのショックの最大の原因は出血性ショックである．

生体の代償機構により，全血液の30％を喪失するまで血圧は保たれる[23]ため，血圧は出血性ショックの早期認知の指標とはならない．ショック指数は心拍数／血圧で定義され，正常値は0.5〜0.7[24]であり一般的には1以上がショックの指標とされる．確立したカットオフ値はない[25]ものの，出血に対する診断特性が高い[26]ため，主に外傷患者に用いられることが多い．一方でERを受診した患者での治療介入や入院の予測[27]，敗血症患者での昇圧薬の使用の予測に有用である[25]との報告もあり，その適応は出血性ショックに限らない．なお，大量出血の際に迷走神経反射により徐脈を呈する（＝paradoxical bradycardia）ことがある[28]ため，徐脈を理由に出血を否定してはならない．

●ここがピットフォール
大量出血により徐脈を呈することがある！

2 敗血症性ショック

敗血症の定義は2016年に変更となり，新基準においては，ICUではSOFA（sequential organ failure assessment）スコア，ICU以外（ERや一般病棟）ではqSOFA（quick SOFA）を診断に用いる[29]．この変更により，重症敗血症という用語は消失し，また敗血症性ショックの定義は「十分な輸液負荷にもかかわらず，平均血圧を65 mmHg以上に保つために循環作動薬を必要とし，かつ血中乳酸値が2 mmol/L（18 mg/dL）を超えるもの」へ変更となった．

さて，EGDT（early goal-directed therapy for septic shock）は敗血症性ショックにおいて6

時間以内に達成すべき項目を設けた治療のプロトコールである．EGDTを行うことで敗血症の死亡率が下がることが2001年に報告[30]され，これを受けて2004年に発行された世界初の敗血症のガイドラインであるSSCGはEGDTを推奨してきた．しかしその後の追試験において，EGDTでは対照群と比較して死亡率が低下しないという報告が相次ぎ[31]，SSCG2016では初期蘇生の項目からEGDTの記載はなくなり，低血圧に対しては晶質液30 mL/kgを3時間以内に投与することが明記された[16]．

以後は敗血症性ショックを中心に，血圧の目標値や循環作動薬の使用法について解説する．

1）血圧の目標値

平均血圧が主要臓器への灌流圧を規定するため，SSCG2016では目標血圧として平均血圧65 mmHg以上を推奨しているが，上限は定められていない[16]．敗血症性ショックにおける目標の平均血圧を65〜70 mmHg，80〜85 mmHgで比較した研究では死亡率に有意差はなく[32]，その後の追試験においても高い平均血圧が死亡率を改善させたという報告はない[33]．慢性の高血圧をもつ患者群でのサブグループ解析で，目標血圧を80〜85 mmHgとした群で腎代替療法が有意に減少したという報告もあるものの，血圧の目標値を高くすることで血管作動薬の使用が増えた結果，新規発症の心房細動が有意に増加（6.7 % VS 2.8 %）[32]した．なお，本研究で目標血圧を65〜70 mmHgとした群では，実際は大部分の患者で平均血圧は70〜75 mmHgでコントロールされている．以上から目標血圧の上限として75 mmHg程度までは許容できると思われる[34]が，それ以上を目標としても死亡率の改善は得られず，逆に不整脈のリスクが増加してしまう．よって，目標血圧を80 mmHg以上とするのは，慢性の高血圧をもつ患者で，かつ低灌流が原因と予想される腎障害が生じている症例など，一部に限られるであろう．

2）輸液の反応性について

血管作動薬を使用する前にまずは十分に血管内容量を満たす必要がある．輸液反応性を予測するうえでは受動的下肢挙上（passive leg raising：PLR）試験が最も有用である（表2）[35]．受動的下肢挙上試験とは，ベッド上半座位の状態から頭部をフラットにし，かつ下肢を45°挙上するものである．非侵襲的に行える"自己輸血（約300 mLに相当[36]）"であり，心拍出量の増加は輸液への反応性があることを示唆する．

3）血管作動薬の使い分け

血管作動薬のそれぞれの特徴を表3[37]に，また敗血症性ショックにおける血管作動薬の使用法を図6[38]に示す．

① カテコラミン：ドパミン・ノルアドレナリン・アドレナリン

ドパミンはノルアドレナリンの前駆体であり，低用量（2γ以下）でD1受容体に作用し，増量とともにβ₁受容体刺激作用からα受容体刺激作用へ切り替わる特徴がある．しかし，D1受容体を介した腎保護作用は現在では否定されており[39]，それを目的とした低用量の使用は推奨されていない[16]．ショック患者におけるノルアドレナリンとドパミンの無作為化比較試験では全体として死亡率に有意差はなかったが，心房細動などの不整脈はそれぞれ12.4 %，24.1 %と有意にドパミン使用群に多かった[19]．また，心原性ショック患者におけるサブグループ解析ではドパミン使用群で有意に死亡率が高かった[19]ため，敗血症，心原性ショックにおけるドパミンの優先度はノルアドレナリンに劣る．敗血症におけるドパミンの使用は一部の限られた患者（不整脈のリスクが低い患者，洞性徐脈）でノルアドレナリンの代替薬として推奨される[16]に留まる．

ノルアドレナリンはα・β₁受容体刺激作用をもち，それらの作用が相反的に働き脈拍は不変かわずかに低下するのみである．

表2 輸液反応性の指標と診断特性

	カットオフ値 (平均)	感度% (95%CI)	特異度% (95%CI)	LR＋ (95%CI)	LR－ (95%CI)	診断 オッズ比 (95%CI)
静的指標						
CVP（mmHg）	8 (6〜9)	62 (54〜69)	76 (60〜87)	2.6 (1.4〜2.6)	0.50 (0.39〜0.65)	5 (2〜11)
動的指標						
PPV（%）						
調整換気 Vt≧7 mL/kg	11 (4〜15)	84 (75〜90)	84 (77〜90)	5.3 (3.5〜8.1)	0.19 (0.12〜0.30)	28 (13〜57)
調整換気 Vt＜7 mL/kg	8 (5〜12)	72 (61〜81)	91 (83〜95)	7.9 (4.1〜16)	0.30 (0.21〜0.44)	26 (11〜61)
SVV（%）						
調節換気	13 (10〜20)	79 (67〜87)	84 (74〜90)	4.9 (2.8〜8.5)	0.25 (0.15〜0.43)	19 (7〜53)
自発呼吸	10〜12	57〜100	44〜57	1.0〜2.3	0.05〜0.98	1〜43
IVC径 呼吸性変動（%）						
調節換気	15 (12〜21)	77 (44〜94)	85 (49〜97)	5.3 (1.1〜27)	0.27 (0.08〜0.87)	20 (2〜222)
自発呼吸	40〜42	31〜70	80〜97	3.5〜9.3	0.38〜0.71	9〜13
PLRへの反応（%）						
心拍出量の変化	11 (7〜15)	88 (90〜93)	92 (89〜95)	11 (7.6〜17)	0.13 (0.07〜0.22)	88 (39〜199)
脈圧の変化	10 (9〜12)	62 (54〜70)	83 (76〜88)	3.6 (2.5〜5.4)	0.45 (0.36〜0.57)	8 (5〜14)
PLRによる心拍出量の変化（%）						
調節換気	10 (7〜12)	92 (82〜97)	92 (86〜96)	11 (6.3〜21)	0.08 (0.03〜0.21)	139 (41〜474)
自発呼吸	12 (10〜13)	88 (80〜94)	88 (80〜94)	7.0 (3.8〜13.1)	0.22 (0.09〜0.54)	54 (15〜195)

CVP：central venous pressure（中心静脈圧），PPV：pulse pressure variation（脈圧変動），SVV：stroke volume variation（1回拍出量変動），IVC：inferior vena cava（下大静脈），PLR：passive leg raising（受動的下肢挙上），Vt：1回換気量，LR＋：陽性尤度比，LR－：陰性尤度比，95%CI：95%信頼区間
文献35を参考に作成

表3 血管作動薬の特徴

血管作動薬	α1作用 血管収縮	β1作用 強心作用	β2作用 気管支・血管拡張	ドパミン作用 臓器血流の増加
ノルアドレナリン	＋＋＋	＋＋	0	0
アドレナリン	＋＋＋	＋＋＋	＋＋	0
ドパミン	0〜＋＋	＋〜＋＋	0	＋＋
フェニレフリン	＋＋＋	0	0	0
ドブタミン	0〜＋	＋＋＋	＋＋	0

文献37を参考に作成

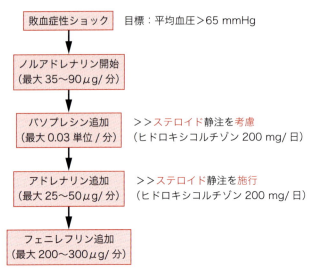

図6 敗血症性ショックにおける血管作動薬の使用法
ドパミン：洞性徐脈の際に使用を考慮する
フェニレフリン：ノルアドレナリンやアドレナリンによる頻脈性不整脈の際に使用を考慮する
文献38を参考に作成

アドレナリンはβ2受容体刺激による気管支拡張作用をもつためにアナフィラキシーショックでは第一選択となる．敗血症ではノルアドレナリンで血圧が保てない症例でバソプレシンと並んで併用薬としての使用が提案されている[16]．アドレナリンは骨格筋のβ2受容体を刺激して嫌気性の乳酸産生を増加させる可能性があるため，乳酸クリアランスは蘇生の指標としては利用できない可能性がある[16]．

② フェニレフリン

フェニレフリンは純粋なα受容体刺激薬であり，神経疾患や麻酔薬による低血圧の際に有用である[37]．敗血症におけるデータは限られる[16]が，ノルアドレナリンやアドレナリンによる頻脈性不整脈が問題となるときに考慮される[38]．

③ ドブタミン

ドブタミンはα受容体刺激作用をほとんど有さず，β2受容体刺激作用による血管拡張から血圧低下をきたすこともあり昇圧薬としての役割は少ない[37]．敗血症においては，十分な輸液負荷や昇圧薬の使用にもかかわらず低灌流状態が持続している患者において使用が提案されている[16]．

④ バソプレシン

敗血症性ショックでの第一選択薬はノルアドレナリンであり，バソプレシンはノルアドレナリンを使用しても目的の血圧が得られない場合や，ノルアドレナリンを減量する目的での使用（上限0.03単位/分）が提案されている[16]．

⑤ ステロイド

敗血症性ショックに対するステロイド投与が死亡率を改善するかに関しては，これまで複数の無作為化比較試験で検討されているもののいまだ結論が出ていない．しかしいずれもショックからの離脱を早める[40〜43]ため，昇圧薬投与にもかかわらずショックを離脱できない場合にその使用を考慮する．なお，重症敗血症から敗血症性ショックへの進展は予防できない[44]ため，現時点での適応は敗血症性ショックに限られる．

4）IABP

　心筋梗塞に合併した心原性ショックに対するIABP（intra aortic balloon pumping：大動脈内バルーンパンピング）は有用ではなく[45]，ルーチンの使用は推奨されていない[18]．

Advanced Lecture

1 ビタミンB₁欠乏症（脚気）でショック？

　筆者は30歳代女性の高度の乳酸アシドーシスとショックの症例で原因がわからず，診断がつくまで非常に難渋した経験がある．結果的に大酒家であることが判明し，ビタミンB₁欠乏症（脚気）が原因であった．ビタミンB₁欠乏症では，末梢血管が拡張しさらに乳酸の蓄積による代謝性アシドーシスのため血管抵抗の低下が促進され，血圧低下，ショックとなる．その原因としては，アルコール過剰摂取，偏食・拒食，高カロリー輸液，利尿薬の使用などがあり[46]若年者や入院中の患者のショックの原因として盲点となりやすく，注意が必要である．

2 カテコラミンを投与する際は必ずCVをとるべきか？

　敗血症性ショックでは発症6時間以内のノルアドレナリンの投与が1時間遅れるごとに死亡率が5.3％増加する[47]ため，昇圧薬が必要と判断したら迅速に投与する必要がある．一方で中心静脈カテーテル（CV）留置による合併症は15％[48]との報告もあり，それに加え，留置するまでに時間を要することが問題である．

　末梢ルートからの血管作動薬投与による合併症は主に血管外漏出と局所の組織傷害であり，複数の観察研究によるとその発症率は2～5％と少ない[47〜49]．CVとの無作為化比較試験では，CVと比較して有意に合併症の頻度は多いものの，重大な合併症はなく，28日後の死亡率には有意差がなかった[50]．また，合併症をきたすまでの中央値は約24時間[46, 49]，末梢からの投与による局所の組織傷害は87％が12時間以上，74％が24時間以上の投与によるものであり，大部分（85.3％）が肘あるいは膝窩より遠位からの投与[46]であった．以上から，末梢ルートからの血管作動薬の投与は24時間以内程度であれば安全であると考えられ，また合併症が起きたとしても重大なものは少ないため，血管作動薬の投与＝CV留置の適応ではない[49]．よって確保に時間を要する症例やCV確保が禁忌となる症例では，投与部位の合併症に注意しながら，末梢ルートから血管作動薬を投与し，その後にCV確保を検討することは妥当であろう．また，前述のように現在はEGDTは推奨されておらず，中心静脈圧を測定するためにCVを留置する必要はない．

症例の続き〜来院6時間後（ICU）〜

ノルアドレナリンは漸減できており，CRTは3秒と改善，布団をめくると図7のように網状皮斑は消失している．

初期研修医：ノルアドレナリンが末梢から投与されていますので，CVを留置しそこからの投与にしますか？

指導医：昇圧薬が減量できており，皮膚の循環不全徴候も改善していますね．末梢ルートからの血管外漏出もないため，もう少し様子をみてもいいと思いますよ．

入院第2病日にノルアドレナリンは中止できICUを退室，入院第16病日に退院となった．

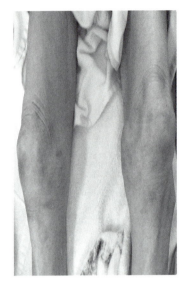

図7 来院後6時間
(Color Atlas⑥参照)

おわりに

　救急・集中治療領域ではさまざまな新しい機器やモニターが出現しているが，どの施設でも利用可能というわけではない．一方で，ショックはどの病院でも遭遇する機会がある．本稿で説明した皮膚の循環不全徴候など簡便で侵襲性の少ない方法でショックを認知・モニターする努力なしに，安易に便利な機械や侵襲性の高い手技に走らぬように注意したい．

文献・参考文献

1) Vincent JL, et al：Clinical review：Circulatory shock--an update：a tribute to Professor Max Harry Weil. Crit Care, 16：239, 2012
2) Deakin CD & Low JL：Accuracy of the advanced trauma life support guidelines for predicting systolic blood pressure using carotid, femoral, and radial pulses：observational study. BMJ, 321：673-674, 2000
3) Pickard A, et al：Capillary refill time：is it still a useful clinical sign? Anesth Analg, 113：120-123, 2011
4) Schriger DL & Baraff L：Defining normal capillary refill：variation with age, sex, and temperature. Ann Emerg Med, 17：932-935, 1988
5) Anderson B, et al：Impact of patient and environmental factors on capillary refill time in adults. Am J Emerg Med, 26：62-65, 2008
6) Espinoza ED, et al：Lack of agreement between different observers and methods in the measurement of capillary refill time in healthy volunteers：an observational study. Rev Bras Ter Intensiva, 26：269-276, 2014
7) Schriger DL & Baraff LJ：Capillary refill--is it a useful predictor of hypovolemic states? Ann Emerg Med, 20：601-605, 1991
8) Lima A, et al：The prognostic value of the subjective assessment of peripheral perfusion in critically ill patients. Crit Care Med, 37：934-938, 2009
9) Ait-Oufella H, et al：Capillary refill time exploration during septic shock. Intensive Care Med, 40：958-964, 2014
10) Hernandez G, et al：Evolution of peripheral vs metabolic perfusion parameters during septic shock resuscitation. A clinical-physiologic study. J Crit Care, 27：283-288, 2012
11) Postelnicu R & Evans L：Monitoring of the physical exam in sepsis. Curr Opin Crit Care, 23：232-236, 2017
12) Ait-Oufella H, et al：Mottling score predicts survival in septic shock. Intensive Care Med, 37：801-807, 2011

13) de Moura EB, et al：Skin mottling score as a predictor of 28-day mortality in patients with septic shock. Intensive Care Med, 42：479-480, 2016

14) Galbois A, et al：Exploration of skin perfusion in cirrhotic patients with septic shock. J Hepatol, 62：549-555, 2015

15) Coudroy R, et al：Incidence and impact of skin mottling over the knee and its duration on outcome in critically ill patients. Intensive Care Med, 41：452-459, 2015

16) Rhodes A, et al：Surviving Sepsis Campaign：International Guidelines for Management of Sepsis and Septic Shock：2016. Intensive Care Med, 43：304-377, 2017

17) Kushimoto S, et al：Lactate, a useful marker for disease mortality and severity but an unreliable marker of tissue hypoxia/hypoperfusion in critically ill patients. Acute Med Surg, 3：293-297, 2016

18) Vincent JL & De Backer D：Circulatory shock. N Engl J Med, 369：1726-1734, 2013

19) De Backer D, et al：Comparison of dopamine and norepinephrine in the treatment of shock. N Engl J Med, 362：779-789, 2010

20) Vazquez R, et al：Accuracy of bedside physical examination in distinguishing categories of shock：a pilot study. J Hosp Med, 5：471-474, 2010

21) Perera P, et al：The RUSH exam：Rapid Ultrasound in SHock in the evaluation of the critically Ill. Emerg Med Clin North Am, 28：29-56, vii, 2010

22) Ghane MR, et al：Accuracy of Rapid Ultrasound in Shock（RUSH）Exam for Diagnosis of Shock in Critically Ill Patients. Trauma Mon, 20：e20095, 2015

23) Cannon JW：Hemorrhagic Shock. N Engl J Med, 378：370-379, 2018

24) Rady MY, et al：Shock index：a re-evaluation in acute circulatory failure. Resuscitation, 23：227-234, 1992

25) Wira CR, et al：The shock index as a predictor of vasopressor use in emergency department patients with severe sepsis. West J Emerg Med, 15：60-66, 2014

26) Pacagnella RC, et al：A systematic review of the relationship between blood loss and clinical signs. PLoS One, 8：e57594, 2013

27) Rady MY, et al：A comparison of the shock index and conventional vital signs to identify acute, critical illness in the emergency department. Ann Emerg Med, 24：685-690, 1994

28) Rana MS, et al：Paradoxical bradycardia in a patient with haemorrhagic shock secondary to blunt abdominal trauma. BMJ Case Rep, 1-5, 2010

29) Singer M, et al：The Third International Consensus Definitions for Sepsis and Septic Shock（Sepsis-3）. JAMA, 315：801-810, 2016

30) Rivers E, et al：Early goal-directed therapy in the treatment of severe sepsis and septic shock. N Engl J Med, 345：1368-1377, 2001

31) Angus DC, et al：A systematic review and meta-analysis of early goal-directed therapy for septic shock：the ARISE, ProCESS and ProMISe Investigators. Intensive Care Med, 41：1549-1560, 2015

32) Asfar P, et al：High versus low blood-pressure target in patients with septic shock. N Engl J Med, 370：1583-1593, 2014

33) Lamontagne F, et al：Pooled analysis of higher versus lower blood pressure targets for vasopressor therapy septic and vasodilatory shock. Intensive Care Med, 44：12-21, 2018

34) Leone M, et al：Optimizing mean arterial pressure in septic shock：a critical reappraisal of the literature. Crit Care, 19：101, 2015

35) Bentzer P, et al：Will This Hemodynamically Unstable Patient Respond to a Bolus of Intravenous Fluids? JAMA, 316：1298-1309, 2016

36) Jabot J, et al：Passive leg raising for predicting fluid responsiveness：importance of the postural change. Intensive Care Med, 35：85-90, 2009

37) Manaker S：Use of vasopressors and inotropes. UpToDate, 2018（2018年1月27日閲覧）

38) Dellinger RP, et al：A users' guide to the 2016 Surviving Sepsis Guidelines. Intensive Care Med, 43：299-303, 2017

39) Bellomo R, et al：Low-dose dopamine in patients with early renal dysfunction：a placebo-controlled randomised trial. Australian and New Zealand Intensive Care Society（ANZICS）Clinical Trials Group. Lancet, 356：2139-2143, 2000

40) Annane D, et al：Effect of treatment with low doses of hydrocortisone and fludrocortisone on mortality in patients with septic shock. JAMA, 288：862-871, 2002

41) Sprung CL, et al：Hydrocortisone therapy for patients with septic shock. N Engl J Med, 358：111-124, 2008

42) Venkatesh B, et al：Adjunctive Glucocorticoid Therapy in Patients with Septic Shock. N Engl J Med, 378：797-808, 2018

43) Annane D, et al：Hydrocortisone plus Fludrocortisone for Adults with Septic Shock. N Engl J Med, 378：809-818, 2018

44) Keh D, et al：Effect of Hydrocortisone on Development of Shock Among Patients With Severe Sepsis：The HYPRESS Randomized Clinical Trial. JAMA, 316：1775-1785, 2016

45) Thiele H, et al：Intraaortic balloon support for myocardial infarction with cardiogenic shock. N Engl J Med, 367：1287-1296, 2012

46) 桑原昌則, 他：ショック, 意識障害をきたした高齢者のビタミンB1欠乏症（脚気）の1症例. 心臓, 46：893-899, 2014

47) Medlej K, et al：Complications from Administration of Vasopressors Through Peripheral Venous Catheters：An Observational Study. J Emerg Med, 54：47-53, 2018

48) Lewis T, et al：Safety of the Peripheral Administration of Vasopressor Agents. J Intensive Care Med, 1-8, 2017

49) Cardenas-Garcia J, et al：Safety of peripheral intravenous administration of vasoactive medication. J Hosp Med, 10：581-585, 2015

50) Ricard JD, et al：Central or peripheral catheters for initial venous access of ICU patients：a randomized controlled trial. Crit Care Med, 41：2108-2115, 2013

51) Loubani OM & Green RS：A systematic review of extravasation and local tissue injury from administration of vasopressors through peripheral intravenous catheters and central venous catheters. J Crit Care, 30：653. e9-653.17, 2015

プロフィール

島 惇（Atsushi Shima）

名古屋掖済会病院救命救急センター／洛和会丸太町病院 救急・総合診療科　非常勤医師

2013年卒. 初期研修終了後, 洛和会丸太町病院（救急・総合診療科）で後期研修を終了. 今年から外傷・ERの勉強のため, 救命救急センターに職場を移しましたが, 丸太町病院では引き続き外来のみ継続させてもらっています. ERから一般外来まで幅広く診れるよう頑張ります.

第2章　循環器

1. 心不全と戦うにはどうしたらいいですか？

竹山脩平

● Point ●

・診断に単一の指標は存在しない．病歴・身体所見・検査所見をすべて用いる

・クリニカルシナリオは病態把握には有用だが，その限界も理解する

・病態や時系列を念頭においた病歴聴取と身体診察を行う．なかでもⅢ音，頸静脈，体重の有用性を忘れない

・ループ利尿薬の使い方を身につけよう

はじめに

　心不全は救急外来で日常的に遭遇する疾患であるが，診断や治療に苦慮することが多い．今回は特に慢性心不全の急性増悪の診断と初期治療に重点をおいて解説する．

症例

【経過】70歳代女性．高血圧，2型糖尿病，心房細動，慢性腎臓病などで近医へ通院中．約2週間前から下肢のむくみや労作時呼吸困難を自覚していたが，入院当日に急激な呼吸困難を自覚し当院へ救急搬送された．

【来院時のバイタル】血圧 195/100 mmHg，心拍 100回/分（整），呼吸数 30回/分，SpO_2 81 %（室内気），体温 37.0℃．

1. 心不全の診断

① リスク

　本邦53施設の参加により実施されたATTEND（acute decompensated heart failure syndromes）Registry[1] では，急性心不全の基礎心疾患は虚血性（31.1 %）が多く，弁膜症（19.4 %），高血圧性（17.7 %），心筋症（12.7 %）と続く．既往歴としては心不全入院歴（36.2 %），高血圧（69.4 %），喫煙（42.5 %），心房細動/粗動（39.6 %），脂質異常症（36.6 %），糖尿病（33.8 %）が重要．急性増悪の誘因としては，薬剤アドヒアランス低下（47 %）や急性感染症（20 %）が不整脈（11 %）や心筋虚血（5 %）よりも多い[2]．

表1 救急外来を呼吸困難で受診した場合の心不全の診断に有用な所見など

	感度	特異度	LR＋	LR－
心不全の既往	60	90	5.8 (4.1-8.0)	0.45 (0.38-0.53)
心筋梗塞の既往	40	87	3.1 (2.0-4.9)	0.69 (0.58-0.62)
冠動脈疾患の既往	52	70	1.8 (1.2-2.8)	0.68 (0.48-0.96)
脂質異常症の既往	23	87	1.7 (0.43-6.9)	0.89 (0.69-1.1)
糖尿病の既往	28	83	1.7 (1.0-2.7)	0.86 (0.73-1.0)
高血圧の既往	60	56	1.4 (1.1-1.7)	0.71 (0.55-0.93)
喫煙歴	62	27	0.84 (0.58-1.2)	1.4 (0.58-3.6)
COPDの既往	34	57	0.81 (0.6-1.1)	1.1 (0.95-1.4)
労作時呼吸困難	84	34	1.3 (1.2-1.4)	0.48 (0.35-0.67)
発作性呼吸困難	41	84	2.6 (1.5-5.4)	0.70 (0.54-0.91)
起坐呼吸	50	77	2.2 (1.2-3.9)	0.65 (0.45-0.92)
むくみ	51	76	2.1 (0.92-5.0)	0.64 (0.39-1.1)
倦怠感と体重増加	31	70	1.0 (0.74-1.4)	0.99 (0.85-1.1)
咳嗽	36	61	0.93 (0.70-1.2)	1.0 (0.87-1.3)
頸静脈怒張	39	92	5.1 (3.2-7.9)	0.66 (0.57-0.77)
AJR	24	96	6.4 (0.81-51.0)	0.79 (0.62-1.0)
crackles	60	78	2.8 (1.9-4.1)	0.51 (0.37-0.70)
wheezing	22	58	0.52 (0.38-0.71)	1.3 (1.1-1.7)
腹水	1	97	0.33 (0.04-2.9)	1.0 (0.99-1.1)
下腿浮腫	50	78	2.3 (1.5-3.7)	0.64 (0.47-0.87)
Ⅲ音	13	99	11 (4.9-25.0)	0.88 (0.83-0.94)
Ⅳ音	5	97	1.6 (0.46-5.5)	0.98 (0.93-1.0)
心雑音	27	90	2.6 (1.7-4.1)	0.81 (0.73-0.90)
心拡大	3	98	1.6 (0.43-6.2)	0.99 (0.95-1.0)
収縮期血圧＜100 mmHg	6	97	2.0 (0.60-6.6)	0.97 (0.91-1.0)
収縮期血圧≧150 mmHg	28	73	1.0 (0.69-1.6)	0.99 (0.84-1.2)

感度・特異度・尤度比（LR：likelihood ratio）が高いものに □ ，低いものに □ にしている．陽性尤度比（LR＋）が高いものは確定診断，陰性尤度比（LR－）が低いものは除外診断に有用である．AJR：abdominojugular reflux（腹部頸部静脈逆流）
文献7を参考に作成

2 病歴・身体所見

　有名な指標としてFramingham criteria[3] があるが，これらの所見の診断特性を知っておくことは実際の診断に重要である（表1）．心不全や心筋梗塞の既往があることは心不全の可能性を上げるが，COPDがあっても心不全の可能性はそれほど下がらない．また，呼吸困難は，労作時呼吸困難 → 発作性夜間呼吸困難 → 起坐呼吸と進行するのが典型的である．

　診断に最も特異的なのはⅢ音の存在で，左室流入圧上昇や左室収縮能低下とも関連が強い[4] が，診断特性は研修医では指導医に比べて劣る[5] ので，普段からの鍛錬が重要である．また，Ⅲ音は全入院死亡オッズ比1.69（1.19-2.41），心疾患による死亡オッズ比1.66（1.08-2.54）と死亡の予測に有用だとする4,107例の報告[6] もあり，心不全とわかっていてもⅢ音の有無を確認するのは重要であるといえる．

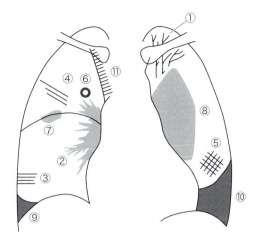

① cephalization（角出し像）
　肺尖部への血流の再分布所見（肺静脈圧 15〜20 mmHg）
② perivascular cuffing（肺血管周囲の浮腫）
③ Kerley's B line（カーリー B 線）
④ Kerley's A line（カーリー A 線）
⑤ Kerley's C line（カーリー C 線）
⑥ peribronchial cuffing（気管支周囲の浮腫）
　②〜⑥：間質性肺水腫所見（肺静脈圧 20〜30 mmHg）
⑦ vanishing tumo（一過性腫瘤状陰影）
　胸水
⑧ butterfly shadow（蝶形像）
　肺胞性肺水腫所見（肺静脈 30 mmHg 以上）
⑨⑩ costophrenic angle（肋骨横隔膜角）の鈍化
　胸水
⑪ 上大静脈の突出

図1　心不全の胸部単純X線写真（シェーマ）
日本循環器学会／日本心不全学会合同ガイドライン．急性・慢性心不全診療ガイドライン（2017年改訂版）：http://www.j-circ.or.jp/guideline/pdf/JCS2017_tsutsui_h.pdf（2018年6月閲覧）

●ここがポイント
Ⅲ音があれば心不全．Ⅲ音があれば予後が悪いかも…と気を引き締める．

3 胸部X線写真

　肺尖部への血流再分布が最も早期にみられる肺うっ血所見で，肺動脈楔入圧（pulmonary capillary wedge pressure：PCWP）が15〜20 mmHg程度で出現するが，仰臥位や呼気での撮影では偽陽性が生じること，慢性的な肺うっ血では偽陰性が生じうることに注意が必要である．PCWP 20〜30 mmHgではKerley's B line，Kerley's A line，peribronchial cuffingといった間質性肺水腫の所見を認め，PCWP 30 mmHgを超えると気管支透亮像（air bronchogram），蝶形像（butterfly shadow）といった肺胞性肺水腫の所見を認める（図1）．

表2 心エコー検査の施行例

	初期評価	精査
傍胸骨左室長軸像	・心腔の大きさ ・壁運動 ・心嚢水の有無 ・高度な弁逆流の有無	・左室収縮末期径（LVDs） ・左室拡張末期径（LVDd） ・心室中隔壁厚（IVSth） ・左室後壁厚（LVPWth） ・左房径（LAD） ・大動脈径（AoD）
傍胸骨左室短軸像	・壁運動 ・大動脈弁狭窄症（AS）の有無	●**右室流出路血流波形（RVOT）** ・頂点が前方移動していたら肺高血圧を示唆 ●**肺動脈弁逆流波形** 　→肺動脈拡張期圧（PADP）の推定 　　※PADP ＝ 4 ×（PRの拡張末期流速)^2＋右房圧 ●**三尖弁逆流波形** 　→肺動脈収縮期圧（PASP）の推定 　　※PASP ＝ 4 ×（TRの最大流速)^2＋右房圧
心尖部四腔像	・心腔の大きさ ・壁運動 ・心嚢水の有無	●**肺静脈血流波形（PVF）** ・S/D比 ●**僧帽弁輪の最大拡張早期運動速度（中隔，側壁で測定）** ・E/e' 比 ●**三尖弁輪心尖部方向移動距離（TAPSE）**
心尖部三腔像	・高度な弁逆流の有無 ・ASの有無	●**僧帽弁血流速度波形（TMF）[＝左室流入波形（LV inflow)]** ・E/A比 ・E波減衰速度（DcT） ●**左室流出路波形（LVOT）** ・左室流出路時間速度（VTI） 　→心拍出量（CO）の測定
心窩部	・下大静脈	・下大静脈径（IVCd）

LVDs：left ventricular internal dimension in systole, LVDd：left ventricular end-diastolic dimension, IVSth：interventricular septum thickness, LVPWth：left ventricular posterior wall thickness, LAD：left atrial dimension, AoD：aortic dimension, RVOT：right ventricular outflow tract, PADP：pulmonary arterial diastolic pressure, PASP：pulmonary arterial systolic pressure, PR：pulmonary regurgitation, TR：tricuspid regurgitation, PVF：pulmonary vein flow, TAPSE：tricuspid annular plane systolic excursion, TMF：transmitral flow, AS：aortic stenosis, DcT：deceleration time, LVOT：left ventricular outflow tract, VTI：velocity time integral, CO：cardiac output, IVCd：inferior vena cava dimension

4 心エコー検査

　診断時においては，原因検索および治療方針決定の両者に有用である．また，急性肺血栓塞栓症や心タンポナーデといった鑑別疾患の確認にも有用である．筆者が考える救急外来における心エコー検査施行例を表2に示す．救急外来では，坐位のまま呼吸統制を行えない状態で検査せざるを得ないことが多く，短時間で情報収集することが求められる．原因としての虚血性心疾患，弁膜症，拡張型心筋症や肥大型心筋症，高血圧性心疾患などの存在を念頭におきながら評価を行う．適切な体位と呼吸統制を行うことができ，検査時間をとることができれば，あらためて左室収縮能や拡張能に関して評価を行う．それぞれの項目の詳細な評価は成書を参照していただきたい．

●ここがポイント

心エコーは原因検索（虚血，弁膜症，心拡大・肥大）に有用．ただし短時間で必要最低限の情報収集をできるよう日頃から訓練する．

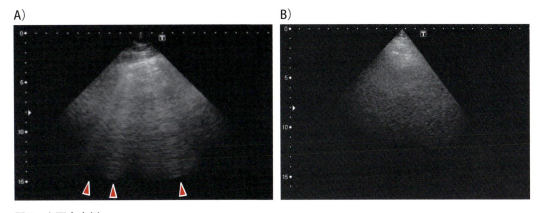

図2　心不全症例
当院での自験例．Aが来院時，Bが治療後．B line（▶）が治療前後で消失しているのがわかる

5 肺エコー検査

　肋間にプローブ（3.5～5.0 MHz，リニア型がよい）をあて，肋骨皮質から約5 mmの深さに輝度の高い胸膜pleural lineを同定し，これが呼吸性に運動するlung slidingを確認する．これが確認できなければ気胸か胸膜癒着を考える．

　そして肺実質内に胸膜と平行に走るA lineと垂直に走るB lineを確認する．A lineは胸膜面にある空気によって起こるアーチファクトで正常肺でも病的肺でも観察され，前胸部でA lineが目立てば97%でPCWP＜18 mmHgとされる[8]．

　B lineは水と空気とが共存しているときにみられる線で，間質への水分貯留を意味する．胸膜から起こる彗星の尾のように見えるためcomet signとも呼ばれる．B lineは3つ以上描出した場合に異常と考える．B lineは7 mm間隔なら小葉間隔壁肥厚を，3 mm間隔ならば胸膜下のすりガラス様陰影を示唆[9]する．当院での自験例を図2に示す．

　肺炎では局在した実質臓器様に肺硬化像として描出される．市中肺炎229例を含む362例の解析において，肺エコーによる肺硬化像の描出は感度92～93%，特異度95～98%と単純X線写真よりも優れているという報告[10]もある．

　ARDSは肝臓と同様に実質臓器様に描出され（consolidation），肺が膨らまないためにlung slidingが部分的に減弱・消失し，心拍動が伝わってみえる（lung pulse）．病変としては不均一であり同一視野内にspareされた領域を認める．

●ここがポイント
肺エコーは迅速で非侵襲！　気胸・ARDS・肺炎との鑑別に有用！

6 B型ナトリウム利尿ペプチド（B-type natriuretic peptide：BNP）

　臨床試験をもとにBNP＜100 pg/mLなら心不全の可能性が低く，BNP＞400 pg/dLなら可能性が高いというカットオフが確立されている[11]．BNP値は年齢や性別，腎機能などさまざまな修飾を受けるため単独で用いることはできない．ただし，急性心不全発症早期のBNP値は心不全の重症度や予後と相関すると考えられており，救急外来におけるBNP測定の意義はあると思われている．一方，心不全治療におけるBNPガイドの意義は意見が分かれ，心不全徴候を伴わずにBNP

が上昇した場合に治療強化すべきかはまだわかっていない．ほかの臨床指標とともに判断すべきである．

また，左室拡張機能障害による心不全においても，収縮機能障害と同様に予後規定因子であるとされているが，BNP単独では拡張機能障害の検出は不可能と考えられている[12]．限界があることに留意しつつ，診断や治療方針決定の際に用いる．

●ここがポイント

BNPは診断に有用で重症度や予後と相関する．ただし，BNP単一ではなくほかの臨床所見とともに解釈する．

7 肺炎との鑑別

救急外来において心不全との最大の鑑別疾患は肺炎やCOPDである．いずれも高齢者において日常臨床で頻繁にみられ緊急性も高い．肺炎を含めた呼吸器感染症が心原性肺水腫の約20％に合併し，高齢者の肺炎からみても心不全の合併頻度は20％程度といわれている[13]．詳細な機序は不明な点も多いが，**呼吸器感染症と心不全は互いの増悪因子であると考えられている**．炎症性サイトカインの増加によって血管内皮細胞や心内膜から細胞傷害性物質である一酸化窒素が多量に産生され，過剰な環状グアノシン一リン酸産生による心筋収縮能の低下を招く[14]．また，神経体液性因子を介した体液量増加や交感神経活性の亢進による末梢血管抵抗増大により，炎症は次項でも触れるvascular failureを誘導する．逆に，心不全の状態では細胞性免疫の低下および液性免疫の異常をきたすことも報告されており[14]，心不全は易感染状態といえる．これまで示してきた病歴・身体所見，検査所見を組合わせ，また可能であれば喀痰グラム染色所見も参考に診察を進める．

2. クリニカルシナリオ

1 クリニカルシナリオとは

心不全の原因は多岐にわたるが，病態は①心原性肺水腫，②全身への体液過剰という意味での体液貯留，③低心拍出に伴う低灌流，の3つに集約できると考えられる．患者の主病態が何であるかを迅速に把握することが重要であり，そのコンセプトに基づき提唱されたものがクリニカルシナリオ（clinical scenario：CS）である（表3）[15]．CS1～3は来院時の収縮期血圧で分類され，CS1は心原性肺水腫を主体としており，治療は血管拡張薬や非侵襲的陽圧換気（NPPV）を軸とする．CS2は体液貯留が主体であるので，利尿薬を軸とする．CS3は低心拍出が主体であるので，必要に応じて強心薬を用いる．また，治療法や原疾患が異なる急性冠症候群や右心不全はそれぞれCS4，CS5として区別する．ここでは特にCS1とCS2について述べる．

2 CS1とCS2の鑑別

CS1の主病態である心原性肺水腫はさまざまなメカニズムが関与しており，単純に左室拡張末期圧や左房圧の上昇がそのまま肺毛細血管圧の上昇につながる（backward failure）わけではないと考えられている．長年高血圧にさらされることで，左室と血管は硬さを増して（ventricular-vascular stiffening）コンプライアンスが低下する．大動脈の硬化に比して左室の収縮力が不十分

表3　急性心不全に対する初期対応におけるCS分類

CS	病態
CS1	SBP > 140 mmHg
	急性発症
	肺水腫が主病態
	全身性浮腫は軽度にとどまる（体液量は正常もしくは減少）
	左室駆出率が保たれたまま左室充満圧が上昇する
	血管性の要因
CS2	SBP 100〜140 mmHg
	症状とともに緩徐に体重が増加する
	全身性浮腫が主病態
	肺水腫は軽度
	慢性的に左室充満圧，肺動脈圧，静脈圧が上昇している
	臓器機能不全（腎障害，肝障害，貧血，低アルブミン血症）を呈する
CS3	SBP < 100 mmHg
	発症は急性もしくは緩徐
	低灌流が主病態
	全身性浮腫や肺水腫は軽度
	左室充満圧は上昇
	低灌流またはショックの有無で2つの病型に分かれる
CS4	急性心不全の症状および徴候
	ACSの診断
	心筋トロポニンの単独の上昇ではCS4に分類しない
CS5	急速または緩徐な発症
	肺水腫なし
	右心機能不全が主病態
	全身的静脈うっ血の徴候

SBP：systolic blood pressure（収縮期血圧），ACS：acute coronary syndrome（急性冠症候群）
文献15より引用

になると，精神的なストレスや不安，感染といった交感神経活性の亢進による血圧上昇という後負荷増大に対する左室収縮予備力が不十分となり，1回拍出量の減少が起こる．この血行動態の変化を後負荷不適合（afterload mismatch）という[16]．交感神経活性の亢進による体血管抵抗の増大によって血圧が上昇するだけでなく，静脈収縮によって血液が腸管などの静脈プールから中枢側へと移動（central volume shift）すると考えられている[17]．この移動は「有効循環血液量の増加」や「unstressed volumeからstressed volumeへの移行」とも表現される．この考えはCS1で血管拡張薬，特に動静脈拡張作用を有する硝酸薬やNPPVによる呼気終末陽圧の付加が有効であることも説明でき，central volume shiftによる肺水腫を利尿薬のみで治療するとますます末梢循環が悪化し予後が不良となることも理解できる．

　上記のcentral volume shiftの機序は急速な転機で急性肺水腫をきたすため，fast pathwayとも呼ばれる．これに対し，交感神経の刺激が腎血管収縮を経て糸球体濾過量を低下させ，神経体液因子の亢進も加わって水やナトリウムの再吸収から時間をかけて体重増加をきたす機序をslow pathwayと呼ぶ．一度の血圧上昇が急性肺水腫を起こすわけでなく，高血圧という背景疾患があること，fast/slow pathwayのどちらの経過なのかを念頭に病歴を聴取し心不全の診断の裏づけ

をとることが重要である.

さらに，胸水貯留は「日〜週」単位で緩徐に進行する．胸水単独で呼吸困難が生じるためには胸腔内に相当量の貯留があって換気量が減らなくてはならない．胸水および肺水腫により呼吸困難がある場合には，前述のように「日〜週」単位で胸水貯留が先行し，左室後負荷増大がトリガーになって肺胞性肺水腫が生じて呼吸困難に至ると考えられる．この場合，胸腔穿刺で胸水を排除しても呼吸困難の改善にはつながらない.

しかし，CS1およびCS2両者の病態が混在することも多く "vascular on cardiac failure" と考えられる症例も少なくない．先に提示した症例でも2週間前から緩徐に進む呼吸困難はslow pathway，入院当日の急速な呼吸困難はfast pathwayによるものであると考えられ，CS1としての治療を先行した後にいわばCS2に準じた治療を行った．**CSはあくまで急性期治療の基本をシンプルに示しすみやかな治療介入をめざすものであり，現実には両者が合併することも多いことを理解することが重要である．**

●ここがポイント

slow pathway，fast pathwayの概念を理解し，時系列を念頭においた病歴聴取と身体診察をして適切な治療方針を考えよう．

また，心機能が保たれた心不全（heart failure with preserved ejection fraction：HFpEF）の急性増悪ではvascular failureを主病態とすることが多く，CS1とHFpEFは同義と考えがちだが，CS1群でも左室駆出率が保たれた症例は50％程度であり，血圧と左室駆出率の相関性は乏しい[18]と報告されている．

症例の続き

【追加病歴聴取】通院や内服は途切れがちであった．2週間前から労作時呼吸困難を自覚していたが，その後は夜咳嗽のために寝つきにくいと感じていた．入院当日は突然呼吸困難を自覚．座ると少し楽になると感じていた．
【入院後経過】硝酸薬スプレーの投与とNPPVを開始，酸素化はすみやかに改善した．その後体液貯留に対し利尿薬も開始した．

3. フォローはいつ何で行う？ 頸静脈・体重測定の大切さ

1 頸静脈

体液貯留は前述の通り心不全の主病態の1つである．体液貯留は血管内体液貯留と血管外体液貯留とに区別できる．血管外へ滲み出た体液が血管内に回収されるのには時間がかかるので，下腿浮腫のみを指標に利尿薬調節をすると，血管内脱水になることもある．利尿薬が直接作用するのは血管内の体液であり，特に上述の有効循環血液量（stressed volume）である．表4のように左・右心不全による所見のうち，血管内体液貯留を示唆する身体所見には，頸静脈怒張やⅢ音がある．

内頸静脈の診察は訓練が必要で，かつ患者が肥満であったときには観察が困難であることもしばしばあるが，内頸静脈の怒張や虚脱をエコーで確認する方法もある．短軸像で内頸静脈が拡大しているかや虚脱しているかを確認し，長軸像でワインボトルのネックのように狭くなりはじめ

表4 心不全徴候を血管内または血管外うっ血にわけてとらえる

	血管内	血管外
身体所見	頸静脈怒張 Ⅲ音 ラ音	体重 下腿浮腫 肝腫大 coarse crackles
胸部X線	肺動脈拡張 心胸郭比の拡大 vascular pedicle width	肺血管陰影の増強
心エコー	下大静脈径 E/e' TMF TRPG	胸水 心嚢水
カテーテル検査など	中心静脈圧（CVP） 肺動脈収縮期圧（PASP） 肺動脈楔入圧（PCWP） 左室拡張末期圧（LVEDP）	

TRPG：tricuspid valve regurgitation pressure gradient，LVEDP：left ventricular end-diastolic pressure
文献21を参考に作成

るところを境界とする．太い内頸静脈は拍動しているのが見え，その境界を超えて径が狭くなると拍動しなくなるのをリアルタイムで観察することができる[19]．また，小規模なスタディではあるが，仰臥位になった患者の内頸静脈の前後径を呼気終末時に測定する方法も提唱されている．約7 mm（5.7〜8.3 mm）だと中心静脈圧は10 mmH$_2$O未満，約12.5 mm（11.2〜13.8 mm）だと中心静脈圧は10 cmH$_2$Oと推測される[20]．この研究は輸液反応性の過程で検討された研究であり，これを心不全における単一の指標とはできないが，**自分がとった身体所見の答え合わせ**として，またほかの所見と組合わせて用いることは有用と考えられる．

●ここがポイント

・有効循環血液量を考えるうえで頸静脈の診察は有用．自分のスキルアップのためエコーを併用しよう！
・頸静脈，Ⅲ音，ラ音は有効循環血液量の増加を示唆する貴重な身体所見．エコー検査は有効循環血液量のパラメーターをいくつか測定できる．

ここでは割愛するが，有効循環血液量の推定には，観血的動脈波形やSpO$_2$モニター波形などの動的指標も参考にする．

2 体重

体重は総水分量を反映するものではあるが簡便であるため，治療効果判定としても有用で，急性期治療の1日の除水量の目標は体重で−1〜−1.5 kgの範囲[8]，あるいは−0.75〜−1.0 kgの範囲[22]とされている．また，これまでの体重推移があれば目標体重を設定し，身体所見で脱水・溢水所見がないか確認しながら利尿薬調整を行うことができる．

また，体重は病院だけでなく，退院後に自宅や介護施設でも測定することができる非常に有用な指標である．10,525人の患者の体重をフォローし，慢性心不全の増悪で入院した患者群134人と，患者背景を合わせたコントロール群134人とを比較した研究[23]では，心不全増悪で入院する患者はコントロールと比較し，入院前30日前までほとんど体重が同じであったが，30〜7日前

表5 フロセミドの静注での1回最大使用量の目安

	静注での最大使用量
健常者	40 mg
急性心不全	40〜80 mg
ネフローゼ症候群	120 mg
中等症の腎不全 （GFR 20〜50 mL/分/1.73 m²）	120 mg
重症腎不全 （GFR＜20 mL/分/1.73m²）	200 mg

まで徐々に体重が増加し，7日前から急激に体重が増加することがわかった．また，2ポンド（＝907 g）以下の体重増加群を基準とすると，2〜5ポンド（907〜2,268 g）の群では2.77倍，5〜10ポンド（2,268〜4,536 g）では4.46倍，5ポンド以上（4,536 g以上）では7.65倍入院のリスクが上がるとされた．**筆者は退院後体重測定を指示した際には，もともとの体重にもよるが「退院時の体重から2 kg以上増加したときには病院受診してください」と説明することが多い．**

●ここがポイント

体重管理は診断だけでなく管理においても重要．慢性心不全増悪では，体重は30日前から徐々に体重が増加し，7日前から体重が急増する．

4. ループ利尿薬の使い分け

　フロセミドは静脈内投与すると30分以内に効果を発現し，1〜2時間以内に最大効果を発現する．ヘンレループの太い上行脚（thick ascending limb of loop of Henle）に作用し，半減期は1.5〜2時間程度で持続時間は6時間（lasting for six hours）であるためラシックス®と名づけられた経緯があることを知れば覚えやすい．心不全の際には腸管浮腫や腸管血流低下により吸収効率が落ちることが知られており，静注で投与することが望ましい．普段フロセミドを内服している場合は，吸収効率は10〜90％と個体差が大きいものの平均50％[24]として換算して用量を決定する．

　ループ利尿薬は用量依存性に作用するが，閾値や天井効果があることが知られており，慢性腎臓病やネフローゼ症候群患者では閾値が上昇して「天井」が低下することがわかっている[25]．筆者の施設では，フロセミドに反応が乏しい場合には**表5**の最大投与量を参考に1回投与量を増やし，反応はするが投与間に尿量が少ない場合では，最大6時間毎まで投与回数を増やすことが多い．また，DOSE（Diuretic Optimization Strategies Evaluation）trialでは持続投与と間欠投与の効果はほぼ同等とされたが[26]，持続投与の方が難聴の副作用が少ないとされる．持続投与は少なくとも5 mg/時を超えた量を用いることから，筆者の施設では1回投与量が100 mg以上なら持続投与を考慮する場合が多い．

　上記の通り急性期治療においては，半減期が短く静注薬があり用量調節しやすいフロセミドが第一選択となる．しかし，ループ利尿薬はレニン・アンギオテンシン・アルドステロン系などの神経体液因子を活性化して長期予後を悪化させる可能性も指摘されており，慢性心不全における

表6　内服ループ利尿薬の比較

一般名 （商品名）	フロセミド （ラシックス®）	アゾセミド （ダイアート®）	トラセミド （ルプラック®）	ブメタニド （ルネトロン®）
等価換算	20 mg	30 mg	4 mg	1 mg
効果発現	0.1〜1時間	1時間以内	0.5〜1時間	0.1〜1時間
効果持続	6時間	9〜12時間	6〜8時間	3時間
半減期	1.5〜2時間	2.5〜3時間	3〜4時間	1時間
吸収率	10〜90％	20％	80〜100％	80〜100％

添付文書，インタビューフォームから作成

フロセミドの有用性は議論が待たれるところである．理論上は慢性期コントロールにおいて半減期の長い薬剤を用いるのがよいと考えられるものの，長期間作用型のアゾセミドに関しては，理論上は慢性期コントロールにおいては半減期の長い薬剤を用いるのがよいと考えられるものの，質の高いエビデンスは存在しない．J–MELODIC試験[27]でも心血管死に有意差なく，有意差があったエンドポイントも予期せぬ入院や心不全治療薬の変更などバイアスが入りうるものであった．しかしその後，アゾセミド投与群がフロセミド投与群より死亡率を減らすといった報告[28]もあり，エビデンスの集積が待たれる．アゾセミドの薬価がフロセミドの数倍であることも加味し，主治医の選択に任されると考えられる．また，トラセミドは経口吸収率がよい点，抗アルドステロン作用を有し低カリウム血症のリスクが少ない点は優れていると考えられるが，同様にエビデンスは少ない．ブメタニドは内服液および注射薬両方有する薬剤であり，経口吸収率も優れている．表6にループ利尿薬の比較を示す．

5. 電解質異常をきたしにくい補液組成

1 利尿薬では2号液と類似の電解質が失われる！

ループ利尿薬による低カリウム血症は放置すると致死的不整脈の原因となるので注意が必要である．利尿薬中には20 mEq/L程度のKが排泄されること，Naは1/2生食に相当する70 mEq/Lの濃度で強制排泄されることを知っておくと計算が楽である．おおよそ2号液と同じと覚えてもよい．このことから細胞外液と同じ組成で除水するには，**尿量の半分量をブドウ糖＋K 36 mEq/Lで補えばいい**とわかる．例えば，2 Lの利尿に対し上記の組成で1 Lの補液を行った場合，尿中にはNa 140 mEq，K 40 mEqが含まれ，補液中にはNa 0 mEq，K 36 mEq含まれるため，喪失した1 Lの体液中にはNa 140 mEq，K 4 mEq含まれることになり，細胞外液組成と等しいことがわかる．

●ここがポイント

細胞外液と同じ組成で除水するには，尿量の半分量を「ブドウ糖＋K 36 mEq/L」で補うとよい．

2 複数の利尿薬を併用する

また，慢性期であればスピロノラクトンやRAS阻害薬との併用が望ましく，急性期で内服が困難であるときには抗アルドステロン薬の静注（カンレノ酸）も選択肢となるが，効果発現までは

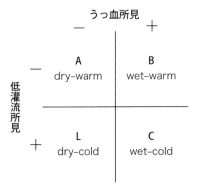

図4　Nohria-Stevenson 分類
文献29より作成

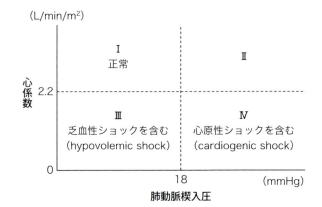

図5　Forrester 分類
Forrester JS, et al. 1976[30]
日本循環器学会／日本心不全学会合同ガイドライン．急性・慢性心不全診療ガイドライン（2017年改訂版）：
http://www.j-circ.or.jp/guideline/pdf/JCS2017_tsutsui_h.pdf（2018年6月閲覧）

時間もかかるため，水分投与量に注意しながら経静脈的にK補充することも考慮する．

Advanced Lecture

■ Nohria-Stevenson 分類と Forrester 分類の注意点

　Nohria-Stevenson分類[29]（図4）はうっ血の有無（wet/dry）および末梢循環不全の有無（cold/warm）を身体所見で推定することによって分類する方法である．Forrester分類（図5）[30]が急性心筋梗塞患者を対象としているのに対し，慢性心不全の急性増悪患者を対象としている点，右心カテーテル検査を用いず身体所見のみで分類するので非侵襲的である点が実臨床に即しているといえる．
　血圧のみで分類するCSと異なり，慢性心不全の急性増悪の病態把握と有用であるといえる．た

だし，多くの症例では左心不全が先行した後に両心不全となるため所見は混在しているが，肺うっ血を表す起坐呼吸と体うっ血を表す浮腫や腹水が同時に記載されている点に注意すべきである．CSで学んだ心原性肺水腫，体液貯留，低心拍出の3病態を忘れないことが重要であるといえる．

　高度不全心では，臓器不全に陥る低心拍出を避けるため，うっ血を生じさせ体液量を増加させていると考えることもできる．うっ血解除により同曲線上を左下方向へ移動し，低心拍出が顕在化することがあるので注意が必要だが，Forrester分類内にFrank–Starling曲線を想定すると理解できる．

文献・参考文献

1) Sato N, et al：Clinical features and outcome in hospitalized heart failure in Japan（from the ATTEND Registry）. Circ J, 77：944–951, 2013

2) Tsuchihashi M, et al：Clinical characteristics and prognosis of hospitalized patients with congestive heart failure--a study in Fukuoka, Japan. Jpn Circ J, 64：953–959, 2000

3) McKee PA, et al：The natural history of congestive heart failure：the Framingham study. N Engl J Med, 285：1441–1446, 1971

4) Marcus GM, et al：Association between phonocardiographic third and fourth heart sounds and objective measures of left ventricular function. JAMA, 293：2238–2244, 2005

5) Marcus GM, et al：Relationship between accurate auscultation of a clinically useful third heart sound and level of experience. Arch Intern Med, 166：617–622, 2006

6) Minami Y, et al：Third heart sound in hospitalised patients with acute heart failure：insights from the ATTEND study. Int J Clin Pract, 69：820–828, 2015

7) Wang CS, et al：Does this dyspneic patient in the emergency department have congestive heart failure? JAMA, 294：1944–1956, 2005

8) 日本循環器学会／日本心不全学会合同ガイドライン．急性・慢性心不全診療ガイドライン（2017年改訂版）：http://www.j-circ.or.jp/guideline/pdf/JCS2017_tsutsui_h.pdf（2018年6月閲覧）

9) Lichtenstein DA, et al：A–lines and B–lines：lung ultrasound as a bedside tool for predicting pulmonary artery occlusion pressure in the critically ill. Chest, 136：1014–1020, 2009

10) Reissig A, et al：Lung ultrasound in the diagnosis and follow–up of community–acquired pneumonia：a prospective, multicenter, diagnostic accuracy study. Chest, 142：965–972, 2012

11) Maisel A：B–type natriuretic peptide levels：diagnostic and prognostic in congestive heart failure：what's next? Circulation, 105：2328–2331, 2002

12) Redfield MM, et al：Plasma brain natriuretic peptide to detect preclinical ventricular systolic or diastolic dysfunction：a community–based study. Circulation, 109：3176–3181, 2004

13) Hak E, et al：Prognostic factors for serious morbidity and mortality from community–acquired lower respiratory tract infections among the elderly in primary care. Fam Pract, 22：375–380, 2005

14) Delerme S & Ray P：Acute respiratory failure in the elderly：diagnosis and prognosis. Age Ageing, 37：251–257, 2008

15) Mebazaa A, et al：Practical recommendations for prehospital and early in–hospital management of patients presenting with acute heart failure syndromes. Crit Care Med, 36：S129–S139, 2008

16) Viau DM, et al：The pathophysiology of hypertensive acute heart failure. Heart, 101：1861–1867, 2015

17) Fallick C, et al：Sympathetically mediated changes in capacitance：redistribution of the venous reservoir as a cause of decompensation. Circ Heart Fail, 4：669–675, 2011

18) Kajimoto K, et al：Relationship between systolic blood pressure and preserved or reduced ejection fraction at admission in patients hospitalized for acute heart failure syndromes. Int J Cardiol, 168：4790–4795, 2013

19) Lipton B：Estimation of central venous pressure by ultrasound of the internal jugular vein. Am J Emerg Med, 18：432–434, 2000

20) Donahue SP, et al：Correlation of sonographic measurements of the internal jugular vein with central venous pressure. Am J Emerg Med, 27：851–855, 2009

21) 「明日から役立つ急性心不全薬物治療のテクニック」（佐藤直樹／編，松﨑益徳／監修，伊藤 浩，筒井裕之／責任編集），文光堂，2017

22) Ponikowski P, et al：2016 ESC Guidelines for the diagnosis and treatment of acute and chronic heart failure：The Task Force for the diagnosis and treatment of acute and chronic heart failure of the European Society of Cardiology（ESC）Developed with the special contribution of the Heart Failure Association（HFA）

of the ESC. Eur Heart J, 37：2129-2200, 2016

23) Chaudhry SI, et al：Patterns of weight change preceding hospitalization for heart failure. Circulation, 116：1549-1554, 2007

24) Shankar SS & Brater DC：Loop diuretics：from the Na-K-2Cl transporter to clinical use. Am J Physiol Renal Physiol, 284：F11-F21, 2003

25) Ellison DH & Felker GM：Diuretic Treatment in Heart Failure. N Engl J Med, 377：1964-1975, 2017

26) Felker GM, et al：Diuretic strategies in patients with acute decompensated heart failure. N Engl J Med, 364：797-805, 2011

27) Masuyama T, et al：Superiority of long-acting to short-acting loop diuretics in the treatment of congestive heart failure. Circ J, 76：833-842, 2012

28) Kasama S, et al：Comparative effects of long and short-acting loop diuretics on mortality in patients with chronic heart failure. Int J Cardiol, 244：242-244, 2017

29) Nohria A, et al：Clinical assessment identifies hemodynamic profiles that predict outcomes in patients admitted with heart failure. J Am Coll Cardiol, 41：1797-1804, 2003

30) Forrester JS, et al：Medical therapy of acute myocardial infarction by application of hemodynamic subsets (second of two parts). N Engl J Med, 295：1404-1413, 1976

プロフィール

竹山脩平 (Shuhei Takeyama)

洛和会丸太町病院 救急・総合診療科　シニアレジデント

あたたかい指導や優秀な同僚からの刺激を受けながら日々精進しています.

第2章 循環器

2. 上室性頻拍に慌てて動悸を起こさないために

三野大地

●Point●

〔心房細動〕

・持続性の心房細動に関してはレートコントロールを行う

・レート心拍数は90〜110回/分を目標に行う

・リズムコントロールを行うならばⅠc群の抗不整脈薬を使用する

・血行動態が不安定の場合は迷わず電気的除細動を行う

〔上室性頻拍〕

・定型的な鑑別を行うことで上室性頻拍をだいたい鑑別できる

・AVRT（房室リエントリー頻拍），AVNRT（房室結節リエントリー頻拍）の治療はまずは修正valsalva法を行う

1. 心房細動について

心房細動（AF）はとても一般的な不整脈でありアメリカでは全人口のおおよそ1％に認めたという報告もある[1].

そのため心房細動に対する一般的な知識は研修医，内科の医師ならば必須のものである.

> **症例1**
> 60歳女性.
> 以前から動悸が時折起きていたが自然に改善するため様子をみていた. はっきりと覚えていないがここ1週間ほど脈が速いような気がしていた. 特に労作の際に動悸が強いということで内科外来受診. 心電図を施行し心拍数110〜140回/分ほどの心房細動を認めた. TSH/FT4は正常. 既往歴は糖尿病，高血圧があり内服管理をされている.

1 レートコントロールを行うのか，リズムコントロールを行うのか

1）心房細動のコントロール

持続性心房細動に対して今はレートコントロールが一般的になっているのではないだろうか.

理由は，AFFIRM studyでレートコントロール群とリズムコントロール群を比較して死亡率は統計学的に有意な差を認めなかった（統計学的に差はないもののレートコントロール群の方が死

亡率は低い傾向にあった）ためである．そのほか，3割近くのリズムコントロール群が途中でレートコントロール群に変更になり（頻脈性心房細動の持続，副作用などで），フォロー中の入院もレートコントロール群で有意に低かったためレートコントロールの方が推奨されている[2]．

本邦のJ-RHYTHM試験も同様の結果であった[3]．症状をとるという意味合いではリズムコントロールの方が効果は高いと思われ，予後が有意に悪いわけではない．発作性心房細動で血行動態が安定していても動悸の訴えが強い場合リズムコントロールでもよいと筆者は考える．

症例1の続き
症例では1週間以上持続しているようなのでまずはレートコントロールを行うこととした．最適なレートコントロールとは何だろうか？

2）心房細動の適正な心拍数
以前までは伝統的に安静時は80回/分未満，運動時は110回/分未満とされていた．その後，安静時110回/分未満でコントロールするのも80回/分未満と比較して同等に有効であったという報告から現在は110回/分未満としている場合が多い[4]．

しかし，実際はどの程度の心拍数でみるのがよいかはよくわかっていない．厳格にコントロールすれば，徐脈によるペースメーカー挿入などの合併症のリスクになり，甘くすると動悸の症状，心不全・脳梗塞のリスクが上昇する．そのため心拍数は80～110回/分にすればよいと考える．

3）合併症がある場合の適正な心拍数
心不全合併例における適正な心拍数はわかっていない．洞調律の場合の心不全はβ遮断薬を使用し心拍数を遅くするほど（といっても限度はあるが）予後がよいことが示されているが[5]，心房細動合併の際はβ遮断薬の有効性は示されていない[6]．

しかし頻脈をそのままにしていいというわけではない．上記と同様80～110回/分程度にコントロールすればまずはよいと考える．

4）運動時の適正な心拍数
運動時の心拍数に焦点をあてた研究はない．AHA/ESCガイドラインでは運動時は90～115回/分を推奨しているが明確な根拠はない．まずは安静時110回/分未満としてそのうえで運動時の症状があるようならば，安静時の心拍数が徐脈傾向にないことを確認して薬剤を増量するのがよいと考える．

2 使用する薬剤の選択は？
心房細動のレートコントロールに関しては大きく3種類の薬剤が使用されている．β遮断薬，非ジヒドロピリジン系のカルシウムチャネル阻害薬，ジゴキシンである．どの薬剤を使用するかは並存疾患，薬剤の副作用のリスクを考慮して判断する．

1）β遮断薬
房室結節の交感神経（β_1受容体）の活動を抑えることで心拍数を低下させる．副作用としては四肢冷感，気管支攣縮，疲労感，勃起障害などがある．

心機能低下・心不全例ではカルシウムチャネル阻害薬使用は心不全発症・増悪のリスクとなるので，β遮断薬の方が好まれる．

喘息・COPDに関してβ遮断薬は敬遠されがちである．確かにβ_1選択性の薬剤であってもFEV1が6.9％ほど低下するという報告がある[7]が，コントロール良好の喘息・COPDであれば呼吸状態に注意して使用可能である．気管支攣縮が起きた場合もβ_1選択性の薬剤であればβ_2刺激薬の

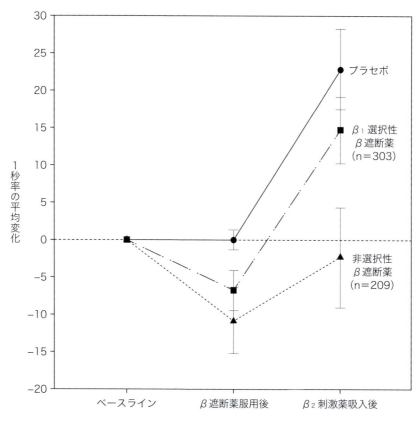

図1 プラセボ，β₁選択性・非選択性β遮断薬使用後の1秒率の変化とβ₂刺激薬吸入後の1秒率のそれぞれの変化
β₂刺激薬使用後のFEV1の反応率はプラセボ群22％，β₁選択性β遮断薬16％，非選択性β遮断薬で－0.7％であった
文献7より引用

吸入で改善が得られることが報告されている[7]（図1）．

2）非ジヒドロピリジン系カルシウムチャネル阻害薬

非ジヒドロピリジン系のカルシウムチャネル阻害薬は，房室結節のカルシウムチャネルの遮断により房室結節の不応期を延長することで脈拍をコントロールする．副作用として便秘，末梢の浮腫が起こりやすい．カルシウムチャネル阻害薬は心不全，左心機能低下例では陰性変力作用のため使用しにくい（図2）．

3）ジゴキシン

ジゴキシンは房室結節の副交感神経を活性化させる．そのため交感神経が優位な状態（運動時，重篤な状態）では効果がない．消化管症状，徐脈・頻脈などの不整脈，致死性心室不整脈などの副作用がある．さらに，腎排泄であることと，ほかの薬剤との相互作用（マクロライド，アミオダロン，ベラパミル）に注意が必要である．

ジゴキシンは安全かどうかはまだ議論のあるところである．2015年のメタアナリシスでは心不全合併の心房細動では死亡率は増加しなかったが，心不全のない例ではジゴキシン使用群で死亡率が上昇した．少なくとも予後を改善する効果はないため，心房細動を伴う心不全患者においてβ遮断薬でレートコントロールができない場合にはじめて考慮するような薬剤と考える．

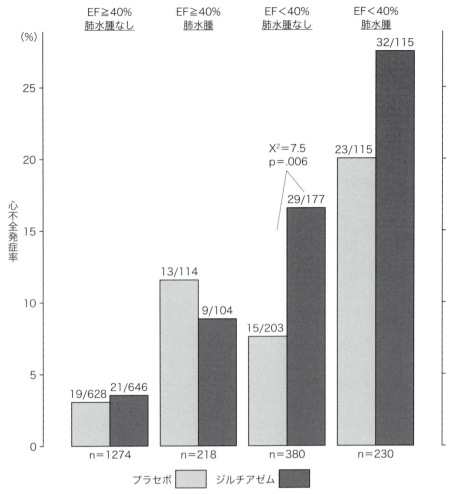

図2 心筋梗塞後塩酸ジルチアゼム投与における心機能・心不全別の心不全発症率
心筋梗塞後の患者に対する塩酸ジルチアゼム240 mgとプラセボのランダム化比較試験（RCT）．EF（駆出率）が40％未満の場合は介入時肺水腫のあるなしにかかわらずフォロー中に心不全となる率が塩酸ジルチアゼム群で有意に高かった
文献8より引用

心房細動におけるレートコントロールをまとめると図3のようになる．

●アミオダロンについて

　低左心機能があり心不全合併している場合に使用を考慮する．急性期心不全合併例や血圧が低い場合は筆者もよく使用する．陰性変力作用がないため使用しやすい（※ベンジルアルコールやポリソルベート80などの添加物が含まれているため急速投与を行うと血圧が低下する可能性があるため慎重に投与する）．

　ただし慢性のレートコントロールのエビデンスは乏しい[9]．それに加えて慢性使用では副作用も多く安易な使用は推奨されない．

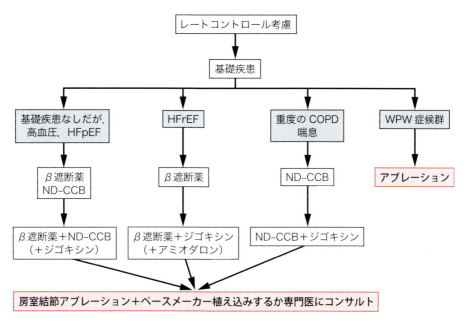

図3　心房細動におけるレートコントロール
HFpEF：駆出率が保たれた心不全，HFrEF：収縮性心不全，ND-CCB：非ジヒドロピリジン系カルシウムチャネル阻害薬，WPW：Wolff-Parkinson-White

> **症例1の続き**
> ビソプロロール，経口抗凝固薬を開始した．開始後平均心拍数は90～100回/分で経過し症状なく経過良好である．

3 リズムコントロール

発作性心房細動であればリズムコントロールも有効である．
血行動態が不安定な場合にはまず電気的除細動を行う．

1）抗凝固療法

抗凝固療法に関しては発症から48時間以上経過または発症時間が不明の場合には原則施行することが国内外のガイドラインでも推奨されている．48時間以内ならば塞栓症のリスクがないというわけではない．発症12時間以内の塞栓症のリスクが0.3％に対して12～48時間での塞栓症のリスクが1.1％であったという報告もある[10]．そのため12時間以上経過している場合には抗凝固療法を施行した方がよいという意見もある[11]．

2）経食道エコー

48時間以上経過または発症時期不明の場合には経食道心エコーにて血栓の有無を確認することが推奨されているものの，血行動態が不安定の場合には施行しにくい．また施行が可能な施設も限られる．

3）電気的除細動

48時間以上経過または発症時期不明の心房細動に対して未分画ヘパリンまたは低分子化ヘパリンを持続投与開始後4時間以内，4～12時間，12～24時間，24時間以上の群にわけ電気的除細動を施行した際，塞栓症の発症とヘパリン投与後の時間に有意な関連は指摘されず，全体の塞栓症発症率は0.3％と低かった[12]．48時間以上・発症時期不明の場合で血行動態が不安定な場合には，

未分化ヘパリンまたは低分子ヘパリンを投与したうえで，塞栓症のリスクを説明し，電気的除細動を施行するのが現実的な選択肢である．

電気的除細動は麻酔下でまずは100Jの電気エネルギーで同期して直流除細動を行う．100Jの除細動が成功しなかった場合は200J，300Jとエネルギーを上げて行う．

パッドの位置についての豆知識

除細動を行う際の位置について前壁と心尖部（anterior-lateral position）で行う場合と心尖部と左肩甲骨下（anterior-posterior position）で行う場合を比較して後者の方が除細動率が高いという報告がある．

電気的除細動の前に抗不整脈薬を投与する方法もある．Ⅲ群の抗不整脈薬であるイブチリド（ibutilide）を電気的除細動10分前に投与することでプラセボ群と比較して明らかに除細動率が高かった（イブチリド群100 % vs プラセボ群72 %）[14]．イブチリドは日本にないためほかの薬剤で同様の効果があるかどうかは不明ではあるが，試してみてもよいだろう．その場合は除細動後の徐脈や心室頻拍などが起こる場合があるので慎重に観察する必要がある．

Advanced Lecture

■ 薬理学的除細動について

非専門医が知っておくべき簡単なポイントだけ説明する．使用する前に既存の心疾患や心電図でQT延長がないか確認する．心疾患（虚血性心疾患，低左心機能，心筋症など）がある場合は催不整脈作用が起きやすく薬理学的除細動は施行しない方が無難である．

1）発症7日以内の心房細動の場合はIc群抗不整脈薬を使用する

Ⅰc群にはプロパフェノン（プロノン®），フレカイニド（タンボコール®），ピルシカイニド（サンリズム®）がある．静脈投与のフレカイニド（2 mg/kg 10分かけて投与）は24時間以内発症の心房細動に高い効果がある（6時間以内に67〜92 %が洞調律復帰）．プロパフェノン（2 mg/kg 10〜20分かけて投与）も高い効果がある（41〜91 %が洞調律復帰）[15]．フレカイニドとプロパフェノンの除細動効果をみたランダム化比較試験（RCT）によると，投与1時間後の除細動率は58 %，60 %と差がなかったが，12時間後の除細動率は90 %，72 %とフレカイニドの方が除細動率がよかった[16]．プロパフェノンはβ受容体を阻害する作用を有しており喘息，COPD患者には避けた方が無難である．ピルシカイニドは日本で開発された薬剤で純粋なナトリウムチャネル阻害薬で使用しやすい．まずは上記の3剤のうちどれか1剤使用できるようにしておけばよいだろう．そのほか日本のガイドラインではシベンゾリン（シベノール®）やジソピラミド（ジソピラン）が第一選択として掲載されているが，抗コリン作用があり中高齢者には使用を避けた方が無難と考える．

2）発症7日以上経過した場合はカリウムチャネル阻害作用のある薬剤を使用する

発症7日以上経過すると心筋リモデリングが進みナトリウムチャネル阻害薬の効果が乏しくなるため，カリウムチャネル阻害作用のある薬剤が選択される．発症7日以上経過した心房細動の除細動は専門医によりされることが多いため詳細は割愛するが，その場合に使用される薬剤としてはベプリジル（ベプリコール®），ソタロール（ソタコール®），アミオダロン（アンカロン®）などもある．

3）外来管理では発作時のpill in the pocketが有効

外来管理では発作時のpill in the pocketも有効である．これは頻脈発作が起きたときにフレカイニド（200〜300 mg），プロパフェノン（450〜600 mg）を服用してもらう方法である．ピルシカイニドも94％の発作で有効である[17]．

4）洞調律維持のための抗不整脈薬投与

洞調律維持のための抗不整脈薬投与はpill in the pocketで発作の頻度が増加してきた場合や，発作が起きたとき不快感が強く患者からの希望が強い場合に考慮する．ただし既存の心疾患がある場合には専門医にコンサルトするのが原則である．洞調律維持の薬剤としては上記と同様プロパフェノン，フレカイニド，ピルシカイニドを用いる．Ⅰc群は稀に1：1の心房粗動をきたすことがあるため同時にβ遮断薬やカルシウムチャネル阻害薬を服用させる．

5）カテーテルアブレーションについて

抗不整脈薬の内服を行っても発作が頻回の場合や，副作用のため内服が困難の場合はアブレーションを考慮して専門医にコンサルトする．アブレーションは安全で有効な手技であるとされるが重大な合併症（穿刺部出血，心タンポナーデ，TIA，脳梗塞，横隔神経損傷）が4〜5％ほど認められ，死亡も1,000人に1〜2人に認められており，適応には注意を払うべきである[18]．そのためまずは薬物療法，それがだめならばアブレーションを考慮するのがよいと考える．

2. 上室性頻拍

> **症例2**
> 20歳女性．
> 以前に2回動悸発作があった．受診する前に自然に改善していたため病院受診はしていない．
> 今回は20分ほど経過しても改善がないため来院（図4）．
> 心電図などからnarrow QRS tachycardiaであり上室性頻拍（supraventricular tachycardia：SVT）であることはわかった．SVTの鑑別はどうすればいいのだろうか？

上室性頻拍には心房細動，心房粗動，房室リエントリー頻拍（atrioventricular reentrant tachycardia：AVRT），房室結節リエントリー頻拍（atrioventricular nodal reentrant tachycardia：AVNRT），心房頻拍が含まれる．心房や房室結節を起源とした頻脈性の不整脈である．基本的にはnarrow QRS tachycardiaであるが，変行伝導を伴うものやWPW症候群の場合にはwide QRS tachycardiaとなることもある．

そのため頻脈発作が起きている患者をみた場合まずはQRSがnarrowかwideかをみる．その次に脈が整（regular）か不整（irregular）かの確認を行う（心拍と心拍の間の時間変化が10％未満のものを整とする）．

表にSVTの一覧を示す．

1 narrow QRS tachycardiaにおけるポイント

P波がどこにあるかに注目する．QRSのすぐ前に先行するならば洞性頻脈，心房頻拍，多源性心房頻拍が考えられる．QRSの後に認めればAVRT，AVNRTを考慮する．高度の頻拍になれば

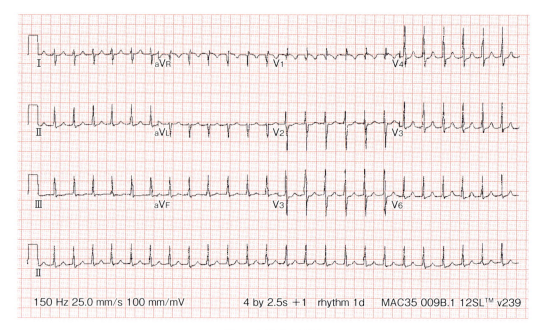

図4　来院時心電図

P波がT波に埋もれて確認できないことがある．心房粗動は粗動波がT波に埋もれると心房頻拍や洞性頻脈と間違われやすい．心拍数が150回/分のときは心房粗動をまずは考慮して粗動波がないか確認する姿勢が大切である．図5，6にnarrow QRS tachycardiaの鑑別の一例を示す．

❷ wide QRS tachycardiaにおけるポイント

既知の心疾患がある場合はまず心室性頻拍（ventricular tachycardia：VT）を考える．

アデノシンはwide QRS tachycardiaの場合も有用なことがあるが，これはリズムが整の場合のみ使用する．不整の場合はWPW症候群に伴う心房細動の可能性があり，これにアデノシンを使用すると副伝導路から心室伝播される伝導が増え，致死性の不整脈をきたす可能性があるからである．

wide QRS tachycardiaには基本的にはベラパミル，ジルチアゼムの使用は避けるべきである（特発性VTで有用な場合もあるが，血圧低下から死亡する可能性もあり，不慣れならば使用を避けるべきである）．

血行動態が安定して脈が不整のwide QRS tachycardiaをみたときは，変行伝導を伴う心房細動，WPW症候群に伴う心房細動を考える．

血行動態が不安定の場合はVTをまずは考え電気的除細動をすみやかに施行するのと同時に専門医にコンサルトを行う．

図7にwide QRS tachycardiaの鑑別の一例を示す．

❸ AVRTとAVNRTを見分ける方法は

1）心電図から見分ける方法

typical AVNRT, atypical AVNRT, orthodromic AVRT, antidromic AVRTのすべてを心電図から見分けようとすることは困難である．そもそも洞調律へ戻す際の加療は変わらないので非専

表 SVTの一覧

	原因となる疾患	regularity	心拍数（回/分）	発症のしかた	心房の活動とQRSとの関係	アデノシンの反応
心房細動	心疾患, 肺疾患, 肺塞栓症, 甲状腺機能低下症, 術後	不整	100〜220	突然または徐々に	QRSと関連のない細動波	一過性に心室レートが下がる
多源性心房頻拍	肺疾患, テオフィリン	不整	100〜150	徐々に	QRSの前にさまざまな形態のP波	無効
洞性頻脈	敗血症, 循環血漿量減少, 肺塞栓症, 疼痛, 興奮, 心筋梗塞, 甲状腺機能亢進症, 心不全	整	220−年齢	徐々に	QRSの前にP波あり	一過性に脈が下がる
心房粗動	心疾患	整（伝導によっては不整）	150	突然	典型的には粗動波とQRSが2：1	一過性に心室レートが下がる
AVNRT	なし	整	150〜220	突然	P波はみえないがQRSの終わりにr'波を認める	頻脈停止
AVRT	めったにないが Ebstein奇形	整	150〜220	突然	・narrow QRSの場合, QRSの後にP波 ・wide QRSの場合, P波はめったにみえない ・心房細動合併の場合, P波はみえない	頻脈停止
心房頻拍	心疾患, 肺疾患	整	150〜220	突然	QRSの前にP波あり	60〜80％で停止

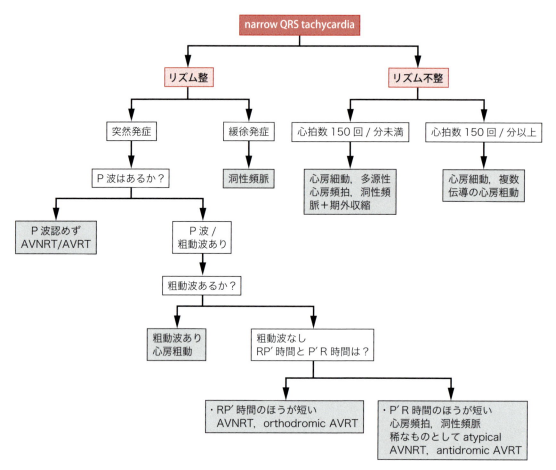

図5　narrow QRS tachycardia鑑別フローチャート

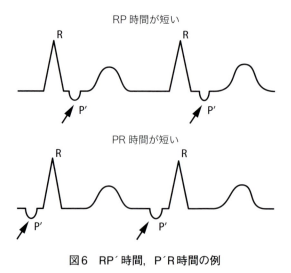

図6　RP′時間，P′R時間の例

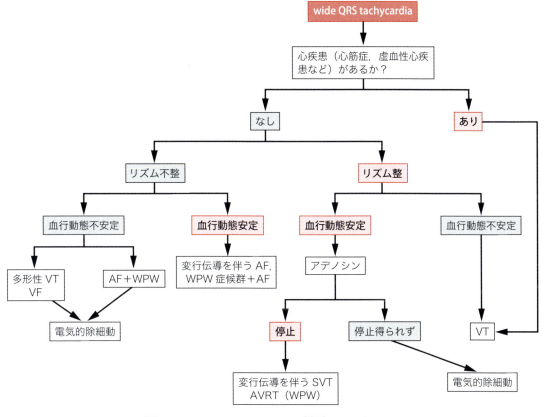

図7 wide QRS tachycardia の鑑別フローチャート

門医のわれわれにはそこまで要求されないと考える．
　typical AVNRT の判別はそれほど難しくはないので次のことだけ押さえておけばよい．
　V_1 で pseudo r´または II，III，aVf で pseudo S を認めると 100 ％，AVNRT であったという報告がある[19]．RP 時間，PR 時間を比較して RP ＜ PR の場合は typical AVNRT か orthodromic AVRT となるのでその場合は図8 の pseudo r´，pseudo S を確認すればよい．
　発作時には判断が難しい場合もあるので発作時はわからなくても洞調律化した後で比較してみてもらいたい．

2）身体所見から見分ける方法
　AVNRT では心房と心室が同時に収縮するため右房圧が高くなり上大静脈の逆流が増大する．そのため AVNRT では頸静脈拍動が目立つことがあり，AVRT との鑑別に有用である．頸経静脈拍動がカエルのようにのどが膨らんで見えるため frog sign といわれる．frog sign に関しては NEJM の images にあがっているのでぜひ一度見てほしい[22]．

> **症例2続き**
> 心電図より AVRT または AVNRT の可能性が高いと判断した．
> 治療はどうすればよいだろうか？

A）pseudo r′
発作時　　　　　　　　　停止時

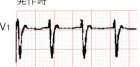

B）pseudo S
発作時　　　　　　　　　洞調律のとき

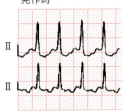 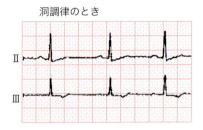

図8　typical AVNRT を心電図から判別する
A）左が発作時，右が停止時．発作時にr′波のような波形を認める．
B）左が発作時，右が洞調律のとき．発作時にs波のような波形を認める
文献21を参考に作成

4 発作性上室頻脈（paroxysmal supraventricular tachycardia：PSVT）治療に関して

1）まずはvalsalva法

　血行動態が不安定の場合は最初から電気的除細動を考慮すべきだが安定している場合，まずは非薬物療法を施行する．
　PSVTの非薬物療法として最も効果があるとされるのがvalsalva法である．Cochrane reviewではその効果は19.4～54.3％であった．2015年に修正valsalva法のRCTが行われた．この論文で行われた修正valsalva法は臥位から上体を45°ギャッジアップした状態で息こらえを15秒行い（40 mmHgの圧がかかるように行う），その後すぐに仰臥位にして下肢を45°あげて15秒維持して，また最初の状態に戻して45秒みるというものである（詳細なやり方については論文を検索していただけると映像がみられる）[23]．洞調律へ改善したのは従来のvalsalva法で17％，修正valsalva法で43％と修正valsalva法群で明らかに奏効率が高かった．その後に行われた単一施設のRCTでも従来のvalsalva法での改善率が10.7％に比して修正valsalva法では42.9％と奏効率が高かった[24]．valsalva法を施行するのならば一度この方法を試してみてもらいたい．

2）valsalva法で改善しない場合は薬物療法

　アデノシン三リン酸二ナトリウム水和物の静脈投与を施行する．まずは10 mgを急速静注する．効果がなければ20 mgまで増量とする．アデノシンの効果は高く78～96％で改善する．治療効果以外にも房室結節の伝導を落とすことで，頻脈時には評価が困難であったP波や粗動波がみつけやすくなり診断にも有益である．アデノシンで停止できない場合は非ジヒドロピリジン系のカルシウムチャネル拮抗薬やβ遮断薬を用いる．それでも停止できない場合には電気的除細動を行う．

●処方例

・ATP：1回10 mg急速静注　改善しない場合，20 mg 急速静注

・ベラパミル（ワソラン®）5 mg＋生理食塩水50 mL　5分以上かけて緩徐に静脈内投与

症例2続き

修正valsalva法を施行し頻脈発作は停止した.
今後の管理はどうすればよいだろうか？

5 長期管理について

WPW症候群の場合には致死性不整脈をきたす可能性があるのでまずは専門医にコンサルトを行う.

年に数回の発作程度であれば息こらえを指導して発作時に試してもらう. それでも効果がない場合には前もって非ジヒドロピリジン系のカルシウムチャネル阻害薬，β遮断薬，フレカイニドを発作時に服用させる（pill in the pocket）. データが乏しくどの薬剤が最も効果があるのかは不明だがジルチアゼム120 mg＋プロプラノロール80 mgの方がフレカイニド3 mg/kgよりもSVTの停止効果が高かった報告がある（94 % vs 61 %）[25].

発作が頻回となる場合には非ジヒドロピリジン系のカルシウムチャネル阻害薬，β遮断薬を常用またはアブレーションを考慮して専門医にコンサルトを行う.

●処方例

・年に数回の発作程度の場合
　発作時ジルチアゼム塩酸塩錠30 mg 4錠＋インデラル錠10 mg 8錠

・発作が頻回となる場合
　ビソプロロール（メインテート®）1回2.5〜5 mg 1日1回
　メトプロロール酒石酸塩錠 1回2〜4錠 1日3回
　ジルチアゼム塩酸塩Rカプセル 1回1〜2カプセル 1日1回
　ワソラン®錠40 mg 1回1〜2錠 1日3回
　またはアブレーションを考慮

おわりに

心房細動やAVNRT/AVRTはcommonな不整脈であるため本稿を読んでぜひ苦手意識を払拭していただければ幸いである.

文献・参考文献

1) Blomstrom Lundqvist C, et al：What are the costs of atrial fibrillation? Europace, 13 Suppl 2：ii9-i12, 2011
2) Wyse DG, et al：A comparison of rate control and rhythm control in patients with atrial fibrillation. N Engl J Med, 347：1825-1833, 2002

3) Ogawa S, et al：Optimal treatment strategy for patients with paroxysmal atrial fibrillation：J-RHYTHM Study. Circ J, 73：242-248, 2009

4) Van Gelder IC, et al：Lenient versus strict rate control in patients with atrial fibrillation. N Engl J Med, 362：1363-1373, 2010

5) Böhm M, et al：Heart rate at baseline influences the effect of ivabradine on cardiovascular outcomes in chronic heart failure：analysis from the SHIFT study. Clin Res Cardiol, 102：11-22, 2013

6) Mareev Y & Cleland JG：Should β-blockers be used in patients with heart failure and atrial fibrillation? Clin Ther, 37：2215-2224, 2015

7) Morales DR, et al：Adverse respiratory effect of acute β-blocker exposure in asthma：a systematic review and meta-analysis of randomized controlled trials. Chest, 145：779-786, 2014

8) Goldstein RE, et al：Diltiazem increases late-onset congestive heart failure in postinfarction patients with early reduction in ejection fraction. The Adverse Experience Committee；and the Multicenter Diltiazem Postinfarction Research Group. Circulation, 83：52-60, 1991

9) Tse HF, et al：Comparison of digoxin versus low-dose amiodarone for ventricular rate control in patients with chronic atrial fibrillation. Clin Exp Pharmacol Physiol, 28：446-450, 2001

10) Nuotio I, et al：Time to cardioversion for acute atrial fibrillation and thromboembolic complications. JAMA, 312：647-649, 2014

11) Piccini JP & Fauchier L：Rhythm control in atrial fibrillation. Lancet, 388：829-840, 2016

12) Wu LA, et al：Safety of expedited anticoagulation in patients undergoing transesophageal echocardiographic-guided cardioversion. Am J Med, 119：142-146, 2006

13) Kirchhof P, et al：Anterior-posterior versus anterior-lateral electrode positions for external cardioversion of atrial fibrillation：a randomised trial. Lancet, 360：1275-1279, 2002

14) Oral H, et al：Facilitating transthoracic cardioversion of atrial fibrillation with ibutilide pretreatment. N Engl J Med, 340：1849-1854, 1999

15) Camm AJ, et al：Guidelines for the management of atrial fibrillation：the Task Force for the Management of Atrial Fibrillation of the European Society of Cardiology（ESC）. Eur Heart J, 31：2369-2429, 2010

16) Martínez-Marcos FJ, et al：Comparison of intravenous flecainide, propafenone, and amiodarone for conversion of acute atrial fibrillation to sinus rhythm. Am J Cardiol, 86：950-953, 2000

17) Alboni P, et al：Outpatient treatment of recent-onset atrial fibrillation with the "pill-in-the-pocket" approach. N Engl J Med, 351：2384-2391, 2004

18) Cappato R, et al：Updated worldwide survey on the methods, efficacy, and safety of catheter ablation for human atrial fibrillation. Circ Arrhythm Electrophysiol, 3：32-38, 2010

19) Tai CT, et al：A new electrocardiographic algorithm using retrograde P waves for differentiating atrioventricular node reentrant tachycardia from atrioventricular reciprocating tachycardia mediated by concealed accessory pathway. J Am Coll Cardiol, 29：394-402, 1997

20) Gürsoy S, et al：Brief report：the hemodynamic mechanism of pounding in the neck in atrioventricular nodal reentrant tachycardia. N Engl J Med, 327：772-774, 1992

21) Deutsch K, et al：Validation of Standard and New Criteria for the Differential Diagnosis of Narrow QRS Tachycardia in Children and Adolescents. Medicine（Baltimore）, 94：e2310, 2015

22) Contreras-Valdes FM & Josephson ME：IMAGES IN CLINICAL MEDICINE. "Frog Sign" in Atrioventricular Nodal Reentrant Tachycardia. N Engl J Med, 374：e17, 2016

23) Appelboam A, et al：Postural modification to the standard Valsalva manoeuvre for emergency treatment of supraventricular tachycardias（REVERT）：a randomised controlled trial. Lancet, 386：1747-1753, 2015

24) Çorbacıoğlu ŞK, et al：Comparing the success rates of standard and modified Valsalva maneuvers to terminate PSVT：A randomized controlled trial. Am J Emerg Med, 35：1662-1665, 2017

25) Alboni P, et al：Efficacy and safety of out-of-hospital self-administered single-dose oral drug treatment in the management of infrequent, well-tolerated paroxysmal supraventricular tachycardia. J Am Coll Cardiol, 37：548-553, 2001

プロフィール

三野大地（Daichi Mino）
洛和会丸太町病院 救急・総合診療科

第2章 循環器

3. 深部静脈血栓症（DVT）の予防と治療

第2章
循環器

西村康裕

> ● Point ●
>
> ・入院患者では血栓および出血リスクを評価し，静脈血栓塞栓症（VTE）予防を行う．予防の中心は抗凝固療法だが，出血リスクの高い患者では弾性ストッキングか間欠的空気圧迫法を用いる
>
> ・抗凝固薬の選択では，出血リスク・腎機能障害・担癌状態など種々の要素を勘案する
>
> ・血栓後症候群（PTS）の予防には初回深部静脈血栓症発症時に十分な抗凝固療法を行うことが重要である

はじめに

静脈血栓塞栓症（venous thromboembolism：VTE）はいつでもわれわれを悩ませる．本稿ではそのなかでも，特に深部静脈血栓症（deep vein thrombosis：DVT）の予防と治療に焦点をおき，いかにして肺塞栓による preventable death を減らすかに迫りたい．また，血栓後症候群を意識したアプローチについても解説する．

> **症例**
>
> ADL 自立した85歳女性．重症肺炎の治療目的に入院，抗菌薬と非侵襲性陽圧換気療法（non-invasive positive pressure ventilation：NPPV）による治療を開始した．呼吸困難および NPPV のため，ベッド上に安静度が制限されている．当患者の急性期 DVT 予防について考えたい．

1. DVTの予防適応は？

周術期とそれ以外（内科的疾患での入院）では DVT の予防適応は大きく異なる．明確な死亡率減少効果は示されていないが，ICU に入る患者や，術後の下肢安静が求められる整形手術（膝や股関節の人工関節置換術など）では，全例予防を考慮する[1]．一方で，それ以外の入院患者では表1のスコアを用いて血栓リスクを評価し，高リスク群を主に予防対象とする[2, 3]．

昨今では，入院以前から寝たきりという患者も多くみられる．こうした長期臥床患者におけるルーチンの血栓予防やスクリーニングは推奨されていない[3]．長期臥床患者では，片側性の浮腫など疑わしい症候があるときに適切に DVT の検索を行う．

表1 血栓リスク

血栓リスクスコア	スコア（点）
・活動性のがん	3
・過去のVTE（表在性静脈血栓症は除く）	3
・ADLの低下	3
・既知の血栓傾向	3
・1カ月以内の手術・外傷	2
・70歳以上	1
・心肺機能低下	1
・急性心筋梗塞または脳梗塞での入院	1
・急性感染症またはリウマチ性疾患	1
・BMI 30以上	1
・ホルモン治療中	1

＊4点以上をハイリスクとする
＊3カ月以内のVTE発症率は高リスク群で11％，低リスク群で0.3％
文献2より引用

表2 CLOTS試験1〜3の結果

	CLOTS 1 (N＝2,514) [4]	CLOTS 2 (N＝3,114) [5]	CLOTS 3 (N＝2,876) [6]
対象	脳血管障害で自立してトイレまで行けなくなった患者		
介入	ストッキングあり vs なし	ストッキングの長さ（大腿まで vs 下腿まで）	IPCの使用あり vs なし
アウトカム	近位DVT		
結果	有意差なし 10.0％ vs 10.5％	大腿まで群でリスク減少 6.3％ vs 8.8％	IPC群でリスク減少 8.5％ vs 12.1％
NNT	NA	40	28

NNT：number needed to treat（治療必要数）
文献4〜6を参考に作成

2. 非薬物的DVT予防

　DVT予防に弾性ストッキング（compression stocking：CS）や間欠的空気圧迫法（intermittent pneumatic compression：IPC）は有用か．この問題に対しては脳血管障害によってADLが低下した患者での3つのRCT（CLOTS：Clots in Legs Or sTockings after Stroke）が報告されている（表2）[4〜6]．これらの結果からは，IPCの方がストッキングよりも予防効果は高く，またストッキングを使用するなら大腿までのものを使う方がよいように思われる．人工股関節置換術後でIPCとストッキングを直接比較した報告でも，同様の結果が示されている[7]．

　一方重要な問題は，こうしたデバイスを用いることで，皮膚障害は確実に増えるということだ．CLOTS 1では，ストッキング使用群で皮膚障害が5.1％に生じた（OR：4.18）．DVT予防にとって何より**重要なことは血栓リスクを下げること＝早期離床であることは忘れてはいけない**が，急性期の予防としては皮膚障害に十分な注意を払いながら，適切にこうしたデバイスを用いることが有用と思われる．

●**ここがピットフォール**

弾性ストッキングやIPCによる皮膚障害を見落としてはいけない．入院中なら誰よりも先に兆候を見つけるのが主治医/研修医の力の見せどころだ．

3. 抗凝固薬の選択

　VTEの予防・治療の基本は抗凝固療法である．血圧低下（収縮期血圧＜90 mmHg）を伴うような肺血栓塞栓症（pulmonary embolism：PE）は血栓溶解療法の適応があるが，それ以外の場合は予防・治療ともに抗凝固療法を行う．

　予防投与では低分子ヘパリン（low-molecular weight heparin：LMWH）と低用量未分画ヘパリン（low dose unfractionated heparin：LDUH）を用いる．現在のところ，LMWHとLDUHで明確な優位性は示されていない．日本ではLMWHは周術期の予防投与しか適応がなく，内科入院患者では主にLDUHの皮下注を用いる．LDUHでは1回5,000単位を1日2〜3回皮下注するが，2回と3回で予防効果・出血リスクに差はないと報告されている[3]．

　一方VTEの治療について，ACCP（アメリカ胸部医学会）が2016年に発表したガイドラインでは，担癌状態にあるかどうかで急性期治療の推奨を分けている[8]．これによると，癌のない急性VTE患者の抗凝固療法としてはDOAC（direct oral anticoagulant：直接作用型経口抗凝固薬）＞ワルファリン＞LMWHの順で推奨としている．ただし，出血リスク（表3）や腎機能をはじめとした要素を考慮する必要がある．表4に，抗凝固薬の選択時に考慮する要素と，選択薬を示す．

表3　出血リスク

・65歳以上
・過去の出血
・癌
・腎機能障害
・肝不全
・血小板減少症
・脳卒中の既往
・糖尿病
・貧血
・抗血小板療法
・ADL低下
・最近の手術歴
・アルコール多飲
・NSAIDs使用

＊上記1つで中リスク，2つ以上で高リスクとする．1つも
　該当しない場合は低リスク．
＊初期3カ月間の抗凝固療法の間の主要出血イベントの発生率
　低リスク：1.6％　中リスク：3.2％　高リスク：12.8％
文献8を参考に作成

表4 抗凝固薬の選択の際に考慮すること

要因	選択薬
担癌状態	LMWH
アドヒアランス不良患者	リバーロキサバン，エドキサバン，ワルファリン
肝疾患，凝固異常	LMWH
腎機能障害（CCr＜30 mL/分）	ワルファリン
冠動脈疾患	ワルファリン，DOAC
上部消化管出血の既往	ワルファリン，アピキサバン
妊娠または妊娠予定	LMWH

文献8を参考に作成

表5 IVCフィルターの適応

推奨される適応
近位DVTかつ抗凝固薬が使用不能
抗凝固薬による治療の失敗
・適切な抗凝固治療にもかかわらずPEを発症
・適切な抗凝固治療にもかかわらずDVTが増悪
議論のある適応
PE患者で近位DVTがある場合
重症PE，血栓性肺高血圧症，心肺機能低下患者のDVT
PEハイリスク患者のハイリスク手術前

文献9より引用

　またDOACではワルファリンやヘパリンと異なり出血イベント発症時の中和ができないことが懸念としてあったが，最近ダビガトランに対する中和薬であるイダルシズマブ（プリズバインド®）が発売となり，ますます抗凝固療法の選択にはさまざまな要素の考慮が必要になるであろう．

●処方の実際：予防投与：腎機能正常成人の場合
　①LDUH：未分画ヘパリン（ヘパリンカルシウム）1回5,000単位　1日2回 皮下注
　②LMWH：エノキサパリン（クレキサン®）1回2,000単位　1日2回 皮下注
　③DOAC：エドキサバン（リクシアナ®）1回30 mg　1日1回 内服

---

4. IVCフィルターの適応

　IVCフィルターは肺塞栓症予防のために下大静脈に経皮経カテーテル的に留置する．歴史的には1960年代後半にMobin-Uddin umbrellaが開発されたのが最初の血管内フィルターとされており，現在は周術期に用いる回収可能なretrievable filterと，永続的に留置するpermanent filterに大別される．
　IVCフィルターの適応は，おおむね表5のようになる[9]．
　IVCフィルターの適応を考えるうえで重要な臨床研究としては，PREPIC studyがある[10]．近位DVTのある患者をフィルター挿入群とフィルターなし群に分けたRCTで，12日目までの症候性PEの発症を4.8％から1.1％まで減らしたが，死亡率に有意差はなかったと報告されている．

表6 IVCフィルターの合併症

	文献9	文献12
肺塞栓症	2〜5％	NA
穿刺部トラブル（出血・血栓・動静脈瘻）	2〜28％	4〜11％
フィルターの移動	3〜69％	＜1％
フィルターが傾いて抜去困難	NA	5％
IVC穿通	9〜24％	20〜43％
IVC閉塞	6〜30％	＜10％
フィルターの開きが不十分	NA	0.7〜13.9％
フィルターの破壊	1％	1〜2％

文献9，12を参考に作成

また，PREPIC studyの患者群を8年間まで延長してフォローした報告でも，症候性PEは15.1％から6.2％に減少する一方，DVTは27.5％から35.7％に増え，全体の死亡率に有意差はなかった[11]．

一方，IVCフィルターによる合併症は表6のように報告されている．

重症外傷患者や手術の大きさ，もともとのADLなど複数の因子を考慮する必要はあるが，IVCフィルター挿入の際にはこれらのリスクとPE発症時のリスクを天秤にかけて個々に決定していく．

5. 血栓後症候群（PTS）の予防

血栓後症候群（post-thrombotic syndrome：PTS）は，DVT既往のある患者の患肢に続発する浮腫，疼痛，搔痒，色素沈着などの症状を呈するもので，その発症には静脈機能不全と局所の炎症反応がかかわるとされている（図）．初回DVT治療から数カ月以上経過してから発症することもあるとされており，患者のQOLを大きく害しうる．

PTSの予防についてはアメリカ循環器学会の推奨を整理すると，表7のようになる[13]．特に初回DVT治療が十分でない場合や，DVTが同側に再発する場合はPTS発症の強いリスクになるため，**DVTの診断時点からPTS発症リスクに目を向けて診療することが求められる**．

PTS予防における弾性ストッキングの効果は，1997年と2004年に発表された2つのRCTでその予防効果が示されている[14, 15]．しかし，これらは研究デザインが十分ではなく，この点を克服した2014年発表のSOXstudyでは弾性ストッキングにはPTSの予防効果は示されず，また疼痛改善効果もないとの結果だった[16]．ただし，この試験では弾性ストッキングと圧力のかからないストッキングとの比較がなされており，どちらも経時的な疼痛スケールの改善がみられている．したがって，皮膚トラブルに注意すればストッキングの着用自体は検討の余地がある．

●ここがポイント

PTS最大の予防は，DVTを発症させないことである．結局のところ，患者ごとに血栓・出血リスクを評価してマネジメントすることが重要．

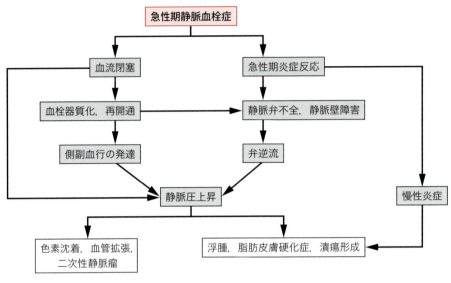

図 PTSの病態
文献13より引用

表7 PTS予防の推奨

	推奨度	エビデンスレベル
DVT高リスク患者ではDVT予防を行う	Class I	C
初回DVTにおいて，適切な抗凝固療法を十分な期間行う	Class I	B
ワルファリンでDVT治療を行う場合，INRをモニタリングし，特に最初の数カ月は治療域を保つようにする	Class I	B
ワルファリンより，低分子ヘパリンの方がPTSリスクは下がる	Class IIb	B
弾性ストッキングの有用性は明確ではないが，近位DVT患者では症状軽減作用がある	Class IIb	A
経カテーテル的血栓溶解は，急性（14日以内）の症候性近位DVT患者において経験ある施設でのみ施行を考慮する	Class IIb	B

文献13を参考に作成

おわりに

　実臨床におけるDVTの予防は，ほかの治療や原疾患，出血リスクなど複雑な要素がからむため，適応や方法について悩まされることも多い．患者ごとに適応を吟味し，適切な予防と治療を選択することを心がけたい．

文献・参考文献

1) Alhazzani W, et al：Heparin thromboprophylaxis in medical-surgical critically ill patients：a systematic review and meta-analysis of randomized trials. Crit Care Med, 41：2088-2098, 2013

2) Barbar S, et al：A risk assessment model for the identification of hospitalized medical patients at risk for venous thromboembolism：the Padua Prediction Score. J Thromb Haemost, 8：2450-2457, 2010

3) Kahn SR, et al：Prevention of VTE in nonsurgical patients：Antithrombotic Therapy and Prevention of Thrombosis, 9th ed：American College of Chest Physicians Evidence-Based Clinical Practice Guidelines. Chest, 141：e195S-e226S, 2012
　↑2012年のVTEに関するACCPガイドライン．内科疾患による入院患者での血栓予防についてまとまっている．

4) Dennis M, et al：Effectiveness of thigh-length graduated compression stockings to reduce the risk of deep vein thrombosis after stroke（CLOTS trial 1）：a multicentre, randomised controlled trial. Lancet, 373：1958-1965, 2009

5) Dennis M, et al：Thigh-length versus below-knee stockings for deep venous thrombosis prophylaxis after stroke：a randomized trial. Ann Intern Med, 153：553-562, 2010

6) Dennis M, et al：Effectiveness of intermittent pneumatic compression in reduction of risk of deep vein thrombosis in patients who have had a stroke（CLOTS 3）：a multicentre randomised controlled trial. Lancet, 382：516-524, 2013

7) Morris RJ & Woodcock JP：Intermittent pneumatic compression or graduated compression stockings for deep vein thrombosis prophylaxis? A systematic review of direct clinical comparisons. Ann Surg, 251：393-396, 2010

8) Kearon C, et al：Antithrombotic Therapy for VTE Disease：CHEST Guideline and Expert Panel Report. Chest, 149：315-352, 2016

　↑2016年のACCPガイドライン（抗凝固療法に関する部分の改訂）.

9) Yadav M, et al：IVC filter：review. Indian J Med Sci, 64：411-422, 2010

10) Decousus H, et al：A clinical trial of vena caval filters in the prevention of pulmonary embolism in patients with proximal deep-vein thrombosis. Prévention du Risque d'Embolie Pulmonaire par Interruption Cave Study Group. N Engl J Med, 338：409-415, 1998

11) PREPIC study group：Eight-year follow-up of patients with permanent vena cava filters in the prevention of pulmonary embolism：the PREPIC（Prevention du Risque d'Embolie Pulmonaire par Interruption Cave）randomized study. Circulation, 112：416-422, 2005

12) Grewal S, et al：Complications of inferior vena cava filters. Cardiovasc Diagn Ther, 6：632-641, 2016

　↑IVCフィルターの合併症についてのレビュー.

13) Kahn SR, et al：The postthrombotic syndrome：evidence-based prevention, diagnosis, and treatment strategies：a scientific statement from the American Heart Association. Circulation, 130：1636-1661, 2014

　↑血栓後症候群に関する2014年AHA発表のガイドライン.

14) Brandjes DP, et al：Randomised trial of effect of compression stockings in patients with symptomatic proximal-vein thrombosis. Lancet, 349：759-762, 1997

15) Prandoni P, et al：Below-knee elastic compression stockings to prevent the post-thrombotic syndrome：a randomized, controlled trial. Ann Intern Med, 141：249-256, 2004

16) Kahn SR, et al：Compression stockings to prevent post-thrombotic syndrome：a randomised placebo-controlled trial. Lancet, 383：880-888, 2014

プロフィール

西村康裕（Yasuhiro Nishimura）
洛和会丸太町病院 救急・総合診療科　医員
内科は外来も救急も病棟も知らないことだらけで，興味がつきません．面白さも辛さも内科の魅力と思って，日々精進しています．本稿についてのご指摘，ご質問はぜひご連絡ください！
y.nishimura.0103@gmail.com

第3章 呼吸器

1. 喘息発作・COPD急性増悪

阿部昌文

● Point ●

〔喘息〕

・喘息発作の重症度は検査値（% PEF, PaO_2, $PaCO_2$）ではなく外観とバイタルサインで
　評価する

・喘息発作の病歴聴取では増悪因子と重症化のリスク因子をもれなく聴く

・血液ガス分析や胸部X線は必要な症例のみに施行する

・ステロイドを全身投与する場合はなるべく早く投与する

〔COPD〕

・COPDは身体診察で疑うことができる

・治療の基本はABC（抗菌薬，気管支拡張薬，ステロイド）

はじめに

　喘息・COPDは救急外来・一般外来で必ず遭遇するcommon diseaseである．初期研修中は主に急性増悪した症例の対応をすることになると思われる．したがって本稿では両者の急性増悪時の対応について症例ベースで解説していく．落ち着いて，自信をもって診療ができるようになるためのエッセンスをまとめたので明日からの診療に役立てていただければ幸いだ．

喘息

■ 急性増悪時の対応

症例1

34歳男性．4日前から鼻汁・咳嗽・咽頭痛が出現．2日前から咳嗽が悪化し喘鳴も出現してきた．数時間前から呼吸困難と喘鳴がさらに増悪し，横になることもできないため救急要請．なお，もともと喘息の既往がありコントローラーとしてシムビコート®〔ステロイド吸入薬（inhaled corticosteroids：ICS）＋短時間型 β_2刺激薬（short-acting β_2 agonist：SABA）

表1　喘息発作の重症度評価と初期治療

重症度	呼吸困難	動作	検査値				初期治療
			%PEF	SpO₂	PaO₂	PaCO₂	
喘鳴／胸苦	軽度の息切れ	ほぼ普通	≧80％	≧96％	正常値	＜45 mmHg	・酸素投与（SpO₂≧90％を目標） ・SABA吸入（20分ごとに3回） ・ステロイド全身投与を考慮（高リスクの症例など）
軽度 （小発作）	息切れあるが横になれる	やや困難					
中等度 （中発作）	苦しくて横になれない	動けない歩けない	60〜80％	91〜95％	＞60％		
高度 （大発作）	苦しくて動けない	歩行不能会話困難	＜60％	≦90％	≦60 mmHg	≧45 mmHg	・酸素投与（SpO₂≧90％を目標） ・状態が悪ければ気管挿管＋人工呼吸器管理 ・SABA＋抗コリン薬吸入（20分ごとに3回） ・吸入困難な場合はアドレナリン皮下注射をくり返す ・ステロイド全身投与
重症	呼吸減弱 チアノーゼ 呼吸停止	会話不能 体動不能 錯乱 意識障害 失禁	測定不能				

文献1より引用，初期治療の項目は文献1を参考に作成

の合剤〕を処方されている．患者はストレッチャー上に起座位になった状態でERに搬入されてきた．

外観：喘鳴著明でうつむきながら呼吸をしている．仰臥位にしようとすると首を振ってやめてくれとの意思表示あり．「大丈夫ですか？」というこちらの問いに対しては「昨日から，ハァハァ．ハァハァ」と返答あり．

バイタルサイン：血圧124/62 mmHg，体温36.5℃，脈拍112回/分（整），呼吸数32回/分，SpO₂：90％（酸素2 L/分投与下）

1 まずは外観ですばやく重症度を評価！

発作の重症度を簡便に評価するために以下の2つの観察を最初に行う．

・臥位になれるか

・会話が可能か

上記2項目は日本の成人喘息ガイドラインの重症度評価（表1）に含まれており，臥位になれなければ中等度発作以上，さらに会話困難であればその時点で高度発作以上になるのがわかる．

症例1の続き

身体診察では全肺野で吸気呼気どちらにおいてもwheezesを聴取したが呼吸音の左右差やそのほかのラ音は聴取しなかった．頸静脈に怒張はなく，下腿に浮腫も認めない．

2 これって本当に喘息？

症例1のように喘息の既往のある若い患者の喘鳴なら診断に迷わないが，高齢になると心不全やCOPD急性増悪との鑑別に苦慮することがある．身体診察は他疾患との鑑別と合併症の検索を意識して行うのが大事だ（表2）．

表2　身体診察のポイント

	診察時の注目点	わかること
頸部	頸静脈の怒張・Abdominal Jugular Reflux注1 の評価	心不全との鑑別
胸部	wheezesの程度を評価. 重症になると吸気にも wheezes を聴取し, さらに増悪すると呼吸音を聴取しなくなる（silent chest）	重症度評価
	呼吸音の左右差の有無	気胸の合併
	wheezes以外のラ音の有無	肺炎の合併
皮膚	前胸部や頸部の握雪感の有無	縦隔気腫や気胸の合併
呼吸筋	呼吸筋使用の有無	高二酸化炭素血症の予測
下腿	浮腫の有無	心不全との鑑別

注1：腹部中央を手掌で35 mmHgの圧で圧迫し, 頸静脈圧が10秒×3 cmH₂O以上上昇すれば陽性と判断する.
　　これは前負荷を増加させたときにそれを処理できる余力があるかどうかがわかる検査である.
　　心不全に対する診断特性は特異度96％, 感度24％

表3　重症化のリスク因子と喘息の増悪因子

重症化のリスク因子	増悪因子
最近の全身のステロイド投与歴もしくは中止歴	アレルゲン（ダニ・カビ・ペット・花粉など）
過去1年以内の喘息発作での入院歴と受診歴	薬物（β遮断薬・NSAIDs）
喘息発作での挿管歴	気象（冷気・気圧・黄砂・雷雨など）
精神疾患の合併	呼吸器感染症（特にウイルス性）
普段の喘息治療におけるアドヒアランスの悪さ	月経・妊娠
ステロイド吸入を自己中断している	肥満・アルコール・喫煙（受動喫煙も）
頻回の短時間作動型β_2刺激薬の吸入	運動・過換気

文献1を参考に作成

症例1の続き（病歴聴取で得た情報）

職場で同様の症状（咳嗽・鼻汁・咽頭痛）を訴える人が多数いた. シムビコート®は有症状時のみにしか使用しておらず, 前日からはシムビコート®を10回以上吸入していた. 過去に喘息発作での入院歴は2度あり, ICU入室歴や挿管歴はない.

3 喘息発作の原因, 何個いえますか？

　病歴聴取は身体診察と並行して行っていく. 病歴聴取で重要なのは増悪因子とハイリスク群を特定することだ（表3）. 増悪因子を知ることは治療や再発予防につながり, ハイリスク因子は入院の閾値を下げる判断材料となる. 症例1は上気道炎を契機に急性増悪しているがアドヒアランスの悪さや過去の入院歴からハイリスク群に分類される.

4 その検査は本当に必要ですか？

　喘息の診療で施行される検査として血液ガス分析, 胸部単純X線写真, 血液検査などがあげられる. どの検査もルーチンで施行しないように気をつけたい.
　血液ガス分析は主に低酸素血症と高二酸化炭素血症の有無の評価をするために行う. つまり,

① 状態が悪くSpO₂が測定できないとき
② 高二酸化炭素血症が予想されるとき

表4 喘息発作の治療薬

薬剤		1回あたり投与量
SABA	サルブタモール （商品名：ベネトリン®・サルタノール®）	
	－MDI（アイロミールまたはサルタノール）	1〜2吸入
	－ネブライザー（ベネトリン®吸入液5 mg/mL）	0.3〜0.5 mL＋生理食塩水5〜10 mLを吸入
	プロカテロール（商品名：メプチン®）	
	－MDI（メプチン®）	1〜2吸入
抗コリン薬	イプラトロピウム（商品名：アトロベント®）	
	－MDI（アトロベント®）	2吸入
アドレナリン	アドレナリン（商品名：ボスミン®）	0.1〜0.3 mg皮下注射
ステロイド	基本的にはどの製剤を使用しても問題ない[注1]	プレドニゾロン換算で1回1 mg/kg 1日1回（およそ1 mg/kg）
マグネシウム	硫酸マグネシウム（静注用製剤）	2.0 gを生理食塩水に溶解して20分以上かけて投与

注1：ステロイドの投与に関してはAdvanced Lectureを参照.
文献1，2を参考に作成

には検査を考慮する．②に関してはピークフローメーターでpeak expiratory flow（PEF）≧25％か≧200 L/分ならば高二酸化炭素血症はほぼ否定的である[3, 4]．ピークフローメーターが利用できないような状況では，上記の検査値を重症度評価に照らし合わせてみる．そうすると，高度発作以上でないと高二酸化炭素血症はほとんど合併していないということがわかる．また，二酸化炭素貯留患者の98％に呼吸補助筋使用がみられたという報告もある[5]ので呼吸補助筋を使用していなければ二酸化炭素貯留はほぼ否定的といえる．

　胸部単純X線写真もルーチンでの撮影は推奨されておらず，気胸，心不全，肺炎などを疑うときのみ撮影を検討する．

5 さぁ，治療だ

　酸素化が低下している場合はSpO$_2$≧90％になるように酸素投与を行う．その後，SABAの吸入を20分ごとに最大3回くり返す（重度発作以上のときは抗コリン薬の吸入も追加する）．吸入方法に関してはネブライザーが一般的だがスペーサーつきの定量噴霧式吸入器（meter dose inhaler：MDI）でも効果に差はないとされている[2]．ただ，重症患者ではMDIだと上手く吸入できないことがあるため多くのガイドラインではネブライザーでの投与が推奨されている．また，重症でSABA吸入が困難な場合はアドレナリンの皮下注射を20〜30分ごとにくり返す．ステロイドは高度発作以上なら迷わずに投与する．さらに軽度〜中等度の発作でも1度目のSABA吸入に反応が乏しければ投与を検討する．それぞれの薬剤と投与量を表4にまとめた．なお，マグネシウムの静脈内投与に関しては日本のガイドラインには記載されていないが，Global Initiative for Asthma（GINA）のガイドライン（http://ginasthma.org/2018-gina-report-global-strategy-for-asthma-management-and-prevention/ からダウンロード可能[6]．）には初期治療に反応しない重症発作の患者への投与を考慮してもよいと記載されている．

6 入院か帰宅か

　初期治療（表1）のSABA吸入後にバイタル（特に呼吸数とSpO$_2$），症状（呼吸困難や努力呼吸の有無など），身体所見（wheezesの改善度），呼吸機能（FEV1やPEF）がどの程度改善した

表5 帰宅させる場合の対応

薬剤	SABA吸入（1日4回＋症状に応じて追加吸入）
	内服ステロイド（プレドニゾロン換算1回1mg/kg 1日1回）を3〜10日間継続 ・ステロイドは中止の際に漸減する必要なし
	中用量のICSを継続または新規に開始する（発作治療中から始めてよい） 例：ベクロメタゾン（HFA）240〜480 μg/日，ブデソニド（DPI）600〜1,200 μg/日，もしくはフルチカゾン（DPI），300〜500 μg/日
教育	喘息治療薬の量と使用する目的を再度指導
	吸入器を正しく使えているかをチェックする
	コントロール不良のときに出現する症状をメモするように教える
	発作時の対応をまとめた喘息アクションプランを持たせる
フォロー	ER受診の3〜5日後にかかりつけ医を受診させる
	さらに1〜4週間以内にかかりつけ医か喘息専門医を受診させる

文献2より作成

かを確認する．治療反応の程度によって下記のように3群（反応良好，反応不十分，反応不良）に分ける．3度のSABA吸入後に反応良好ならば帰宅可能と判断する．帰宅させる場合の対応は**表5**を参照してもらいたい．反応良好でない場合は次にSABA吸入（大発作以上の場合は＋抗コリン薬吸入）を1時間ごとに行い，1〜3時間治療を継続した後に再度治療反応性を評価し入院か帰宅かを決定する．反応不良の場合は入院に迷うことはないが反応不十分だった場合が悩ましいところであり，重症化リスクを考慮し帰宅か入院かを決定することになる．

1）反応良好
・症状とwheezesが改善
・FEV1 ≧ 70％もしくはPEFが予測値かパーソナルベストの70％以上に改善
・上記の状態が再増悪せずに1時間以上持続する

2）反応不十分
・FEV1もしくはPEF：40〜69％程度の改善
・呼吸困難とwheezesが残存

3）反応不良
・意識障害あり
・FEV1もしくはPEF＜40％
・$PaCO_2$ ≧ 42 mmHg

COPD

■ 急性増悪時の対応

症例2

　認知症で精神科病院入院中の82歳男性．誤嚥性肺炎の診断で2日前よりABPC/SBT（アンピシリン/スルバクタム）で治療開始となったが解熱せず呼吸状態も悪化してきたため紹介受診となった．既往歴は認知症のみだが若い頃からタバコを1日40本吸っていた．来院時バイタルサインは血圧 102/60 mmHg，体温 37.6℃，脈拍 112回/分，SpO₂ 90％（O₂ 4 L/分），呼吸数 32回/分．身体所見では両側肺野にwheezesを聴取し，気管短縮，さらに心窩部に心尖拍動を触れた．頸静脈怒張，下腿の浮腫，聴診でcrackleは認めなかった．

① COPD にいかにして気づくか

　症例2はCOPD（chronic obstructive pulmonary disease：慢性閉塞性肺疾患）が基礎疾患にあるが，これまでに指摘されてこなかった患者が誤嚥性肺炎を契機にCOPD急性増悪をきたした例である．既往歴にCOPDがなくても身体所見でCOPDに気がつけるようになるのが大事だ．表6にCOPDの身体所見をまとめたので参考にしていただきたい．

② 治療の基本はABC

　COPD急性増悪時の治療はABCで覚える．抗菌薬（antibiotics），気管支拡張薬（bronchodilators），ステロイド（corticosteroids）の3つだ．

　初期対応時に低酸素血症があればSpO₂は88～92％を目標に酸素投与を行う．また，呼吸性アシドーシス（pH ≦ 7.35，PaCO₂ ≧ 45 mmHg）ではNIV（non-invasive ventilation）を考慮する．ステロイド投与は抗菌薬投与に追加することで，治療失敗を減らすことや再発予防につながることが証明されている[8]．ステロイドの投与期間に関してはGlobal Initiative for Chronic Obstructive Lung Disease（GOLD）ではプレドニゾロン（プレドニン®）1回30～40 mg 1日

表6　成人におけるCOPDの身体所見の診断特性

	感度	特異度	LR +	LR −
wheezes	12	86	0.9	1.0
過共鳴音（hyperresonance）	33	94	5.1	0.73
肺胞呼吸音減弱	37	90	3.7	0.70
	59	82	3.4	0.49
Hoover徴候	58	86	4.2	0.49
心濁音消失	13	99	10	0.88
心窩部に心尖拍動	8	98	4.6	0.94
気管短縮			2.8	0.80
early inspiratory crackle	75	93	10	0.30

■：確定診断的な所見，■：可能性がかなり上がる所見，　：病歴・身体所見としては可能性を下げる所見
文献7より引用

第3章
呼吸器

1回を10～14日間投与することが推奨されている．しかし，近年の研究でプレドニン®40 mgの5日投与と14日投与の両者において治療失敗率，再増悪率に差はなかったとされている[9]．筆者は患者の症状と酸素化，wheezesの改善具合をみながら可能な限り短期間，最長でも14日間のステロイド投与を行うようにしている．気管支拡張薬はSABAと短時間作用型抗コリン薬（short-acting muscarinic antagonist：SAMA）を使用する．抗菌薬投与は全例に行うわけではなくGOLDのガイドライン（http://goldcopd.org/gold-reports/ からダウンロード可能．）では肺炎合併例や以下の症状のうち2～3項目（そのうち1つは喀痰の膿性化）を満たす場合に投与すべきとされている．

・呼吸困難増悪
・喀痰量増加
・喀痰の膿性化

また，喀痰グラム染色を併用すれば細菌感染の可能性をより正確に推測できると期待される．

Advanced Lecture

❶ 喘息治療におけるステロイド投与のタイミング・種類・量・期間はどうやって決めるのですか？

ER受診後1時間以内のステロイド投与は入院をオッズ比＝0.4（CI：0.21～0.78），NNT（number needed to treat）＝8（5～21）で減らすという報告[11]があるため投与する場合はできるだけ早く投与した方がよい．

ステロイド製剤の選択の際に気をつけることはアスピリン喘息の患者では発作を誘発する可能性があるのでコハク酸エステル型ステロイド製剤（サクシゾン®，ソル・コーテフ®，ソル・メドロール®，水溶性プレドニン®など）を投与しないことだ．アスピリン喘息の患者にステロイドを投与する際はリン酸エステル型ステロイド製剤（リンデロン®，デカドロンなど）を選択する．投与経路は経口，静注どちらであっても呼吸機能の改善率や入院期間に差はない[12, 13]．強い呼吸困難や嘔気，意識障害などがなければ内服でのステロイド投与が一般的である．

最適な投与量というものはわかっていない．これまでの研究でプレドニン®は100 mg以上投与してもよい効果は期待できないということがわかっている[2]．実際の投与量としてはプレドニン®40～80 mg/日（おおよそ1 mg/kg）を1日1回投与か2回に分けて投与する．また，筆者の個人的な目安として，そこまで重症ではないが念のために処方しておきたいときは0.5 mg/kg程度で処方し，入院させるかどうかを迷うくらいの患者には1 mg/kgを処方している．投与期間は症状の改善度合いをフォローしながら3～10日間程度とする[14]．投与期間が長くないのでステロイドの漸減はせずに中止して大丈夫だ．

❷ asthma–COPD overlap（ACO）について教えてください

asthma–COPD overlap（ACO）は喘息とCOPD両方の特徴をもつ病態のことである．喘息とCOPDにはそれぞれ下記のような特徴がある．

・喘息：アレルギー反応により一時的に起こる可逆性の気道閉塞
・COPD：環境因子（タバコなど）への曝露の結果起こる不可逆性の気道閉塞

上記2病態をあわせると，「不可逆性なのに可逆性の気道閉塞」という一見矛盾した病態にな

表7　ACO診断基準

major criteria	minor criteria
喘息の既往がある	IgE ＞ 100 IU
SABA吸入後FEV1 ＞ 15 ％かつ＞ 400 mL	アトピー性皮膚炎の既往あり
	SABA吸入後のFEV1 ＞ 12 ％かつ＞ 200 mL ＊
	血中好酸球＞ 5 ％

COPD患者においてmajor criteriaを1項目またはminor criteriaを2項目満たせば診断．＊日を変えて2度証明する必要あり
文献15より引用

る．これは「ベースに慢性的な気道閉塞があるものの気管支拡張薬に反応がある状態」ということである．ACOは世界的に標準とされている診断基準はいまだ定められていないが，GINAやGOLDではACOを診断する重要な手がかりとして以下の項目をあげている．

・持続的であるが可逆的な気道の閉塞性障害（気管支拡張薬使用後もFEV1 ＜ 70 ％だが気管支拡張薬の使用によってFEV1がベースラインより12 ％または400 mL以上の改善を示す）

・過去に喘息，アトピー，アレルギーと診断されている

・有害物質への曝露が過去にあった

・喀痰中の好中球や好酸球が証明されている

・40歳以上である

　世界的にはこれまでにさまざまな診断基準が発表されており，2016年にChestから発表された診断基準を載せるので参考にしていただきたい（表7）．

　ACOは喘息・COPDそれぞれ単独の場合と比べて急性増悪の割合が4〜5倍になり，ER受診率や入院率もはるかに上昇する．さらに医療費も2倍近くかかるといわれている[16]．したがって，早期に診断し対応するのが重要である．

　ACOの治療のエビデンスは乏しいが2015年のNew England Journal of Medicineに掲載されたACOの総説[17]を参考に一例を下記に示す．

① 喘息の治療中にCOPDをオーバーラップした場合

　　→治療中のICSやICS ＋ LABA（long-acting β_2 agonist）は継続のままとして，LABA/LAMA（long-acting muscarinic antagonist）製剤またはLAMA製剤単独を追加する．

② COPD治療中に喘息をオーバーラップした場合

　　→現行治療にICSを追加する．

③ 初診時にACOだった場合

　　→まずはICSから開始し，必要に応じLABAやLAMAを追加していく．

文献・参考文献

1) Ichinose M, et al：Japanese guidelines for adult asthma 2017. Allergol Int, 66：163–189, 2017

2) Lazarus SC：Clinical practice. Emergency treatment of asthma. N Engl J Med, 363：755–764, 2010

3) Martin TG, et al：Use of peak expiratory flow rates to eliminate unnecessary arterial blood gases in acute asthma. Ann Emerg Med, 11：70–73, 1982

4) Nowak RM, et al：Arterial blood gases and pulmonary function testing in acute bronchial asthma. Predicting patient outcomes. JAMA, 249：2043–2046, 1983

5) Mountain RD & Sahn SA：Clinical features and outcome in patients with acute asthma presenting with

hypercapnia. Am Rev Respir Dis, 138：535–539, 1988

6) Tsai TW, et al：Guidelines for the selective ordering of admission chest radiography in adult obstructive airway disease. Ann Emerg Med, 22：1854–1858, 1993

7) 「高齢者診療で身体診察を強力な武器にするためのエビデンス」（上田剛士／著），シーニュ，2014

8) Quon BS, et al：Contemporary management of acute exacerbations of COPD：a systematic review and meta-analysis. Chest, 133：756–766, 2008

9) Leuppi JD, et al：Short-term vs conventional glucocorticoid therapy in acute exacerbations of chronic obstructive pulmonary disease：the REDUCE randomized clinical trial. JAMA, 309：2223–2231, 2013

10) Siddiqi A & Sethi S：Optimizing antibiotic selection in treating COPD exacerbations. Int J Chron Obstruct Pulmon Dis, 3：31–44, 2008

11) Rowe BH, et al：Early emergency department treatment of acute asthma with systemic corticosteroids. Cochrane Database Syst Rev, (1)：CD002178, 2001

12) Jónsson S, et al：Comparison of the oral and intravenous routes for treating asthma with methylprednisolone and theophylline. Chest, 94：723–726, 1988

13) Ratto D, et al：Are intravenous corticosteroids required in status asthmaticus? JAMA, 260：527–529, 1988

14) National Heart, Lung, and Blood Institute：National Asthma Education and Prevention Program. Expert Panel Report3：Guidelines for the Diagnosis and Management of Asthma：full report 2007

15) Cosio BG, et al：Defining the Asthma-COPD Overlap Syndrome in a COPD Cohort. Chest, 149：45–52, 2016

16) Leung JM & Sin DD：Asthma-COPD overlap syndrome：pathogenesis, clinical features, and therapeutic targets. BMJ, 358：j3772, 2017

17) Postma DS & Rabe KF：The Asthma-COPD Overlap Syndrome. N Engl J Med, 373：1241–1249, 2015

プロフィール

阿部昌文（Masafumi Abe）

洛和会丸太町病院 救急・総合診療科

八戸市立市民病院で初期研修の2年間みっちりしごかれ，3年目から京都に来ました．「人にやさしく，自分に厳しく（あまりできてませんが…），そして人生楽しく!!」をモットーに日々生きています．初期研修はいろいろな意味で本当に濃厚な2年間です．これを読んでいる研修医の先生方の多くは頑張り屋さんだと思いますので今後，どんどん知識を得て立派になられていくことと思います．ただ，頑張りすぎて自分の心と身体を不健康にしないように気をつけてくださいね．辛くなったとき，たまには外の空気を吸って空を見上げて頭を空っぽにしましょう！

第3章 呼吸器

2. 胸水について知りたい？ それなら Richard W Light先生を訪ねなさい

大江将史

● Point ●

・Lightの基準は滲出性胸水を見落とさないようにつくられている

・総コレステロール（T-Cho）は滲出性胸水の，Albは偽性滲出性胸水の診断に有用である

・滲出性胸水が少しでも疑われたら胸腔穿刺を行う

・胸水検査は必須項目と鑑別疾患ごとの追加項目がある

・検体量は最低70 mL以上確保する

・ヘパリンは血ガスとスピッツに入れ，微生物学的検査には入れない

はじめに

初期研修医のとき，先輩研修医の指導のもと初めてエコーガイド下胸腔穿刺を行った．後期研修医になり胸水に関するクリニカルクエスチョンを調べると，胸水の分野はLightの基準を作成したRichard W Light先生がかかわった論文ばかりであった．「教えることは学ぶこと」であり，本稿ではLight先生から学んだことを研修医の皆さんと共有したい．

症例1

80箱/年の喫煙者で心不全の既往歴のある70歳男性．増悪する呼吸困難と深吸気で増悪する右胸痛で受診された．発熱はなし．胸部X線で右優位の両側胸水を認めた．

Q：胸腔穿刺を施行しますか？

両側性胸水は基本的に穿刺しなくてよいが，①非典型的な経過，②治療反応性が悪いときには穿刺すべきである[1]．発熱・胸痛を伴う症例や非対称性胸水は心不全としては非典型的な経過としてLight先生は胸腔穿刺を勧めている（図1）．また心不全であれば2日以内に75％が利尿薬に反応するため，3日間以上利尿薬に反応が乏しく胸水が減少しない場合にも胸腔穿刺が望ましい[2]．

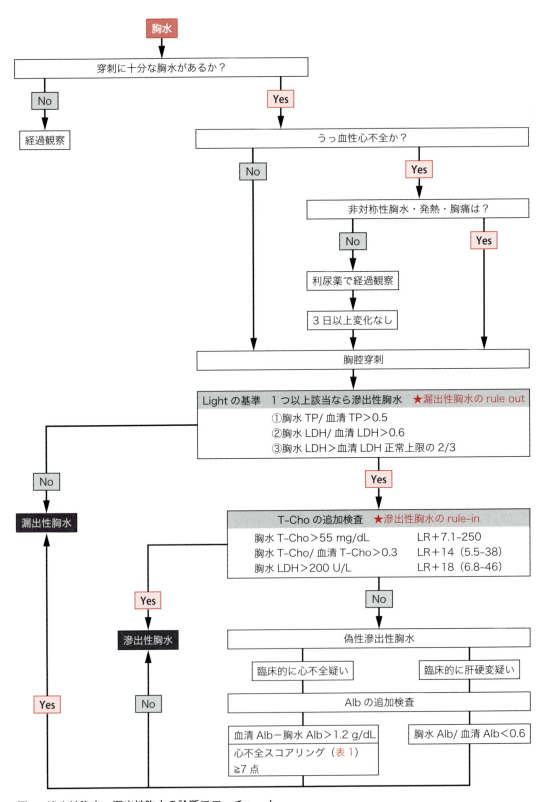

図1 滲出性胸水・漏出性胸水の診断フローチャート
　TP：総タンパク，陽性尤度比LR＋は文献14より抜粋．文献2，5，7，8，14をもとに筆者作成

表1　心不全スコアリング（文献8より作成）

Light基準で滲出性胸水に分類された心不全による胸水（偽性滲出性胸水）を予測するスコアリング

	点数
年齢≧75歳	3点
血清Alb－胸水Alb＞1.2 g/dL	3点
胸水LDH＜250 U/L	2点
胸部X線で両側胸水	2点
血清TP－胸水TP＞2.5 g/dL	1点

心不全による偽性滲出性胸水に対するスコアリングのカットオフとLR

	感度（%）	特異度（%）	LR＋	LR－
≧7点	71（62～79）	89（87～91）	6.5（5.3-8.1）	0.33（0.24-0.45）
≧8点	57（48～66）	96（95～97）	14.3（10.2-20.1）	0.45（0.36-0.56）

表2　Lightの基準

1つ以上該当なら滲出性胸水	
①	胸水TP/血清TP＞0.5
②	胸水LDH/血清LDH＞0.6
③	胸水LDH＞血清の正常上限の2/3

症例1の続き

胸膜痛と同側優位な両側性胸水は心不全による胸水としては非典型的であり，胸腔穿刺を施行したところLightの基準で滲出性胸水であった．悪性腫瘍による滲出性胸水や，心不全による偽性滲出性胸水の可能性もあるため図1，表1に沿ってT-ChoとAlbの検査を追加で提出した．

1. Lightの基準とは？

　胸水は滲出性胸水と漏出性胸水に分類され，それはまずLightの基準（表2）を知ることから始まる．これは1972年にRichard W Lightが発表した基準で，1989年に初めて引用されて以来，2017年までになんと1,500回以上も引用されている．

　Light先生はこう述べている[3]．

"My objective at that time was to identify all exudates＊ correctly."
＊ exudates＝滲出性胸水

　つまり，Lightの基準は感度97％・特異度85％と「滲出性胸水を高感度で判定するための基準」であり（表3），特異度は相対的に低くなっている．したがってLightの基準は漏出性胸水の除外に用いることができる．一方，漏出性胸水の15％が偽陽性で滲出性胸水と判定されてしまう

表3　滲出性胸水の診断に有用な検査

	症例数	感度% (95%CI)	特異度 (95%CI)	LR+ (95%CI)	LR− (95%CI)
胸水 T-Cho > 55 mg/dL	379	85〜94	95〜99	7.1-250	0.07-0.16
胸水 LDH > 200 U/L	439	70 (64〜75)	98 (93〜100)	18 (6.8-46)	0.32 (0.27-0.38)
胸水 T-Cho/ 血清 T-Cho > 0.3	496	93 (90〜96)	94 (90〜97)	14 (5.5-38)	0.08 (0.05-0.12)
Light の基準	738	97 (95〜98)	85 (81〜89)	5.2 (3.3-8.5)	0.04 (0.02-0.11)

文献14より作成

(以下，偽性滲出性胸水と呼ぶ).

　なお，Lightの基準のカットオフ値がさらに高くなれば滲出性胸水の可能性がより高くなるので，Lightの基準を満たすかだけでなく，その絶対値をみることも大切である[4].

2. T-Choはいつ提出すべきか？

■1 T-Choは滲出性胸水の診断に有用である

　胸水 T-Cho > 55 mg/dL や胸水 T-Cho/ 血清 T-Cho > 0.3 は Light の基準に比べて陽性尤度比（LR＋）が高く滲出性胸水の診断に有用である（表3）.

■2 T-Choは乳び胸水と偽性乳び胸の鑑別に用いる

　稀だが，ミルク様胸水を認めたときは膿胸・乳び胸・偽性乳び胸を鑑別する．膿胸でなければ，乳び胸水・偽性乳び胸を考えて T-Cho・TG（トリグリセリド）を測定する．乳び胸水の診断基準は，①胸水 TG ≧ 110 mg/dL かつ胸水 T-Cho/ 血清 T-Cho < 1，もしくは②胸水 TG < 110 mg/dL であればリポ蛋白分析を行ってカイロミクロンを証明することである．一方，偽性乳び胸水は胸水 T-Cho > 200 mg/dL・胸水 TG ≦ 110 mg/dL・胸水 T-Cho/ 胸水 TG ≧ 1 であることが典型的である．胸水を乾燥させたスライドガラスを偏光顕微鏡で観察し，コレステロール結晶を認めれば偽性乳び胸水の可能性がきわめて高い.

3. Albはいつ提出すべきか？

　Alb は臨床的に心不全や肝硬変が疑われるが胸腔穿刺で Light の基準を満たしたとき，つまり偽性滲出性胸水を疑うときに提出する（図1）.

　Light の基準では心不全の29％・肝硬変の18％で偽性滲出性胸水を認める[5]．特に前者の95％は胸水穿刺以前に利尿薬で治療されており，**利尿薬使用中の心不全患者では偽性滲出性胸水になりやすい**ことに注意が必要である．また，胸水中赤血球 > 1万/μL の場合も胸水 LDH が高値になるため偽性滲出性胸水になりやすい[6].

　表4のように，心不全や肝硬変による偽性滲出性胸水では Light の基準のカットオフ値をぎりぎり満たすものが多い．3項目中1項目を満たすものが心不全と肝硬変でそれぞれ58％と55％で，2項目が35％と28％である.

　このような偽性滲出性胸水の診断には，Alb の測定が有用である．心不全の場合は血清 Alb −

表4　心不全・肝硬変による偽性滲出性胸水とLightの基準の3項目の比較

	Lightの基準	心不全（N＝107）	肝硬変（N＝18）
胸水TP/血清TP	＞0.5	0.51（0.44-0.57）	0.48（0.32-0.57）
胸水LDH/血清LDH	＞0.6	0.63（0.56-0.75）	0.82（0.69-0.96）
胸水LDH（U/L）	＞血清の正常上限の2/3	246（194-312）	234（135-388） 440（379-617）
上記Lightの基準1/3項目満たす割合		58％	55％
上記Lightの基準2/3項目満たす割合		35％	28％
上記Lightの基準3/3項目満たす割合		7％	17％

文献5を参考に作成

胸水Alb＞1.2 g/dLを，肝硬変の場合は胸水Alb/血清Alb＜0.6を満たせば偽性滲出性胸水の可能性が高まる[5]（図1）.

　また2017年に心不全による偽性滲出性胸水を診断するスコアリングが発表された（表1）[8].7点以上で心不全による偽性滲出性胸水に対するLR＋6.5（5.3-8.1），8点以上でLR＋14.3（10.2-20.1）である．表1からもわかるように心不全による偽性滲出性胸水に対する「血清Alb－胸水Alb＞1.2 g/dL」の項目は，偽性滲出性胸水の診断に有用であるため3点とポイントがほかの項目に比べて高く設定されている．

　以上より，図1の滲出性胸水・漏出性胸水の診断フローチャートのポイントは次の3つである.
① Lightの基準で漏出性胸水を除外する
② T-Cho高値で滲出性胸水を確定的にする
③ 臨床診断で心不全・肝硬変が疑われる場合は，Albや心不全スコアリング（表1）を用いて偽性滲出性胸水を判断する

　ただし，大事なのはこれらの研究の心不全のゴールドスタンダードは臨床診断だということである．心不全の診断は胸水が滲出性か漏出性かで行うのではなく，あくまで頸静脈怒張やS3音などの臨床診断で行う．

症例2

心不全で循環器かかりつけの80歳代女性．2週間前から労作時呼吸困難があり，1週間前から起坐呼吸・夜間発作性咳嗽が出現し，3日前に発熱と湿性咳嗽と深吸気で増悪する左側胸部痛が出現したため救急を受診された．来院時バイタルサインは意識清明，血圧145/80 mmHg，心拍数120回/分・整，呼吸数24回/分，SpO_2 88％（室内気）→92％（経鼻2L），体温38.2℃であった．診察では頸静脈怒張・両側肺野で汎吸気断続的ラ音，両下肢に圧痕性浮腫を認めた．胸部X線単純写真で両側に中等量の胸水（右＜左）とエコーでは横隔膜上の結節を認めた．胸部CTでは両側胸水・横隔膜上の結節に加えて，左肺尖部に浸潤影を認めた．

第3章　呼吸器

> **Q1：胸腔穿刺すべき根拠は何か？**
> **Q2：胸水検査では抗酸菌検査や細胞診・腫瘍マーカーの検査も提出すべきか？**
> 本症例では発熱・胸膜痛・横隔膜の結節影・肺尖部の浸潤影があることから，結核性胸膜炎や悪性腫瘍による滲出性胸水が疑われるため胸腔穿刺は必須で，胸水検査には抗酸菌検査〔アデノシンデアミラーゼ（ADA）・抗酸菌染色・抗酸菌培養〕や細胞診・腫瘍マーカーも提出すべきである．

4. いつ胸腔穿刺を行うか？

　表5，表6のような病歴・身体所見・胸部X線単純写真・胸部CT・エコーから，滲出性胸水をきたす鑑別疾患の可能性がわずかでもあれば胸腔穿刺を施行する．また大量胸水による呼吸困難では症状緩和のために穿刺することもある．しかし，実臨床では高齢者で適切な体位を保持できない場合も多く，また臨床的に問題にならない程度の慢性の少量胸水の場合は経過観察する場合もある．

■ 滲出性胸水を疑うエコー所見

　胸水エコーをするときは穿刺部位・穿刺できる深さ・胸膜癒着の確認に加えて，滲出性胸水を疑う所見として内部の隔壁や反響成分・胸膜肥厚や結節・肺実質の変化（コンソリデーションやエアブロンコグラム）を探す（表7）．

Advanced Lecture

1 ヘマトクリット（Ht）はいつ提出すべきか？

　当院救急外来で胸水穿刺を行ったところ図2のような血性胸水を認め，「肝臓を穿刺してしまったか？」と背筋が凍りついた．

　しかし，これは胸水 Ht 6.8 %（血清 Ht 36.9 %）で悪性腫瘍に伴う血性胸水であった．血性胸水であれば必ず胸水中のHtを測定し，胸水 Ht/血液 Ht ≧ 50 %となれば血胸や大動脈解離を疑う．

2 非悪性二次性胸水の予後は？

　非悪性の二次性胸水では，両側胸水の1年死亡率は57 %，漏出性胸水の1年死亡率は43 %と片側胸水や滲出性胸水と比較して予後不良であり，心不全・腎不全・肝不全の1年死亡率は50 %・46 %・25 %である[11]．片側性滲出性胸水と比較して両側漏出性胸水を認める心不全や腎不全はきわめて予後が悪いというこの事実は，実臨床の感覚と合致している（図3）．

5. 抗酸菌・細胞診・腫瘍マーカーは必須項目か？

　原因不明の胸水に対する胸水検査の必須項目は，pH・TP・LDH・糖・グラム染色・細胞数・

表5　胸水の鑑別に有用な病歴・身体所見

	胸水の原因
病歴	
腹部手術後	横隔膜下膿瘍・肺塞栓
アスベスト曝露	悪性胸膜中皮腫・良性アスベスト症
悪性腫瘍	悪性腫瘍に伴う胸水
	腫瘍関連胸水（肺塞栓・無気肺・閉塞性肺臓炎・放射線治療後）
心臓手技・心筋梗塞	冠動脈バイパス術（CABG）後・心筋障害
肝硬変	肝性胸水・spontaneous bacterial pleuritis
結核の虚脱療法	結核性膿胸・細菌性膿胸・pyothorax associated lymphoma（PAL）・トラップ肺
透析	心不全・腎不全による胸膜炎・腹膜透析による胸水
薬剤性	アミオダロン・フェニトイン・メトトレキサートなど
食道の手術・拡張術・内視鏡	乳び胸・食道穿孔
HIV 感染症	肺炎・結核・primary effusion lymphoma（PEL）・Kaposi肉腫
脳外科手術	脳室−腹腔（VP）シャントの胸腔内への移動・脳室−胸腔シャント・硬膜胸膜瘻
膵疾患	膵性胸水（膵胸膜瘻）
肺癌・肝臓癌への高周波アブレーション	高周波アブレーションによる胸膜炎
自己免疫性リウマチ性疾患	リウマチ性胸膜炎・ループス胸膜炎・肺炎随伴性胸水・肺高血圧症
外傷	血胸・乳び胸
発熱	肺炎随伴性胸水・膿胸・結核・ウイルス性胸膜炎・ループス胸膜炎
喀血	肺癌・肺炎・随伴性胸水・肺塞栓・結核
体重減少	悪性腫瘍・結核・膿胸
くり返す胸膜痛（＋発熱・腹痛・関節痛）	家族性地中海熱
身体所見	
腹水	肝性胸水・卵巣癌・Meig's症候群・収縮性心膜炎
腹壁静脈怒張・肝性脳症・くも状血管腫	肝硬変
胸膜摩擦音	急性心膜炎
S3音・頸静脈怒張・腹部頸静脈逆流・心尖拍動拡大	心不全
片側下腿浮腫・Ⅱp亢進	肺塞栓
伸びるのが遅い黄色爪・リンパ管浮腫	yellow nail syndrome

文献9より作成

細胞分画・ADA・抗酸菌染色・抗酸菌培養・細菌培養・細胞診であり，鑑別疾患によっては腫瘍マーカー・Alb・T-Cho・TG・Ht・Cre・Amy・ヒアルロン酸を追加する（表8）．

pH低下（pH＜7.20）や糖低下（＜40 mg/dL）やグラム染色，細菌培養陽性では，胸腔ドレナージが必要になることが多い．

細胞数や細胞分画に関しては細胞数自体はほぼ鑑別の役に立たないが，好中球優位（＞50％）であれば急性経過であることを示し，肺炎随伴性胸水や膿胸などの細菌感染が8割を占める．リンパ球優位（＞50％）であれば慢性経過であることを示し，悪性腫瘍や結核性胸膜炎が鑑別にあがる．

表6　滲出性胸水を疑う胸部X線・胸部CT所見

	胸水の原因
胸部X線	
大量胸水（2/3以上）	悪性腫瘍・肺炎随伴性胸水・膿胸・結核・肝性胸水
縦隔偏移のない大量胸水	肺癌（無気肺）・悪性胸膜中皮腫
両側胸水	心不全・悪性腫瘍・ループス胸膜炎
被包化胸水	肺炎随伴性胸水／膿胸・結核・血胸・悪性腫瘍・胸膜癒着術・肺塞栓（10日以上診断が遅れた場合）・心不全（vanishing tumor）
胸腔内にair-fluid level	気管支胸腔瘻・ガス産生菌による感染・胸水を伴う自然気胸・外傷・食道穿孔
限局性浸潤影	肺炎・肺挫傷・肺胞上皮癌
肺尖部浸潤影	結核
間質性浸潤影	心不全・ウイルス性肺炎・癌性リンパ管症・良性アスベスト症・関節リウマチ
肺結節・肺腫瘤	悪性腫瘍・多病巣性感染・関節リウマチ
胸膜石灰化	結核性胸膜炎・アスベスト肺（胸膜プラーク）・外傷（血胸治癒後）
心膜石灰化	収縮性心膜炎
肋骨骨折	外傷
胸部CT	
胸膜肥厚	転移性悪性腫瘍・悪性胸膜中皮腫・膿胸・血胸・結核・胸膜癒着術・アスベスト肺・CABG後・尿毒症
胸膜結節・腫瘤	転移性悪性腫瘍・悪性胸膜中皮腫
両側縦隔リンパ節腫脹	転移性悪性腫瘍・リンパ腫・サルコイドーシス
片側縦隔リンパ節腫脹	肺癌・肺炎随伴性胸水・膿胸・結核
造影CTで胸膜濃染	膿胸・複雑性肺炎随伴性胸水・結核・悪性腫瘍
心嚢水	悪性腫瘍心膜転移・炎症性心膜疾患
肝転移	悪性腫瘍

CABG：coronary artery bypass grafting（冠動脈バイパス術）
文献9より作成

表7　胸水の鑑別のためのエコーのポイント

	漏出性胸水	滲出性胸水	悪性腫瘍に伴う胸水	膿胸	血胸
エコー輝度	低い	低～高い	高い	均一で高輝度	均一で特に高輝度
内部の隔壁や反響成分の有無	反響成分なし	隔壁や反響成分あり（反響成分がないこともある）	隔壁や反響成分あり	しばしば隔壁あり	
胸膜肥厚	なし	あり	不整な壁肥厚あり	あり	あり
そのほかの特徴	両側性が多い	原疾患によりさまざま	肝転移，横隔膜や胸膜の結節	コンソリデーションやエアブロンコグラム	気胸や無気肺やコンソリデーション

1 抗酸菌（抗酸菌染色・抗酸菌培養・ADA）は必須項目か？

　British Thoracic Society（BTS）ガイドライン2010[1] では抗酸菌培養は必須項目ではない．しかし筆者は抗酸菌の検査（抗酸菌染色・培養・ADA）を積極的に施行している．なぜならば，結核の減少に伴い結核性胸膜炎の頻度も低下しているがヨーロッパに比べて日本では滲出性胸水の原因として結核性胸膜炎は頻度が高く，また，無治療の結核性胸膜炎は2～4カ月後にはいったん胸水や症状の軽快を認めるが，そのまま放置しておくと5年間で約65％の患者が肺内部もしく

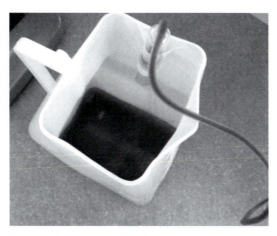

図2 筆者が体験した血性胸水
（Color Atlas⑦参照）

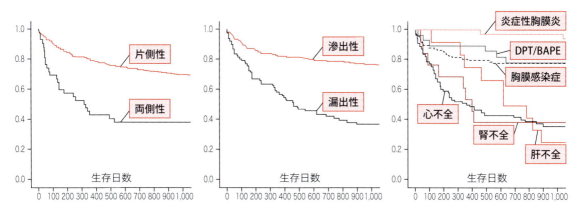

図3 非悪性胸水の予後
DPT：diffuse pleural thickening，BAPE：benign asbestos pleural effusion（良性アスベスト症）
文献11より引用

表8 胸水検査の必須項目と追加項目・提出方法・検体量

	検査項目	提出方法	検体量
必須項目	pH	血ガス	1～2 mL
	TP，LDH，糖，細胞数，細胞分画，グラム染色	スピッツ1本	5 mL
	ADA，抗酸菌染色，抗酸菌培養	スピッツ1本	5 mL
	細菌培養	血液培養ボトル1セット	10 mL
	細胞診	専用ボトル	最低50 mL以上
追加項目	腫瘍マーカー，Alb，T-Cho，TG，Ht，Cre，Amy，ヒアルロン酸		

は肺外結核として再燃するためである．したがって，わずかでも結核性胸膜炎を疑われた場合は抗酸菌の検査を勧める．結核性胸膜炎を疑う場合とは，発熱・乾性咳嗽・胸膜痛や，片側性胸水・胸部CTで特に上葉に肺野異常陰影を認める場合である[12]．ただし，結核性胸膜炎ではリンパ球

優位の胸水が多いため，穿刺後リンパ球優位の胸水を確認した場合に抗酸菌検査を追加することもある．結核性胸膜炎の診断には，ADA・抗酸菌染色・抗酸菌培養を提出する．TB-PCR・胸水IFN-γが有用との報告もあるが，感度が不十分であり筆者はルーティンでは提出していない．

2 細胞診や腫瘍マーカーは必須項目か？

BTSガイドライン2010[1]で細胞診は必須項目になっている．なぜならば，細胞診は悪性腫瘍の診断において迅速で有効かつ侵襲性の低い検査だからである．細胞診はスメアによる細胞診に加えてセルブロックを併用すると感度が上昇するため必要に応じてオーダーする．ただし，若年者の急性経過の胸水貯留では悪性腫瘍の可能性が低いため細胞診は必須ではない．

一方，腫瘍マーカーは癌性胸水の診断に有用であるが必須項目とはされておらず[13]，悪性腫瘍が疑われる場合には疑われる原発巣とその腫瘍マーカーのパターンに合わせて追加する．

6. 検体量は何mL必要か？ ヘパリンは必要か？

1 検体量は何mL必要か？

必須項目のpH，TP，LDH，糖，グラム染色，細胞数，細胞分画，ADA，抗酸菌染色，抗酸菌培養，細菌培養，細胞診を提出するために，表8のように胸水を血ガス用採血管・2本のスピッツ・1セットの血液培養ボトル・細胞診ボトルへ採取する．細菌培養は通常のスピッツではなく，血液培養ボトルを用いると特に嫌気性菌の検出率が上がる．細胞診に必要な胸水検体量は50 mL以上であり，検体量は最低でも合計70 mL以上採取したい．

2 ヘパリンは必要か？

胸水は採取してから時間が経つと細胞の崩壊とフィブリンが析出する．このフィブリンは細胞を取り込むため，正しい細胞数や細胞分画を検査できなくなる．したがって，検体を採取したらできるだけ早期に検査室に提出すべきである．また，胸水を提出する際には血ガス・スピッツ2本にはフィブリンの析出を防ぐためにヘパリンを入れる（血液ガスキットには最初からヘパリンが入っている）．細菌培養を入れる血液培養ボトルにはヘパリンは不要である．

なお，TB-PCR検査でもヘパリンはPCRの測定系に影響を与えるのでヘパリンは入れてはいけない．ヘパリンを入れていない細菌培養から採取して提出してもらうようにする．

おわりに

Light先生は卒後4年目でLightの基準に関する最初の論文を発表している．初期研修医時代に抱いた疑問がその後40年以上も使用される基準になったのだ．興味がある方はLightの基準の発見秘話を自分の目で読んでいただきたい[3]．

文献・参考文献

1) Hooper C, et al：Investigation of a unilateral pleural effusion in adults：British Thoracic Society pleural disease guideline 2010. Thorax, 65（Suppl 2）：ii4-ii17, 2010
　↑2010年BTSガイドライン．

2) Light RW：Clinical practice. Pleural effusion. N Engl J Med, 346：1971-1977, 2002

　　↑ Light先生によるNEJM Clinical Practice.

3) THE STORY BEHIND LIGHT'S CRITERIA：http://www.toraks.org.tr/uploadFiles/book/file/2422011163357-1718.pdf

　　↑ Light先生によるLightの基準の発見秘話.

4) Heffner JE, et al：A meta-analysis derivation of continuous likelihood ratios for diagnosing pleural fluid exudates. Am J Respir Crit Care Med, 167：1591-1599, 2003

　　↑滲出性胸水の別の診断基準であるHeffnerの基準のもと論文.

5) Bielsa S, et al：Solving the Light's criteria misclassification rate of cardiac and hepatic transudates. Respirology, 17：721-726, 2012

　　↑ Light自身が偽性滲出性胸水をどう見分けるか挑んだ論文. Albが有効という結論であった.

6) Porcel JM, et al：［Influence of pleural fluid red blood cell count on the misidentification of transudates］. Med Clin（Barc）, 131：770-772, 2008

　　↑赤血球も偽性滲出性胸水の原因になる.

7) Porcel JM：Identifying transudates misclassified by Light's criteria. Curr Opin Pulm Med, 19：362-367, 2013

　　↑偽性滲出性胸水を見抜くためのアプローチの提言.

8) Porcel JM, et al：Development and validation of a scoring system for the identification of pleural exudates of cardiac origin. Eur J Intern Med, 50：60-64, 2018

　　↑心不全による偽性滲出性胸水のスコアリング.

9) Porcel JM & Light RW：Pleural effusions. Dis Mon, 59：29-57, 2013

　　↑胸水について最初に読むならこの論文.

10) Brogi E, et al：Thoracic ultrasound for pleural effusion in the intensive care unit：a narrative review from diagnosis to treatment. Crit Care, 21：325, 2017

　　↑胸水エコーでの鑑別方法.

11) Walker SP, et al：Nonmalignant Pleural Effusions：A Prospective Study of 356 Consecutive Unselected Patients. Chest, 151：1099-1105, 2017

　　↑非悪性胸水の予後.

12) Kim HJ, et al：The prevalence of pulmonary parenchymal tuberculosis in patients with tuberculous pleuritis. Chest, 129：1253-1258, 2006

　　↑結核性胸膜炎の胸部CT画像の特徴.

13) Saguil A, et al：Diagnostic approach to pleural effusion. Am Fam Physician, 90：99-104, 2014

　　↑ American Family PhysicianのAFPの胸水へのアプローチ方法.

14) Wilcox ME, et al：Does this patient have an exudative pleural effusion? The Rational Clinical Examination systematic review. JAMA, 311：2422-2431, 2014

　　↑ JAMAの「Does this patient…シリーズ」.

参考文献・もっと学びたい人のために

　　上記文献1) 9) をお勧めします.

プロフィール

大江将史（Masashi Ooe）
特定非営利活動法人ジャパン・ハート
2014〜2015年　初期研修：市立堺病院〜堺市立総合医療センター
2016〜2017年　後期研修：洛和会丸太町病院 救急・総合診療科
2018年〜　特定非営利活動法人ジャパン・ハート　Asia Alliance Medical Center（カンボジア）・ワッチェ慈善病院（ミャンマー）
持参した座右の書物は内田樹の『困難な成熟』です. 「成熟した大人になる」ために, どうすれば自分の能力が最大限に「みんなの役に立つか」を考えながら, 堺と丸太で教えてもらった日本の総合診療の看板を背負ってマンダレーの田舎のフロントラインで医者をやっています. 発展途上国での医療に興味があればJapan Heartのサイトを見て, ぜひ現場を見に来てください. 「レジデントノートを見てきました」という方をお待ちしておりますm(_ _)m

第4章 内分泌・代謝

1. 脱水・高ナトリウム血症には どうアプローチする？

三浦知晃

●Point●

・脱水を疑ったら口を覗き，腋窩に触れる
・高ナトリウム血症＝水分欠乏±塩分欠乏
・高ナトリウム血症の補正はゆっくり急げ

はじめに

　人は血清浸透圧280 mOsm/kg程度でADHが分泌され，290 mOsm/kg程度で口渇を感じる．この機構のために通常の成人において高ナトリウム血症が生じることは稀である．しかし，自分の意思を明確に伝えることが困難であったり飲水行動が不自由な認知症患者，脳梗塞患者，抑制帯で拘束された患者，鎮静患者などにおいて脱水や高ナトリウム血症に遭遇する機会は実際には少なくない．また，高齢になるに従い口渇感のセットポイントは上昇する[1]．施設入所中の患者の3割が入院後に高ナトリウム血症を経験する[1]．高ナトリウム血症のマネジメントでは病歴と身体所見から早期にeuvolemicかhypovolemicかhypervolemicかおおよその見積もりをつけることが，その後の治療にとって重要となってくる．本稿では脱水に重要な身体所見と高ナトリウム血症に対するアプローチについて解説する．

症例1

Lewy小体型認知症の77歳男性．重度の意識障害，口腔粘膜の乾燥，腋窩の乾燥，発熱，頻呼吸を認めた．血圧は142/82 mmHg，脈拍86回/分．起立性低血圧は認めない．血清Naは168 mEq/L，体重50 kg．

症例2

56歳女性．癒着性腸閉塞のため胃管留置中．意識障害あり，腋窩の乾燥と軽度の起立性低血圧を認めた．血清Naは158 mEq/L，血清Kは4.0 mEq/L．体重60 kg．

症例3

63歳男性．アルコール性肝硬変による肝性脳症に対しラクツロース内服中．意識障害あり，腹水，陰性ミオクローヌス（negative myoclonus）を認めた．仰臥位で血圧は105/58 mmHg，脈拍は110回/分．血清Naは160 mEq/L，Kは2.6 mEq/L．体重65 kg．

1. 脱水の身体診察

脱水にはvolume depletion（細胞外液からのNaの喪失）とdehydration（細胞内液からの水分の喪失）があるが，厳密に区別している報告は少ない．ここでは特に断りがない限りは両者をまとめて脱水とする．

1 口腔・鼻腔粘膜，舌，腋窩の身体所見

口腔・鼻腔粘膜の乾燥や舌の縦皺は感度が比較的高く（感度85％），腋窩の乾燥は特異度が比較的高い（82％）[2, 3]．脱水の評価にはまず口腔内をみて，湿潤であれば脱水の可能性は低いと判断できる．しかし口腔内が乾燥していても高齢者の場合は口呼吸のことも多く，これだけで脱水とは言いきれない（口腔・鼻腔粘膜乾燥の脱水に対する特異度は58％と高くない）．次に腋窩を触り乾燥していれば脱水の可能性は上がる．小児で有用とされる毛細血管再充満時間やツルゴールの低下も成人ではその有用性は示されていない[4, 5]．毛細血管再充満時間は年齢によってもかなり基準値にばらつきがあることにも注意が必要だろう[6]．

2 Schellong試験

急性出血・脱水の診断補助としてSchellong試験（安静臥位，立位直後，立位3分後にそれぞれ血圧，脈拍測定）がよく用いられる．仰臥位での頻脈（＞100回/分）は感度は低い（12％）が，特異度は96％と高い．失血が予想される場合に低血圧（収縮期血圧＜95 mmHg）も失血に対し特異度が高い（97％）．起立性の心拍数増加（30回/分以上）は630〜1,150 mLの失血に対しては感度97％であり，特異度も98％と高い．しかし仰臥位から坐位では立位より感度が落ちるため，坐位でのSchellong試験（立位の代わりに坐位で測定）は失血・脱水の否定には使えない．ただし，坐位から起立時の心拍数が20回/分以上の上昇は脱水に対し特異度が高い[7]．起立時の収縮期血圧20 mmHg以上の低下は特異度が86％（65歳以上），94％（65歳未満）と比較的高いが，感度は27％（65歳以上），9％（65歳未満）と低く，これも除外には使えない．Schellong試験のときの注意点としては，先に述べた坐位Schellong試験で出血・脱水を見逃すことがある点以外に，安静臥位の時間があげられる．立位になる前に最低でも2分は仰臥位でいてもらった方がよい．安静の時間が少ないと起立時の脈拍の変動が少なく，感度が低くなり見落としが増える可能性がある．

3 そのほかの身体所見

錯乱，脱力，会話困難，口腔粘膜乾燥，舌乾燥，舌の縦皺，窪んだ眼窩，これら7つの所見はいずれも単独での信頼性は低いが，4つ以上あれば中等度の，6つ以上あれば重度の脱水である可能性が高く，2つ以下であれば脱水は否定的である[4]．

●ここがポイント

・口腔粘膜の乾燥がなければ高度の脱水は否定的．口腔粘膜乾燥に加えて腋窩乾燥もあれば脱水の可能性が高い．

・Schellong試験で起立時に脈拍30回/分以上の上昇は脱水に対して感度，特異度ともに高く有用．

第4章 内分泌・代謝

表1　代表的な輸液の組成例

		K（mEq/L）	Na（mEq/L）
細胞外液	生理食塩水	0	154
細胞外液	ラクテック®	4	130
1号液	デノサリン®	0	77
3号液	ソルデム®3AG	20	35
自由水	5％ブドウ糖液	0	0

$$血清 Na 濃度（mEq/L）=\frac{総 Na 量＋総 K 量}{総体液量}　（式1：Edelman の予測式）$$

$$血清 \Delta Na 濃度変化（mEq/L）=\frac{\{（輸液の Na 濃度＋K 濃度）-血清 Na 濃度\}×輸液量（L）}{総体液量＋輸液量（L）}　（式2）$$

$$尿からの自由水排泄量（L）=尿量（L）×\left\{1-\frac{尿中 Na 濃度＋尿中 K 濃度}{血清 Na 濃度}\right\}　（式3）$$

補正後血清 Na 濃度（mEq/L）=
$$\frac{血清 Na 濃度×総体液量＋（輸液の Na 濃度＋K 濃度）×輸液量（L）-（尿中 Na 濃度＋尿中 K 濃度）×尿量（L）}{総体液量＋輸液量（L）-尿量（L）}　（式4）$$

図　高ナトリウム血症の補正式
　　文献13，16，23より

●ここがピットフォール

　Schellong 試験で安静臥位は2分以上，坐位 Schellong 試験で脱水の否定はしないこと．

2. 脱水の検査所見

　脱水の身体所見や検査所見については，高齢者に限定すると単独で十分に有用といえる所見が得られることは少ない[8〜10]．病歴，身体所見でまずあたりをつけ，最終的には検査所見も合わせて総合的に判断していく必要がある．脱水のゴールドスタンダードとしては血清浸透圧（>295 mOsm/kg）や血清 UN/Cr（>20）が採用されていることが多い．血液検査ではそのほかにヘモグロビン濃縮やヘマトクリットが参考とされることもある．尿色，尿比重（>1.020），尿浸透圧が有用ともされるが，高齢者ではばらつきが大きくあてにならないことも多い[11, 12]．

3. 脱水の補液内容

　まずバイタルサインを確認する．血圧低下，ショック状態であれば高ナトリウム血症かどうかを問わず，まずはバイタルサインを安定させることが優先であることはいうまでもない．ショッ

表2　高ナトリウム血症の尿電解質

病態	尿浸透圧（mOsm/kg）	尿中Na濃度（mEq/L）
尿崩症（腎性，中枢性）	＜300（腎性では＜100）	さまざま（摂取量による）
浸透圧利尿（高血糖）	＞300	さまざま
塩中毒（成人では稀）	＞600〜800	＞20（非常に高い）

文献15より作成

ク状態であれば，頸静脈を確認（虚脱はあるか，怒張はないか）し，末梢に触れ（温かいか冷たいか），エコーでIVCも評価（呼吸性変動が50％以上あるか）する．心不全などほかのショックではなく確かに循環血漿量減少性のショックであることがわかれば，ラクテック®（乳酸リンゲル液）など細胞外液を全開で投与する．高ナトリウム血症があっても，尿が出るまでは細胞外液（ラクテック®：Na 130 mEq/L）でも薄まるので問題ない（表1）．

しかし，利尿がついてからは自由水喪失が加わり高ナトリウムに傾くことが懸念される．例えば，血清Na 140 mEq/L，尿量2 L/日，尿中Na濃度30 mEq/L，尿中K濃度40 mEq/Lとするとどうだろうか．細胞内のK濃度は細胞外のNa濃度とほぼ等しく，また細胞内のNa濃度は細胞外のK濃度とほぼ等しいことから血清Na濃度は，（総Na量＋総K量）/総体液量で推定できる（図の式1）[13]．ここから，総体液量40 Lとすると ｛(140×40) − (40＋30) ×2｝/38＝143 となる．すなわち血中Na濃度は143 mEq/Lに上昇する計算となる．やや煩雑になったが，銘記すべきことは後述するNaの補正式（図の式2）には尿からの排泄量は想定されていないということである．

利尿期以降は尿中Na＋K濃度よりNa＋K濃度の低い輸液でないと自由水喪失の分だけNa濃度は上昇に傾く．

ちなみに尿からの自由水排泄量は図の式3で推定できる．

尿量が2 L/日，尿中Na濃度35 mEq/L，尿中K濃度35 mEq/L，血清Na濃度140 mEq/Lとすると自由水は1日あたり1 L喪失することになり，血清Na濃度を維持するためには5％ブドウ糖液で最低1 L/日の補液が必要となる．

●ここがポイント

高ナトリウム血症でも血行動態が不安定であれば細胞外液でまずはバイタルを安定させる．

●ここがピットフォール

循環動態安定後も漫然と細胞外液を続けないこと．

4. 高ナトリウム血症

高ナトリウム血症（血清Na＞145 mEq/L）の原因は脱水であることが多いが，高ナトリウム血症＝脱水ではない．原因として6D（利尿薬：diuretics，脱水：dehydration，尿崩症：diabetes insipidus，医原性：doctor，下痢：diarrhea，腫瘍，Cushing症候群，腎機能障害などの病気：disease）を考えよう[14]．病態の推定には尿電解質も有用である（表2）[15]．

症状は著明な高ナトリウム血症や数時間など急速に進行した場合に生じる．乳幼児では頻呼吸，

表3　体液の割合

> 子供：60％
> 非高齢成人女性：50％，非高齢成人男性：60％
> 高齢女性：45％，高齢男性：50％

非高齢者≦65歳，65歳＜高齢者
文献16，26を参考に作成

表4　体内分泌液の電解質組成

体内分泌液	分泌量 (L/日)	Na⁺ (mEq/L)	K⁺ (mEq/L)	H⁺ (mEq/L)	Cl⁻ (mEq/L)	HCO₃⁻ (mEq/L)
唾液	1.5	30	20	–	31	15
胃液	2.5	50	10	90	110	0
嘔吐[18]	–	20〜100	10〜15	–	–	–
胆汁	0.5	140	5	–	105	40
膵液	0.7	140	5	–	60	90
小腸液	1.5	120	5	–	110	35
下痢便	1.0〜1.5	130（40〜140[18]）	10（15〜40[18]）	–	95	20
汗	0〜3.0	50	5	–	50	0

文献18，24を参考に作成

筋力低下，落ち着きのなさ，啼泣，不眠，傾眠，昏睡がある．成人の場合は乳幼児と比べ症状は軽度であることが多いが，食思不振，筋力低下，落ち着きのなさ，嘔気・嘔吐などをきたす．高齢者の場合はNa 160 mEq/Lを超えるまではほとんど症状を生じないことも多い．激しい口渇感は初期には生じうるが，次第に感じなくなる．意識変容の程度は高ナトリウム血症の重症度と相関する．稀に急激な脳の容積減少に伴い架橋静脈が破綻し脳出血，くも膜下出血をきたす．その結果，永続的な神経障害を残すか死に至ることもある[16, 17]．

それでは循環動態が安定している場合の高ナトリウム血症の補正はどうするか．どの輸液を選択し，どの程度の量をどのくらいの速度で落とすかを判断していかなければならない．

1 輸液

高ナトリウム血症を細胞内脱水（dehydration）＋αの病態として考えるとわかりやすいかもしれない．① 純粋に細胞内の水だけが欠乏しているのか（pure water loss ＝ euvolemic），② 水＋Na（＋K）が欠乏しているのか（dehydration ＋ volume depletion ＝ hypovolemic），③ Na負荷（とそれに伴う細胞内脱水）なのか（hypertonic sodium gain ＝ hypervolemic）（表3）．

輸液内容は足りないものを補うか，過剰なものを出すかを目標に決定する（表4）．①の細胞内脱水では純粋に水の欠乏なので5％ブドウ糖液で補正を行う．②のdehydration ＋ volume depletionのケースでは塩も補う必要があり，3号液や1号液の選択を考慮する．③ではNa過剰な状態なので利尿薬で排泄を促す．利尿薬だけでは自由水も喪失してしまうため，同時に5％ブドウ糖液を併用する．

症例1では認知症もあり不感蒸泄による水分喪失に起因する高ナトリウム血症と考えられた．純粋な水分喪失なので5％ブドウ糖液を使用することになる．症例2では胃管からの水分＋塩分喪失が原因と考えられ，輸液は1号液（デノサリン®）を選択し，症例3ではラクツロースによる水分＋塩分＋Kの喪失と考えられ，輸液はNaとK入りの3号液（ソルデム®3AG）を選択する（表1）．

2 用量

Na濃度の変化予測には図の式2が参考になる.

症例1を例に計算してみよう. 総体液量は25 L（0.5×50）となる. 図の式2に従えば, 1 Lの5％ブドウ糖液負荷で6.4 mEq/Lの血清Na濃度の低下が見込まれる.

$$血清\Delta Na濃度変化（mEq/L）= \frac{\{(輸液のNa濃度＋K濃度)－血清Na濃度\}×輸液量(L)}{総体液量＋輸液量(L)}$$

$$= \frac{0-168}{25+1} = -6.4$$

慢性経過と考えられ, 1日10 mEq/L程度の補正を目標としたい. そのためには1日1.5 Lの5％ブドウ糖液（10÷6.4）が必要となる. ここに1日に喪失される水分1.5 Lを追加すると, 1日3 Lの計算となる.

同様に症例2では体液量30 L（0.5×60）. 1 Lのデノサリン®で2.6 mEq/LのNa低下が見込まれる.

$$血清\Delta Na濃度変化（mEq/L）= \frac{\{(輸液のNa濃度＋K濃度)－血清Na濃度\}×輸液量(L)}{総体液量＋輸液量(L)}$$

$$= \frac{77-158}{30+1} = -2.6$$

12時間で5 mEq下げる（10 mEq/L/日）を目標とすると, 12時間で2 Lのデノサリン®（5÷2.6）を要する. 胃管などからの現在進行形の体液喪失分を1 Lとすると, 12時間で合計3 Lの輸液量となる.

症例3では体液量39 L（0.6×65）, ソルデム®3AG 1 Lで2.7 mEq/LのNa低下が見込まれる.

$$血清\Delta Na濃度変化（mEq/L）= \frac{\{(輸液のNa濃度＋K濃度)－血清Na濃度\}×輸液量(L)}{総体液量＋輸液量(L)}$$

$$= \frac{\{(34+20)-160\}}{39+1} = -2.7$$

10 mEq/L/日のNa低下を目標とすると, 1日3.7 Lのソルデム®3 AG（10÷2.7）を要する. 現在進行形の下痢や不感蒸泄などによる体液喪失分を1.5 Lとすると輸液量は5.2 L/日となる.

予測式は尿細管からの再吸収亢進も含めすべてのinを加味しているわけではなく, 尿量などoutについては全く考慮されていない. あくまで目安であり4～6時間ごとなど病態に応じ適宜電解質をチェックし修正していく必要がある[17]. 嘔吐, 下痢, 胃管などからの排液がある場合は水分, 電解質の喪失量も考慮する（表5）.

3 速度

数時間の急激発症では速度は気にせず24時間以内の補正をめざす. ただし5％ブドウ糖液は300 mL/時を超えてはならない（糖代謝できないため）[18]. 補正が不十分であれば緊急透析も考慮する. 2日以内の急性発症では**2 mEq/L/時**でNa 145 mEq/Lとなるまで補正する. 急性の場

表5 高ナトリウム血症の原因と評価

自由水喪失 (euvolemic)	Na喪失＞自由水喪失 (hypovolemic)	Na過剰＞自由水喪失 (hypervolemic)
尿中Naさまざま 尿浸透圧＜300 mOsm/L ＝腎性喪失 **中枢性尿崩症** ・外傷後 ・腫瘍，囊胞，組織球症，結核，サルコイドーシス ・特発性 ・動脈瘤，髄膜炎，脳炎，Guillain-Barré症候群 ・エタノール中毒（一過性） **先天性腎性尿崩症** **後天性腎性尿崩症** ・腎疾患（髄質性囊胞腎など） ・高カルシウム血症や低カリウム血症 ・薬剤性（リチウム，デメクロサイクリン，ホスカルネット，メトキシフルラン，アムホテリシンB，バソプレシンV2受容体遮断薬）	尿中Na＞20 mEq/L ＝腎性喪失 ・ループ利尿薬 ・浸透圧利尿（糖，尿素，マンニトール） ・尿閉後利尿 ・急性尿細管壊死の多尿期 ・遺伝性の腎疾患	尿中Na＞20 mEq/L ＝Na過剰摂取 ・高張炭酸水素ナトリウム点滴，高張の食餌，食塩摂取，海水摂取，催吐薬としての食塩水摂取，高張の食塩水の子宮内投与，高張の透析，Naを多く含む抗菌薬（ホスホマイシン，シプロフロキサシン，フルコナゾールなど）の使用
	尿中Na＜20 mEq/L ＝腎外喪失 **消化管からの喪失** 　嘔吐，経鼻胃管からの排液，腸皮瘻，下痢，浸透圧性緩下薬の使用 **皮膚からの喪失** 　熱傷，多汗	尿中Na＜20 mEq/L ＝Na再吸収（過剰なミネラルコルチコイド作用） ・原発性高アルドステロン症 　Cushing症候群
尿中Naさまざま 尿浸透圧＞600 mOsm/L ＝腎外喪失 **不感蒸泄による喪失（皮膚，呼吸器），飲水困難**		

尿中Na濃度は腎性喪失や異常な再吸収の有無の判断に役立つ．純粋な自由水喪失の場合は尿浸透圧によるADH作用不全があるかどうかの確認が尿崩症の鑑別に有用である．
文献16, 19, 25, 26を参考に作成

合にも上限が設定されることもあるが，急速補正による明確な有害性は知られていない[19, 20]．慢性発症（2日以上）では10 mEq/L/日（0.4 mEq/L/時）程度の低下を目標とし2，3日かけて補正する[16]．12 mEq/L/日（0.5 mEq/L/時）以上の補正は小児で脳浮腫，痙攣の報告があり避けるべきとされる[19]．しかし遅すぎる補正〔＜0.25 mEq/L/時（6 mEq/L/日）〕も死亡率を高めるとの報告がある[21, 22]．

●ここがポイント

尿量，尿のNa＋K濃度も確認する．
基本は5％ブドウ糖液を使用．volume depletion（Na欠乏）もあれば1号液や3号液も考慮する．

Advanced Lecture

■ 予測式どおりにはいかない !?

$$自由水欠乏量 = 体液量 \times 1 - \left(\frac{140}{血清Na濃度} \right)$$

　上記の式は純粋な自由水欠乏のみのケースでは使えるが，NaやKの喪失を伴う場合には欠乏量を過小評価することになる．また，自由水だけでなくNaやKも含む輸液で補正する場合には使えない[16]．ちなみに，尿量まで加味した補正後の血清Na濃度は図の式4で推測できる[13]．

　高ナトリウム血症の補正式は基本的には，細胞内と細胞外にのみNaが分布することを前提としている（two-compartment model）．しかし，血清Na濃度に影響しないNaにとってのサードスペースがあることが近年知られている[22]．実際には多くのNaが骨や軟骨や結合組織中に分布し，Naの貯蔵庫となっておりEdelmanの予測式通りには血清Na濃度は上昇しないのである[19]．

おわりに

　脱水，高ナトリウム血症は臨床ではよく遭遇する病態の1つである．おそらく多くの研修医にとって最初に使う薬剤は輸液ではないだろうか．脱水，高ナトリウム血症の治療の基本は輸液である．そしてそれは日常診療で最もよく使う薬剤でもある．使い方により治療ともなれば仇ともなる．最低限の輸液の組成を知り，適材適所の輸液を選択し，適切な用量，速度で投与できるようになることが肝要であると思う．

文献・参考文献

1) Koch CA & Fulop T：Clinical aspects of changes in water and sodium homeostasis in the elderly. Rev Endocr Metab Disord, 18：49–66, 2017
2) McGee S, et al：The rational clinical examination. Is this patient hypovolemic? JAMA, 281：1022–1029, 1999
3) Eaton D, et al：Axillary sweating in clinical assessment of dehydration in ill elderly patients. BMJ, 308：1271, 1994
4) Gross CR, et al：Clinical indicators of dehydration severity in elderly patients. J Emerg Med, 10：267–274, 1992
5) Steiner MJ, et al：Is this child dehydrated? JAMA, 291：2746–2754, 2004
6) Schriger DL & Baraff L：Defining normal capillary refill：variation with age, sex, and temperature. Ann Emerg Med, 17：932–935, 1988
7) Cheuvront SN, et al：Physiologic basis for understanding quantitative dehydration assessment. Am J Clin Nutr, 97：455–462, 2013
8) Fortes MB, et al：Is this elderly patient dehydrated? Diagnostic accuracy of hydration assessment using physical signs, urine, and saliva markers. J Am Med Dir Assoc, 16：221–228, 2015
9) Hooper L, et al：Water-loss（intracellular）dehydration assessed using urinary tests：how well do they work? Diagnostic accuracy in older people. Am J Clin Nutr, 104：121–131, 2016
10) Hooper L, et al：Clinical symptoms, signs and tests for identification of impending and current water-loss dehydration in older people. Cochrane Database Syst Rev, Apr 30（4）：CD009647, 2015
11) Shirreffs SM：Markers of hydration status. Eur J Clin Nutr, 57 Suppl 2：S6–S9, 2003
12) Bartok C, et al：Hydration testing in collegiate wrestlers undergoing hypertonic dehydration. Med Sci Sports

Exerc, 36：510–517, 2004

13) Sam R & Feizi I：Understanding hypernatremia. Am J Nephrol, 36：97–104, 2012

14) Arndt C & Wulf H：Hypernatriämie– Diagnostik und Therapie. Anästhesiol Intensivmed Notfallmed Schmerzther, 51：308–315, 2016

15) Mutter WP & Korzelius CA：Urine Chemistries. Hosp Med Clin, 1：e338–e352, 2012

16) Adrogué HJ & Madias NE：Hypernatremia. N Engl J Med, 342：1493–1499, 2000

17) Rondon-Berrios H, et al：Hypertonicity：Clinical entities, manifestations and treatment. World J Nephrol, 6：1–13, 2017

18) Lassonde A：L'hypernatrémie：une conséquence salée de la déhydratation. Le Médecin du Québec, 40：59–62, 2005

19) Sterns RH：Disorders of plasma sodium––causes, consequences, and correction. N Engl J Med, 372：55–65, 2015

20) Lindner G & Funk GC：Hypernatremia in critically ill patients. J Crit Care, 28：216.e11–216.e20, 2013

21) Alshayeb HM, et al：Severe hypernatremia correction rate and mortality in hospitalized patients. Am J Med Sci, 341：356–360, 2011

22) Bataille S, et al：Undercorrection of hypernatremia is frequent and associated with mortality. BMC Nephrol, 15：37, 2014

23) Titze J：Water-free sodium accumulation. Semin Dial, 22：253–255, 2009

24) EDELMAN IS, et al：Interrelations between serum sodium concentration, serum osmolarity and total exchangeable sodium, total exchangeable potassium and total body water. J Clin Invest, 37：1236–1256, 1958

25)「一目でわかる水電解質 第3版」(飯野靖彦／著), メディカル・サイエンス・インターナショナル, 2013

26) Berwert L, et al：Hypernatrémie：une question d'eau. Rev Med Suisse, 6：444–447, 2010

27) Braun MM, et al：Diagnosis and management of sodium disorders：hyponatremia and hypernatremia. Am Fam Physician, 91：299–307, 2015

プロフィール

三浦知晃（Tomoaki Miura）
京都岡本記念病院腎臓内科 医員
初期研修終了後, 洛和会丸太町病院（救急・総合診療科）で後期研修. 2018年4月より現職.
腎臓内科医随時募集中です.

第4章　内分泌・代謝

2. ほどよい低ナトリウム血症の補正とは？

丸山　尊

● Point ●

- ・低ナトリウム血症はさまざまな症状を引き起こすため注意が必要
- ・低ナトリウム血症の原因を検索している余裕があるかを見極める
- ・3％食塩水のつくり方，投与方法をメモしておく
- ・低ナトリウム血症の原因検索を行う
- ・低ナトリウム血症を補正する速度に気をつける

はじめに

　血清Na濃度は血液検査で頻回にオーダーされる項目である．そして低ナトリウム血症は電解質異常のなかでも最も出合うことの多い異常とされている．異常な数値があると治療したくなる気持ちが出てしまうが，はやる気持ちを抑えてまずは**病態をとらえることが治療への近道**となる．

1. 低ナトリウム血症はどんな症状を引き起こす？

症例1

整形外科病棟に大腿骨頸部骨折で入院中の82歳女性．嘔気があり，病棟からコールを受ける．研修医Aが患者のもとに行くと胸痛や腹痛の訴えはなく，身体所見でも異常は認められなかった　しかしながら血液検査をみてみると血清Na濃度128 mEq/Lと低くなっていた．その後に上級医と相談しながら精査を進めた結果，漫然と維持輸液が投与された結果生じた医原性低ナトリウム血症による嘔気と判明した．

　低ナトリウム血症は血清Na濃度135 mEq/L以下と定義されている[1]．症例1のように低ナトリウム血症はあくまで数値で規定されるものであるため血液検査をしない限り，目の前の患者さんに低ナトリウム血症があるかどうかはわからない．そして血液検査をオーダーするためには**低ナトリウム血症がどのような症状を引き起こすのか**（表1），またどのような状況〔随伴症状，既往歴，内服薬（後述）〕で**低ナトリウム血症が起きやすいのかを知っておく必要がある**（表2）．

レジデントノート　Vol. 20　No. 8（増刊）2018　117 (1303)

表1 低ナトリウム血症の症状

低ナトリウム血症の重症度	症状
重度	嘔吐
	循環・呼吸障害
	異常な傾眠
	痙攣
	昏睡
中等度	嘔気
	混乱
	頭痛

文献1より引用

表2 低ナトリウム血症が生じやすい状況

病歴・症状	利尿薬使用, 食事摂取不良, 熱傷, 大量飲水, 嘔吐・下痢, アルコール多飲
既往歴	精神疾患, 慢性心不全, 肝硬変, 肺癌, 頭蓋内疾患, ネフローゼ症候群, 腎疾患

　低ナトリウム血症の症状の少なくとも一部は脳浮腫が引き起こされることにより生じる．そのため頭痛，嘔気・嘔吐，痙攣，意識障害といったそのほかの頭蓋内疾患と同様の症状を呈すると考えることで，目の前の患者に低ナトリウム血症があるかもしれないと疑うことができる（表2）．

　また身体に水が入る・貯留しやすい疾患，もしくはNaの摂取が少ない場合や喪失が多いといった状況で低ナトリウム血症は起きやすいということをおさえておけば，目の前の患者さんに低ナトリウム血症が生じているかもしれないという発想をもつことができる．

2. その低ナトリウム血症は待てますか

> **症例2**
> 痙攣発作を主訴にERに救急搬送された73歳男性．研修医Bはジアゼパムを使って痙攣を止めることに成功した．痙攣発作の原因として血清Na濃度が120 mEq/Lと低値であった．研修医Bは重篤な症状を呈する低ナトリウム血症の場合には3％食塩水を使って補正することは知っていた．しかしながらつくり方がわからず，調べている間に患者が再度痙攣しはじめてしまった．

■ どのようなときに急性発症の低ナトリウム血症を疑うか

　低ナトリウム血症が進行すると痙攣発作や嘔吐，昏睡が生じる（表1）．症状が軽微な場合には原因検索後に治療を行う時間的余裕があるが，**脳浮腫を疑わせる重篤な症状の場合には早急に補正をする必要がある**．また急性発症（48時間以内）でも脳浮腫を防ぐため早急な治療を行う必要がある．急性発症の低ナトリウム血症を疑わせる状況は表3の通りである[1]．マラソンやトライ

表3　急性発症の低ナトリウム血症を疑わせる状況

前立腺切除もしくは子宮鏡下手術
水分の過剰摂取
マラソンやトライアスロンなどへの参加
下部内視鏡検査の検査前処置
サイアザイド系利尿薬投与
シクロホスファミド投与
オキシトシン投与
デスモプレシン投与
バソプレシン投与

文献1，2を参考に作成

アスロンといった長時間激しい運動を行った後に生じる低ナトリウム血症を運動関連低ナトリウム血症（exercise–associated–hyponatremia）といい，重篤かつ生命を脅かす場合もあることが知られている[2]．

　救急室のような場所ではいつから低ナトリウム血症が生じているのかがわからない場合も少なくない．急性発症よりも慢性的に生じる低ナトリウム血症が一般的には多いこと，また急激な補正による浸透圧性脱髄症候群を防ぐという観点から，**発症様式がわからない場合には慢性的に生じた低ナトリウム血症として対応する**のがよい．

●ここがポイント
発症様式不明の場合は，慢性的に生じた低ナトリウム血症として対応する！

2 重篤な症状があり，急いで治療しなければならないときの治療法は？

　急いで治療しなければならない場合には3％食塩水を使うのが一般的である．3％食塩水を必要とする状況は多くはないが症例2のようなときに滞りなく準備できることが大切になる．つくり方をメモしたり，スマートフォンに入れておいたりするといざというときに調べることができる．

> ●3％食塩水のつくり方
> 0.9％生理食塩水500 mLから100 mLを抜き，10％NaClを6アンプル（120 mL）加える．

　発症様式が急性もしくは慢性のどちらであっても，重度の症状がある場合にはすぐに治療を開始する．なぜなら脳浮腫のさらなる進行を防ぐことのメリットが浸透圧性脱髄症候群のリスクよりも上回るためである．

　3％食塩水の投与方法はさまざまあるが，ここでは文献1および4に記載されている方法を一部改変して紹介する．まず3％食塩水100（もしくは150）mLを10（もしくは20）分かけて投与する〔3％食塩水の投与量に関しては体格が大きすぎる，あるいは小さすぎる場合には体重に応じての投与量（2 mL/kg）を考慮するとされており，例えば90歳の女性（35 kg）であれば3％食塩水70 mLを20分かけて投与するなど適宜調節することが望ましい〕．その後に血液検査および血液ガス検査（血液ガス検査は数値の変動も大きいため，参考程度に留める）を行い，検査結

果を待つ間，必要があれば再度同量の3％食塩水の投与を行う．これらを①患者の臨床症状が改善する，もしくは②血清Na濃度が治療開始後1時間で5 mEq/L上昇することを目標として行う．治療開始後1時間経過した時点で症状が改善した場合には3％食塩水の投与を中止し，引き続き原因検索とその治療を行っていく．

　もし血清Na濃度が5 mEq/L上昇しているにもかかわらず症状の改善が得られない場合には，低ナトリウム血症以外に患者の症状を起こすほかの原因がないかを検索しながら，1時間ごとに1 mEq/Lずつ上昇するように3％食塩水の投与を行い，①症状が改善した，②治療を開始した値から10 mEq/L上昇した，もしくは③血清Na濃度が130 mEq/Lに到達したという①〜③のいずれかを達成した場合に3％食塩水の投与を中止する．また3％食塩水を投与している間は4時間ごとに血清Na濃度を測定することが推奨されている．3％食塩水を投与した際の反応は個人差が大きいため，補正速度が安定しない場合には血液検査をこまめに行うことにより過剰補正あるいは過小補正の早期発見が可能だろう．

3. 低ナトリウム血症の原因検索を行う

■ 低ナトリウム血症の診断アルゴリズム

　症状が軽微あるいは低ナトリウム血症が慢性的（48時間以上）と判断した場合には低ナトリウム血症の原因検索を行ってから治療を開始することが望ましい．低ナトリウム血症の原因を調べる際にポイントとなるのは①内服薬，②身体所見，③検査（血漿浸透圧，尿浸透圧，尿中Na濃度）の3点である．診断のアルゴリズム（図）を示す．

1）真の低ナトリウム血症と偽性低ナトリウム血症について

　まず低ナトリウム血症を診た場合には，それが真の低ナトリウム血症かどうかを確認する必要がある．低ナトリウム血症は血漿浸透圧によって①低張性＜280 mOsm/kg，②等張性≒280 mOsm/kg（脂質異常症，高タンパク血症），③高張性＞280 mOsm/kg（高血糖，マンニトール，グリセロール，造影剤使用後）の3つがあり，このなかで真の低ナトリウム血症は①低張性低ナトリウム血症のことをさす．そのため最初に等張性もしくは高張性低ナトリウム血症を除外することが診断への第一歩となる．

　次に低張性低ナトリウム血症の鑑別を内服薬，細胞外液量，尿検査から行っていく．

2）低ナトリウム血症を起こす薬剤について

　低ナトリウム血症を起こす薬剤として有名なのは利尿薬であるが，そのほかにもさまざまな薬剤が低ナトリウム血症を起こすことが知られている（表4）．

●ここがピットフォール

低ナトリウム血症の原因として薬剤の関与を忘れない！

3）低ナトリウム血症の原因を鑑別するときの身体所見について

　診察では細胞外液量の多寡を見極めることが必要になる．身体所見のほか，エコーも併用しながら表5の項目を確認していく．passive leg raising testとは受動的下肢挙上試験と呼ばれるものである．患者の循環動態において前負荷が足りていない場合に両側下肢を挙上すると，前負荷となる静脈還流量が増えることにより心拍出量が増加する．受動的下肢挙上試験は主に集中治療領域における輸液反応性の指標として用いられているが，筆者はベッドサイドにおいて下肢挙上

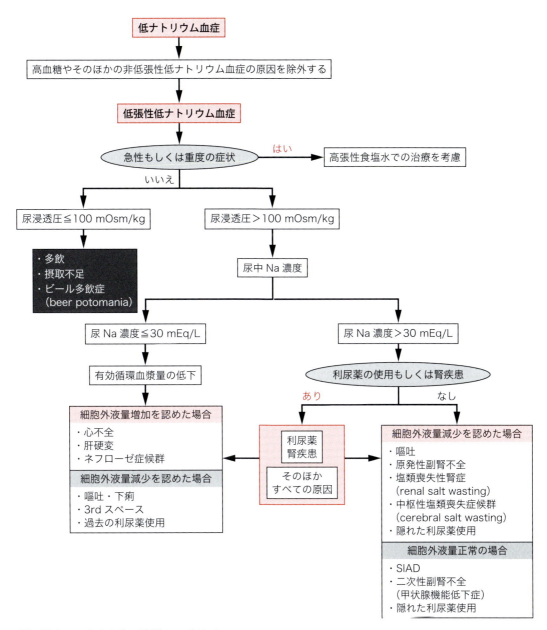

図 低ナトリウム血症の診断アルゴリズム
文献1より引用

前後における血圧および脈の変化やIVC径の変化を参考にして，血管内脱水の指標の1つとして用いている．

4) 低ナトリウム血症の原因を鑑別するときの尿検査について

　検査では低ナトリウム血症の鑑別に役立つものとしては尿浸透圧と尿中Na濃度があげられる．
　尿浸透圧は主にバソプレシンの働きを確認するために検査を行う．生理的な状態では，バソプレシンは血漿浸透圧が低いと分泌が抑制され，水の再吸収が抑制されるため希釈尿が出るようになる．希釈尿が出ているにもかかわらず低ナトリウム血症がある場合はその排泄能力を超えるほ

表4 低ナトリウム血症を引き起こす薬剤

利尿薬
サイアザイド系利尿薬（トリクロロメチアジド，ヒドロクロロチアジド）
ループ系利尿薬（フロセミド，アゾセミド）
抗うつ薬
三環系抗うつ薬（アミトリプチリン，デシプラミン）
SSRI（パロキセチン，セルトラリン）
MAO阻害薬（セレギリン）
抗精神病薬
フェノチアジン系（クロルプラマジン，レボメプロマジン）
ブチロフェノン系（ハロペリドール）
抗痙攣薬
カルバマゼピン，バルプロ酸，ラモトリギン
抗癌剤
ビンカアルカロイド（ビンクリスチン，ビンブラスチン）
プラチナ製剤（シスプラチン，カルボプラチン）
アルキル化剤（シクロホスファミド，メルファラン，イホスファミド）
鎮痛薬
非ステロイド系抗炎症薬（NSAIDs）
オピオイド製剤
糖尿病治療薬
クロルプロパミド，トルブタミド

MAO：monoamino oxidase．文献3を参考に作成

表5 細胞外液量の状態を評価するときに必要な項目

バイタルサイン	脈，血圧，起立性低血圧の有無，passive leg raising test
心血管・呼吸	頸静脈圧，過剰心音，ラ音，胸水・腹水の有無，IVC径の呼吸性変動
皮膚	口腔粘膜・腋窩の湿潤度合，ツルゴール，末梢の温かさ，浮腫の有無

ど自由水の摂取が多いという状況が考えられる．またNaの摂取が極端に少ない状況〔食事摂取不良，ビール多飲症（beer potomania）〕でも尿浸透圧は低下することが知られている．反対に尿浸透圧が100 mOsm/kgより高い場合には低ナトリウム血症にもかかわらずバソプレシンが分泌され，濃縮尿が排泄されていると考えられる．このときには次に説明する尿中Na濃度を確認することが鑑別のカギとなる．

　尿中Na濃度は主に細胞外液量を反映しているため，身体所見やエコー所見とあわせて判断する．尿中Na濃度30 mEq/L以下の場合には尿中Naの再吸収が亢進している病態，すなわち有効循環血漿量が低下していることが考えられる．有効循環血漿量が低下する病態には細胞外液量が増加している心不全や肝硬変など，あるいは細胞外液量が減少している下痢や嘔吐といった原因があげられる．尿中Na濃度30 mEq/Lより高い場合には，Cerebral salt wastingやSIAD（syndrome of inappropriate antidiuresis：不適切抗利尿症候群）といった疾患や利尿薬の使用によって尿中Na排泄が増えている可能性がある．

表6　浸透圧性脱髄症候群の高リスク群

血清Na濃度≦105 mEq/L
低カリウム血症
アルコール依存症
低栄養状態
進行した肝障害

文献4より引用

4. ほどよい低ナトリウム血症の補正速度は？

　低ナトリウム血症を治療するときに注意するポイントとして補正速度がある．補正速度があまりにも早すぎると浸透圧性脱髄症候群を起こしてしまうため，低ナトリウム血症の補正速度は症状の重篤度および発症様式（急性発症もしくは慢性発症）に応じて変更する必要がある．なお補正速度の上限を超えてしまった場合についての対処法に関しては文献1を参照していただきたい．

■1 中等度（嘔気・混乱）の症状を伴う場合

　低ナトリウム血症による重度の症状が出ている場合に比べると，嘔気や混乱といった中等度の症状では脳浮腫による生命への危険は低いものの，依然として急激に増悪する危険が高い状態である．その際には原因に応じた治療を行いながら浸透圧性脱髄症候群のリスクも考慮し，最初の24時間で血清Na濃度を5 mEq/L上昇させることを目標とし，また上限を10 mEq/Lとする．その後は24時間ごとに上限を8 mEq/Lとし，血清Na濃度が130 mEq/Lに到達するまで治療を行うことが提案されている[1]．また血清Na濃度は1，6，12時間後に測定することもあわせて提案されている．

■2 症状を伴わない急性発症の場合

　補正速度の上限はないが一般的に最初の24時間で8〜10 mEq/Lを上限とし，過度な補正は避ける．

■3 慢性発症の場合

　浸透圧性脱髄症候群の高リスク群（表6）では24時間で4〜8 mEq/Lもしくは4〜6 mEq/Lの上昇を上限とする[4]．浸透圧性脱髄症候群のリスクが通常と変わらない場合には最初の24時間で10〜12 mEq/Lを超えない程度，その後48時間までに18 mEq/Lを超えないように留めることが推奨されている[4]．

おわりに

　低ナトリウム血症は出合う頻度も多く，またその原因も幅広い．ときに緊急治療を行わなければならないスピーディーさが要求され，またあるときには病歴，身体所見，検査所見を最大限に活用しないと原因がみつからないこともある．低ナトリウム血症はいわば総合的な臨床力が試される検査異常である．皆さんが今後出会う患者さんの診療に本稿の内容が参考になれば幸いである．

第4章　内分泌・代謝

文献・参考文献

1) Spasovski G, et al：Clinical practice guideline on diagnosis and treatment of hyponatraemia. Eur J Endocrinol, 170：G1–47, 2014
　↑低ナトリウム血症についての欧州内分泌学会のガイドライン．必読文献．

2) Rosner MH & Kirven J：Exercise–associated hyponatremia. Clin J Am Soc Nephrol, 2：151–161, 2007
　↑運動関連低ナトリウム血症についてのreview文献．

3) Liamis G, et al：A review of drug–induced hyponatremia. Am J Kidney Dis, 52：144–153, 2008
　↑低ナトリウム血症を引き起こす薬剤についてのreview文献．

4) Verbalis JG, et al：Diagnosis, evaluation, and treatment of hyponatremia：expert panel recommendations. Am J Med, 126：S1–42, 2013
　↑文献1に次ぐおすすめ文献．

プロフィール

丸山　尊（Takeru Maruyama）
洛和会丸太町病院 救急・総合診療科　専攻医
全国から京都に集まった仲間と総合診療の研鑽中，好きな物はスパイスカレーと紅茶です．

第4章 **内分泌・代謝**

3. 恐ろしいカリウムの低下に適切に対処するためにすべきことは？

長野広之

● Point ●

・低カリウム血症の補正を急ぐ状況を知っておく

・補正を急ぐ状況であせらず治療できるように治療法を熟知しておく

・カリウムの調整機構について理解することが低カリウム血症の原因を理解する近道である

はじめに

　低カリウム血症はありふれた血液検査異常である．3.6 mEq/L以下の低カリウム血症は入院患者の21％，外来患者の2〜3％に認められる[1]．しかし原因検索や対応に悩むことも多いのではないだろうか．低カリウム血症を理解するにはカリウムがどう生体でコントロールされているかを理解する必要がある．本稿では低カリウム血症の考え方を，ステップをふみながら説明したいと思う．

> **症例**
>
> 80歳男性．既往にアルコール性肝硬変と心不全をもち，フロセミド（ラシックス®）20 mgを内服中．前日からの下痢で救急外来を受診し，カリウム 1.9 mEq/Lと低値を認めた．心電図ではQT延長，U波を認めた．

1. 緊急性のある低カリウム血症とは？

　ほとんどの低カリウム血症は無症候性であり補正を急ぐ必要はないが，そのなかでも急ぐ必要のある状況があり表1のものがあげられる．

　低カリウム血症は心筋細胞を過分極させ細胞のナトリウムチャネルの透過性を亢進させ，心筋細胞は易興奮性になる．また心筋の活動電位を長引かせ，QT間隔のばらつきを大きくする．それにより種々の心電図変化や不整脈を引き起こす．心電図変化はカリウム値が下がるにつれてT波減衰 → T波陰転化，ST低下 → PR延長，QT延長，U波出現が起こる[2]（図1）．誘発される不整脈には洞性徐脈，心室頻拍，心室細動，torsades de pointesなどがある．

　患者の背景疾患によっては低カリウム血症が問題になる場合がある．急性心筋梗塞入院患者で

表1　低カリウム血症の補正を急ぐ状況

補正を急ぐ場合
重度の低カリウム血症（＜2.5 mEq/L）
有症状（筋力低下，動悸，呼吸筋不全，横紋筋融解）
低カリウム血症の急速な進行
心電図異常，不整脈
背景疾患（急性心筋梗塞，心不全，肝硬変）

文献1を参考に作成

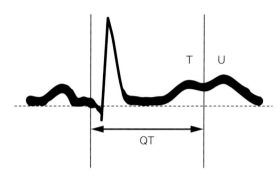

図1　低カリウム血症の心電図変化

はカリウム濃度は3.5〜4.5 mEq/Lに保つべきとされている．院内死亡率は3.5〜4.5 mEq/Lで，致死性不整脈は3.0〜5.0 mEq/Lで最も低かったからである[3]．心不全患者でも低カリウム血症は突然死のリスクや死亡率を上げるといわれており，4.5〜5.5 mEq/Lに保つことを推奨する論文もある[4]．筆者は心疾患を背景にもつ場合はカリウムを4 mEq/L台に保つことを意識している．また低カリウム血症は近位尿細管でのアンモニア産生を増加させ肝性脳症の原因になる[5]．

2. 低カリウム血症の原因

　カリウム濃度異常の原因を理解するためには，生体内でのカリウムの動きを理解することが必要である．体内のカリウムの約98％は細胞内に存在し，細胞内のカリウム濃度は140 mEq/L，細胞外液のカリウム濃度は4 mEq/L付近に調節されている．
　カリウム濃度は，

① 細胞内外シフト
② 腎排泄
③ 腎外排泄
④ カリウム摂取

の4要素で調節されており，急性には細胞内外シフトで，慢性には腎臓で調整される．

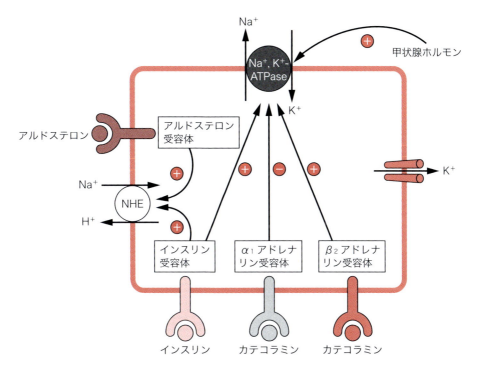

図2 細胞膜を介したカリウム細胞内シフトの模式図
NHE：Na$^+$-H$^+$ exchanger. 文献6を参考に作成

1 細胞内外シフト

　細胞内へのカリウムシフトはインスリン，アルドステロン，甲状腺ホルモンなどで亢進される（図2）．カテコラミンはα$_1$，β$_2$アドレナリン受容体を通じてカリウムシフトを亢進もしくは低下させる．アルドステロンはNa$^+$-H$^+$ exchanger（NHE）を通じて細胞内Na$^+$取り込みを促進し，Na$^+$-K$^+$ ATPaseを通じて細胞内K$^+$取り込みを促進する．アルカローシスは細胞内K$^+$シフトを亢進するといわれるが，実際はα，βアドレナリン受容体のバランスでカリウム値はそれほど下がらないとされている．

2 腎排泄

　カリウムの約90％は腎排泄であり，ほとんどは近位尿細管で再吸収され，排泄された10％が遠位尿細管に達する．尿へのカリウム排泄の調節は接合尿細管と皮質集合管の主細胞で行われる（図3）．

　皮質集合管主細胞でのカリウム排泄は陰性電位差が大きくなれば増加する（図4）．この陰性電位差は主細胞の尿細管腔に発現するamiloride-sensitive Na channel（ENaC）を介したNa$^+$再吸収と非吸収性の陰イオン（馬尿酸イオンやHCO$_3$$^-$）によって形成される．ほかには皮質集合管への尿量増加によってカリウム分泌を促進するbig K（BK）チャネル，管腔側のCl$^-$低下により活性化するK$^+$-Cl$^-$共輸送（cotransporter）もK排泄に寄与する．

　皮質集合管でのカリウム排泄を亢進させる因子としては下記4点があげられる．

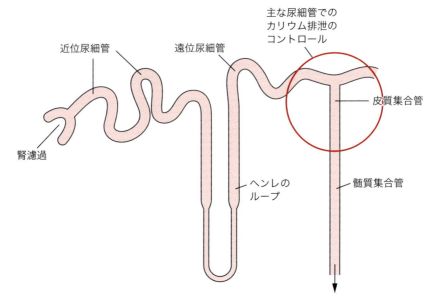

図3 尿細管模式図
文献6を参考に作成

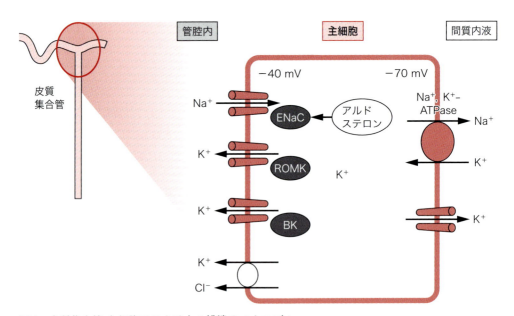

図4 皮質集合管 主細胞でのカリウム排泄のメカニズム
BK：big potassium，ENaC：epithelial sodium channel，ROMK：renal outer medullary potassium．文献6を参考に作成

- アルドステロンの作用増強
- 皮質集合管への十分なNaや水分の到達
- 尿細管腔に非吸収性陰イオン（馬尿酸イオンやHCO$_3^-$）の増加
- 尿細管腔側でのCl$^-$低下

表2　低カリウム血症の鑑別

細胞内シフト	腎喪失	腎外排泄
・アルカローシス ・refeeding 症候群 ・甲状腺機能亢進症 ・家族性低カリウム性周期性麻痺 ・振戦せん妄 ・バリウム誤嚥 ・悪性貧血に対するビタミンB$_{12}$の治療 ・低体温	・嘔吐，腸管ドレナージ ・ミネラルコルチコイド過剰 　原発性アルドステロン症／レニン産生腫瘍／異所性ACTH症候群／腎動脈狭窄／Cushing症候群／先天性副腎過形成 ・Liddle症候群 ・11βヒドロキシステロイド脱水素酵素欠損 ・Barter症候群，Gitelman症候群 ・遠位尿細管性アシドーシス ・低マグネシウム血症 ・糖尿病	・感染性腸炎 ・腫瘍 　VIP産生腫瘍（VIPoma）／絨毛腺腫／Zollinger Ellison症候群 ・空回腸バイパス ・腸瘻 ・大量の発汗
		カリウム摂取不足
		・認知症 ・神経性食欲不振症 ・飢餓 ・アルコール ・経管栄養

文献1，7を参考に作成

　アルドステロンはENaCの発現を増加させ，管腔側のrenal outer medullary K（ROMK）チャネルやNa$^+$，K$^+$-ATPaseの数を増加させることによりカリウム分泌を促進する．集合管に到達するNa，水分量が多いと陰性電位差により尿中へのK排泄が亢進する．利尿薬の大部分は集合管以前に作用することで集合管に到達するNa，水分量を増やし低カリウム血症を引き起こす．

　また急性の代謝性アルカローシスは集合管の主細胞に直接作用し，特にROMKチャネルへの作用でカリウム分泌を増やす．また慢性の代謝性アルカローシスでは尿細管腔の非吸収性陰イオンを増やすことにより電気的ポテンシャルを増加させカリウム分泌を増加させる．

　近位尿細管性アシドーシスは主に重炭酸イオンの再吸収障害により低カリウム血症を引き起こす．低マグネシウム血症はNa$^+$，K$^+$-ATPaseの働きを弱め，集合管に到達するNa，水分量を増やし，また集合管のROMKチャネルの抑制を弱めるため低カリウム血症を引き起こす．

3 腎外排泄

　腎外排泄には消化管と皮膚がある．消化管から排泄されるカリウム量は通常10 mEq/日である．慢性下痢や嘔吐は低カリウム血症の原因となる．嘔吐はそれ自体のカリウム喪失のみならず，下記に述べる機序での尿中へのカリウム排泄も低カリウム血症の原因となる．皮膚からのカリウム喪失は熱傷を除いてはほとんどが汗による．汗には5〜8 mEq/Lのカリウムが含まれ，大量の発汗は低カリウム血症の原因の一部になりうる．

4 カリウム摂取

　人は1日約40〜60 mEqのカリウムを摂取する．尿中排泄は15 mEq/日まで減らすことができ，消化管より10 mEq/日排泄されるため，1日の最低カリウム排泄量は約25 mEqとなる．体内には約3,600 mEqのカリウムが存在し，カリウムの摂取不足のみで低カリウム血症が起こるには2〜3週間必要といわれる．

　以上をふまえて低カリウム血症の鑑別は表2の通りである．

　低カリウム血症を起こす薬剤は多いため表3にまとめる．

表3 低カリウム血症を起こす薬剤

低カリウム血症の原因になる薬剤		
細胞内シフト	腎排泄	腸管排泄
β₂刺激薬	利尿薬	緩下薬
アドレナリン 鼻充血除去薬 気管支拡張薬	アセタゾラミド サイアザイド フロセミド	浣腸
カフェイン	ミネラルコルチコイド	
子宮収縮抑制薬	ミネラルコルチコイド作用をもつ薬物	
テオフィリン	甘草	
インスリン	グルココルチコイド	
ベラパミル中毒	抗菌薬	
クロロキン中毒	ペニシリン ナフシリン アンピシリン	
	低マグネシウム血症を起こす薬剤	
	アミノグリコシド シスプラチン アムホテリシンB ホスカルネット	

文献7を参考に作成

3. 低カリウム血症の初期評価

1 TTKGは有用か？

低カリウム血症の初期評価のアルゴリズムは図5の通りである.

尿中カリウム排泄量は低カリウム血症の原因が腎性喪失かを判断するのに重要である. 最も正確な指標は24時間蓄尿（15 mEq/日以上で腎性喪失[6]）であるが，時間を必要とし実践的ではない.

ほかの指標としてはTTKG（transtubular K gradient）と尿中K/Cr（mEq/gCr）がある. TTKGは皮質集合管尿細管管腔内のカリウム濃度と血清カリウム濃度の比率であり尿細管でのカリウム分泌能を表す. 計算方法は以下の通りである.

$$TTKG = \frac{尿中カリウム濃度}{血清カリウム濃度} \Big/ \frac{尿浸透圧}{血清浸透圧}$$

TTKGは低カリウム血症があれば通常低下する. TTKGを提唱したHalperinは算出の仮定が崩れたことから使用しないことを推奨している[9].

仮定とは，

① 髄質集合管ではカリウムの分泌/再吸収は起こらない

② 皮質集合管終末部での尿浸透圧が血漿浸透圧とほぼ等しい

の2点である. ところが，髄質集合管において大量の尿素が再吸収され，同時にカリウムの排泄が起こることがわかり仮定が崩れた.

しかし，脱力を伴ったカリウム濃度1.5～2.6 mEq/Lの43名に対してTTKG，尿中K/Cr，スポット尿K濃度を測定したところ，低カリウム性周期性四肢麻痺か否か（≒細胞内シフトか排泄

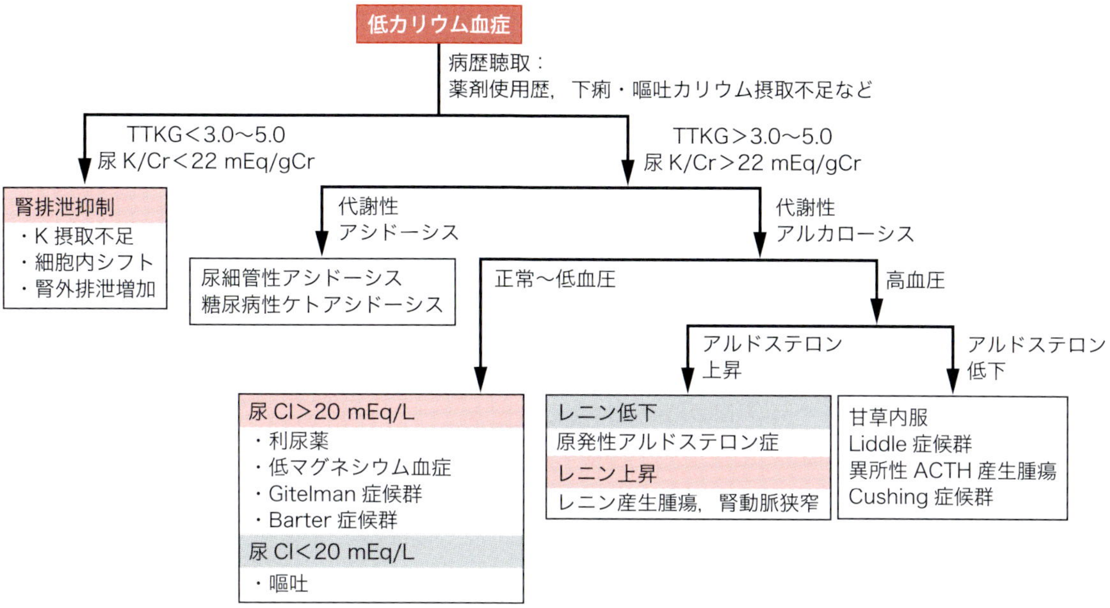

図5　低カリウム血症の診断アルゴリズム
文献8を参考に作成

亢進か）を区別するのにTTKG，尿中K/Crが有用であった[8]．そのなかではTTKG＞3，尿中K/Cr＞22で腎性喪失を示唆するとされた．一方でスポット尿K濃度は腎性排泄でも多尿をきたす患者で低く出てしまい，指標とはなりえなかった．

同様にカリウム濃度3.0 mEq/L以下の脱力患者97名でも周期性四肢麻痺群とそれ以外（原発性アルドステロン症，尿細管性アシドーシスなど）でTTKGは2.3±0.1 vs 7.0±0.4と乖離がみられた[10]．

またカリウム3.5 mEq/L以下の26名においてTTKGは正常者（5.0±0.7）や下痢群（1.6±0.3）に比べてミネラルコルチコイド過剰群（13.3±4.4）や利尿薬群（8.6±1.3）は高値であった[11]．

以上のことからTTKGは理論としては破綻しているが実臨床上は使える指標と筆者は考えている．

2 嘔吐・下痢によるカリウムの腎排泄

図5のアルゴリズムに載っていない注意点としては以下がある．

嘔吐の場合，塩酸を含む胃液の除去により血漿HCO_3^-濃度が増大し，糸球体で濾過されたHCO_3^-量が近位尿細管での再吸収量を上回る．その結果$NaHCO_3$と水が皮質集合管に到達し，脱水によるアルドステロン亢進も相まってカリウム排泄が亢進し，腎性喪失と判定される場合がある．

下痢でも脱水に伴うアルドステロン亢進や低マグネシウム血症の併存，HCO_3^-の喪失に伴い近位尿細管での受動的Na再吸収の抑制が生じ，皮質集合管へのNa到達の増加などによりカリウム排泄が亢進し，同様に腎性喪失と判定される場合がある[8]．

これらを念頭におき，腎性喪失の指標に限界があることを理解しながらアルゴリズムを使用してほしい．

表4　カリウムの点滴製剤

薬品名	量	カリウム含有量
リン酸2カリウム	20 mL	20 mEq
L-アスパラギン酸カリウム	10 mL	10 mEq
KCL点滴液	10 mL	20 mEq

4. カリウム補充量は？ 内服か点滴すべきか

1 カリウム補充時の注意点

　低カリウム血症では0.3 mEq/L低下するごとに体内全体で100 mEqの欠乏が存在するといわれる．しかし，細胞内外シフトは絶えず行われているため正確に血中カリウム濃度から欠乏量を推定するのは困難である．また細胞内シフトが主たる病態の際は補充によって高カリウム血症になることがある．特に甲状腺機能亢進症に伴う低カリウム性周期性四肢麻痺の治療急性期には42％で高カリウム血症がみられたという報告もあり注意が必要である[12]．

　致死的不整脈や呼吸不全が認められる低カリウム血症では緊急の補正が必要になるため，中心静脈カテーテルを留置しモニター装着のうえ，カリウム補正を行う．

2 点滴によるカリウム補充

　点滴用カリウム製剤の添付文書には「カリウムイオン濃度として40 mEq/L以下に必ず希釈し，十分に混和した後に投与」や「投与速度は20 mEq/時を超えないこと」との記載がある．ただ濃度や投与速度については，ICU患者48例に中心静脈カテーテルにより，K＞3.2 mEq/Lでは塩化カリウム20 mEq/100 mL生理食塩水，K＝3.0〜3.2 mEq/Lでは30 mEq/100 mL，K＜3.0 mEq/Lでは40 mEq/100 mLを1時間で投与したが，血行動態の不安定化や不整脈は認めなかったという報告[13]や，塩化カリウム20 mEq/100 mL生理食塩水を1時間で投与を1,351回行ったところ，投与後のカリウム上昇値は0.25 mEq/Lで致命的な不整脈は認めなかった[14]などの報告がある．また呼吸筋麻痺や致死性の不整脈が起こったときは40〜100 mEq/時で投与をされていたという報告[15]や20 mEq/100 mL生理食塩水を60秒でボーラス投与[16]，140 mEqをボーラス投与（溶解されたかや投与速度は不明）した報告[17]も存在する．

　上記の投与方法は添付文書には記載されている投与方法ではないため，一般的には使用しない方がよいが，輸液量を減らしたいもしくは急速に補正が必要な状況では考慮すべきと考える．

　内服が難しく末梢輸液で投与する場合は血管痛，静脈炎を起こさないように濃度は40 mEq/L以下，投与速度は20 mEq/時以下で投与する必要がある．

　カリウム点滴としては表4のような薬品がある．

●ここがピットフォール

リンが欠乏している状態（糖尿病性ケトアシドーシスなど）ではリン酸2カリウムの使用が優先される．また糖分入りの輸液は投与された際に内因性インスリン分泌を刺激し，カリウム濃度を低下させることがあるため使わないようする．

3 内服によるカリウム補充

　点滴でのカリウム補正では輸液量，直接血液内にカリウムを投与することの安全性，静脈炎な

表5 カリウムの内服製剤

商品名	成分	カリウム含有量	最大投与量
スローケー®	塩化カリウム	8 mEq/錠	32 mEq
K. C. L.® エリキシル	塩化カリウム	1.34 mEq/mL	134 mEq
アスパラ® カリウム錠	L-アスパラギン酸カリウム	1.8 mEq/錠	18 mEq
アスパラ® カリウム散	同上	2.9 mEq/g	17.4 mEq
グルコン酸カリウム錠	グルコン酸カリウム	2.5〜5.0 mEq/錠	40 mEq
グルコン酸カリウム散	同上	4 mEq/g	40 mEq

どの合併症といった問題があるため，緊急に補正が必要でなく内服が可能であれば内服での補正を行う．内服製剤は表5のようなものがある．

　Cl欠乏性の代謝性アルカローシスを合併している場合は塩化カリウムで補充すべきとされている．Clを補充することにより，遠位尿細管でClが再吸収される際に重炭酸イオンが分泌されアルカローシスが改善される[18]．アルカローシスの改善に伴い，カリウムの分泌も抑制される．

症例のその後

心電図変化を認め，背景疾患も有し，心不全で大量の輸液もできないことから中心静脈カテーテルを留置のうえ，点滴でのカリウム補充と内服でのカリウム補充を開始した．TTKGは7.2と3〜5以上であり，利尿薬による腎外排泄が疑われた．次の日にはカリウムは3 mEq/L台まで回復し心電図上のQT延長やU波は消失した．

おわりに

　低カリウム血症はナトリウムとともに研修医の皆さんもよく遭遇する電解質異常ではないだろうか．診断，治療の流れを生理学とともに理解しておくことが肝要である．

文献・参考文献

1) Viera AJ & Wouk N：Potassium Disorders：Hypokalemia and Hyperkalemia. Am Fam Physician, 92：487-495, 2015

2) Diercks DB, et al：Electrocardiographic manifestations：electrolyte abnormalities. J Emerg Med, 27：153-160, 2004

3) Goyal A, et al：Serum potassium levels and mortality in acute myocardial infarction. JAMA, 307：157-164, 2012

4) Bielecka-Dabrowa A, et al：The meaning of hypokalemia in heart failure. Int J Cardiol, 158：12-17, 2012

5) Weiner ID & Wingo CS：Hypokalemia--consequences, causes, and correction. J Am Soc Nephrol, 8：1179-1188, 1997

6) Unwin RJ, et al：Pathophysiology and management of hypokalemia：a clinical perspective. Nat Rev Nephrol, 7：75-84, 2011
　↑カリウムが生体内でどう制御されているかを理解するために必読の論文.

7) Gennari FJ：Hypokalemia. N Engl J Med, 339：451-458, 1998

8) Lin SH, et al：Laboratory tests to determine the cause of hypokalemia and paralysis. Arch Intern Med, 164：1561-1566, 2004

9) Kamel KS & Halperin ML：Intrarenal urea recycling leads to a higher rate of renal excretion of potassium：

第4章 内分泌・代謝

an hypothesis with clinical implications. Curr Opin Nephrol Hypertens, 20：547–554, 2011

10) Lin SH, et al：Hypokalaemia and paralysis. QJM, 94：133–139, 2001

11) Joo KW, et al：Transtubular potassium concentration gradient （TTKG） and urine ammonium in differential diagnosis of hypokalemia. J Nephrol, 13：120–125, 2000

12) Manoukian MA, et al：Clinical and metabolic features of thyrotoxic periodic paralysis in 24 episodes. Arch Intern Med, 159：601–606, 1999

13) Hamill RJ, et al：Efficacy and safety of potassium infusion therapy in hypokalemic critically ill patients. Crit Care Med, 19：694–699, 1991

14) Kruse JA & Carlson RW：Rapid correction of hypokalemia using concentrated intravenous potassium chloride infusions. Arch Intern Med, 150：613–617, 1990

15) Kim GH & Han JS：Therapeutic approach to hypokalemia. Nephron, 92 Suppl 1：28–32, 2002

16) Philips DA & Bauch TD：Rapid correction of hypokalemia in a patient with an implantable cardioverter-defibrillator and recurrent ventricular tachycardia. J Emerg Med, 38：308–316, 2010

17) Garcia E, et al：Profound hypokalemia：unusual presentation and management in a 12-year-old boy. Pediatr Emerg Care, 24：157–160, 2008

18) Asmar A, et al：A physiologic-based approach to the treatment of a patient with hypokalemia. Am J Kidney Dis, 60：492–497, 2012

プロフィール

長野広之（Hiroyuki Nagano）
洛和会丸太町病院 救急・総合診療科
初期・後期研修医の皆さんを教えるなかで自分も学んでいく毎日です．今年度は医学教育の分野の勉強も頑張っていこうと思います．

第4章 内分泌・代謝

4. 症候性の高カルシウム血症を発見したらまずは生理食塩水補液！

井川京子

Point

・適切な病歴聴取で高カルシウム血症を疑え

・高度な高カルシウム血症の治療では，生理食塩水による補液が最も重要である

・身体所見で適宜血管内体液量の評価を行い，フロセミドの必要性を検討する

・ビスホスホネート製剤，エルカトニン，ステロイドの使用タイミングと使用方法を知っておく

はじめに

　高カルシウム血症は，すみやかに治療介入することが必要な緊急疾患である．原発性副甲状腺機能亢進症と悪性腫瘍が原因の90％を占めるが[1]，近年多くの骨粗鬆症の高齢者が活性型ビタミンD製剤を内服されており，薬剤性の高カルシウム血症にもたびたび遭遇する．内服薬を把握できていない高齢者も多く，ビタミンD製剤が異なる医療機関から重複して処方されている場合もときに見受けられる．高カルシウム血症は多彩な全身症状をきたし，特に認知症のある高齢者では，主訴が定まらない場合も多い．既往歴，内服歴には十分に注意し，高カルシウム血症を疑った場合には，すみやかに血液検査を行うことが必要である．

症例

92歳女性

主訴：食欲不振，反応が悪い

現病歴：骨粗鬆症，胸腰椎圧迫骨折の既往がある．受診1週間前からの食欲低下と緩徐発症の意識障害．内服薬にカルシトリオール0.75 μgがある．

ROS＋：多尿

ROS－：悪寒戦慄，呼吸器症状，嘔気，嘔吐，腹痛，下痢，泌尿器症状，外傷

身体所見：GCS E3V3M5，バイタルサインは異常なし，頸静脈虚脱，口腔内は乾燥顕著，項部硬直なし，皮膚は乾燥，ツルゴールテスト陽性，そのほか一般身体所見に異常なし

血液検査：Alb 3.9 g/dL，BUN 66 mg/dL，Cr 2.24 mg/dL，Ca 16.5 mg/dL，IP 4.4 mg/dL，Mg 1.8 mg/dL　心電図：脈拍86回/分，正常洞調律，QTc 0.354ミリ秒

追加の病歴では，活性型ビタミンD製剤内服により高カルシウム血症をきたしており，内服中

表1 高カルシウム血症の症状

	急性高カルシウム血症	慢性高カルシウム血症
全身症状	顔面紅潮, 倦怠感, 体重減少	倦怠感
心血管	徐脈, 失神, 心肺停止	左記
腎臓	口渇, 多飲, 多尿, 脱水, 夜間頻尿, 尿管結石による背部痛	尿管結石による背部痛
神経	疲労感, 無気力, 知覚鈍麻, 混乱, 興奮, 傾眠, 混迷, 昏睡	認知症, 記憶障害, 不眠症, 集中力低下
精神	易怒性, 抑うつ, 不安, 幻覚	左記
消化器	食欲不振, 嘔気, 嘔吐, 腹痛, 消化不良, 便秘, 膵炎, 胃潰瘍による吐血	左記
筋骨格筋	骨痛, 筋力低下による脱力	左記＋筋痛 骨粗鬆症による易骨折性

太字は特に注意すべきもの. 文献1を参考に作成

表2 高カルシウム血症の原因

副甲状腺ホルモン関連	**副甲状腺腫**, 過形成, **悪性腫瘍**（甲状腺髄様癌） 家族性（多発性内分泌腫瘍, 副甲状腺機能亢進症顎腫瘍症候群, 家族性孤発性副甲状腺機能亢進症, 家族性低カルシウム尿性高カルシウム血症） 続発性副甲状腺機能亢進症
悪性腫瘍	副甲状腺ホルモン関連タンパク 局所の骨融解 悪性腫瘍における異所性副甲状腺ホルモン（稀） カルシトリオール関連高カルシウム血症
ビタミンD関連	肉芽腫性疾患（サルコイドーシス, 結核, ベリリウム中毒, コクシジオイデス症, ヒストプラズマ症, Hansen病, 炎症性腸疾患） **ビタミンD中毒**（ビタミンDサプリメント, 代謝物や類似物）
内分泌障害	甲状腺機能亢進症, 副腎不全 褐色細胞腫, VIP産生腫瘍（VIPoma）症候群
薬剤	**サイアザイド**, **リチウム**, ミルクアルカリ症候群 ビタミンA中毒, 副甲状腺ホルモン
その他	**臥床状態**, 急性腎不全 慢性腎不全患者にビタミンD製剤を使用

太字は特に注意すべきもの. 文献1より作成

止されていたが, 転医に伴い, 活性型ビタミンD製剤が受診1カ月前から再開されていた.

1. 症状とリスク因子から高カルシウム血症を疑おう

1 高カルシウム血症の症状

表1に高カルシウム血症の症状を示す. 特に多飲多尿による脱水所見, 精神症状, 消化器症状, 心電図変化には注意すべきである.

2 高カルシウム血症で必要な病歴

表2に高カルシウム血症の原因を, 図1, 2に高カルシウム血症の原因頻度を示す. 外来患者では, 原発性副甲状腺機能亢進症と悪性腫瘍が主な原因であり全体の90％を占める[1]. 悪性腫瘍の

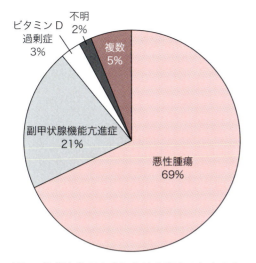

図1 沖縄在住日本人における高カルシウム血症の原因頻度
文献2を参考に作成

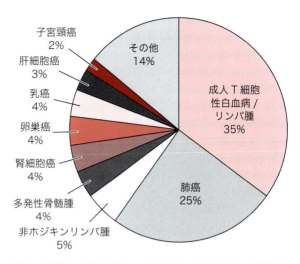

図2 沖縄における高カルシウム血症をきたした悪性疾患の内訳
文献2を参考に作成

病歴(体重減少,寝汗,慢性咳嗽,血痰,黒色便,健康診断歴など),発汗や振戦などの甲状腺機能亢進症や褐色細胞腫の病歴,悪性腫瘍や腎不全,骨粗鬆症,結核などの既往歴,内服歴(サイアザイド系利尿薬,リチウム,ビタミンD製剤など),副甲状腺機能亢進症の家族歴は聴取すべきである.

2. 原因を考えつつ,軽度,中等度,高度の高カルシウム血症に分類し,治療を決定しよう (表3)

- 血清Ca濃度の正常範囲は8.6〜10.4 mg/dLである.
- 血清Caの45％は血漿タンパク,特にアルブミンに結合している.10％はリンやクエン酸塩などの陰イオンに結合している.45％は遊離カルシウム(4.7〜5.3 mg/dL)である[1].
- 低アルブミン血症では補正〔血清Ca mg/dL + 0.8 ×(4 − Alb g/dL)〕が必要である[1].

1 軽度

- 軽度の高カルシウム血症は,血清Ca濃度の正常範囲(8.6〜10.4 mg/dL)から **1 mg/dL未満の上昇,または12 mg/dL未満**であり,**原発性副甲状腺機能亢進症が主な原因**となる[1].
- 原発性副甲状腺機能亢進症は,血清Ca濃度が正常上限から1 mg/dL未満,50歳以上,かつ臓器障害がない場合は経過観察となる.血清Ca濃度が正常上限から1 mg/dL以上,50歳未満の場合は副甲状腺摘出術が推奨される[1, 3].
- カルシウム濃度にかかわらず,原発性副甲状腺機能亢進症の無症候性の患者において,臓器障害として,骨粗鬆症と腎機能障害や腎形態の評価をすることが推奨されている[1, 3].

2 中等度

- 中等度の高カルシウム血症は,血清Ca濃度が**12〜14 mg/dL**であり,臨床症状に応じて治療

表3　高カルシウム血症の治療まとめ

	軽度	中等度	高度
補正血清Ca濃度	＜正常上限（10.4 mg/dL）＋1 mg/dL または＜12 mg/dL	12〜14 mg/dL	＞14 mg/dL
治療	・原発性副甲状腺機能亢進症が主な原因 ①経過観察 　＜正常上限＋1 mg/dL，50歳以上，臓器障害なし ②副甲状腺摘出術 　≧正常上限＋1 mg/dL，50歳未満	・臨床症状に応じて治療介入	・積極的な生理食塩水投与が重要 ①生理食塩水 ②ループ利尿薬 　溢水時に使用検討 ③カルシトニンは 　初期治療として使用 ④ビスホスホネート製剤 ⑤血液透析は 　致死的な症状に使用 ⑥グルココルチコイドは 　ビタミンD毒性で使用

が必要である．

3 高度

- ・高度の高カルシウム血症は，血清Ca濃度が**14 mg/dL**以上であり，**積極的な経静脈的生理食塩水の投与が必要**である[1]．
- ・積極的な生理食塩水投与により血清Ca濃度は緩徐に減少するが，特に慢性心不全や慢性腎不全患者は溢水に関して十分な注意が必要である．
- ・ループ利尿薬は，理論的に尿からCa排泄を促進させるが，溢水になった患者においてのみ慎重に使用すべきであり，ルーチンで使用する必要はない．高カルシウム血症の患者にループ利尿薬を使用することはエビデンスが限られている[4]．
- ・早急に血清Ca濃度を低下させる効果のある薬剤として，カルシトニンがあげられる．カルシトニンは骨吸収を阻害し，腎尿細管からのCa再吸収を減らす．効果は2時間以内に認められるが，短期間の作用であり，薬剤耐性は2日間以内に認められる．したがって，カルシトニンは重症の高カルシウム血症の患者で，そのほかの薬剤により血清Ca濃度が低下するまでの初期の治療として使用される[1]．
- ・重症高カルシウム血症の主なメカニズムは破骨細胞の活性化による骨吸収である．ビスホスホネート製剤は破骨細胞の活性化を抑制し，高カルシウム血症を改善させる[1]．
- ・血液透析は，薬剤による治療失敗例や高度の高カルシウム血症により不整脈を認めるなど致死的な症状をきたした場合に適応となる[1]．
- ・ビタミンD毒性や肉芽腫性疾患による高カルシウム血症の患者は，原因がカルシジオールの産生亢進であるため，1-α-水酸化酵素を抑制し，24-水酸化酵素を活性化させる作用のあるグルココルチコイドの使用を検討する[1]．

3. 高カルシウム血症の具体的な治療

ここでは薬剤の具体的な使用方法の例について記載する.

1 補液内容はどうやって決める？

●処方例
・生理食塩水補液
　0.9％生理食塩水 3〜4 L/ 日　または
　0.9％生理食塩水 1〜2 L をボーラス投与，その後200〜250 mL/ 時[1, 5]

　目安としては，上記を参考にするが，高カルシウム血症の患者は腎性尿崩症による脱水を伴っており，かつ高齢者は慢性腎不全や慢性心不全を基礎疾患に認めることが多いため，溢水にもなりやすい．体液量を適宜，身体所見，尿量，心エコー検査などで評価しながら補液を行うことが重要であるが，特に頸静脈圧はくり返し評価することが容易であり，治療評価に欠かせないパラメーターである.

●ここがピットフォール
L–乳酸ナトリウムリンゲル液（ラクテック®注）などの細胞外液補充液はCa^{2+} 3 mEq/Lを含むので使用しない！

2 ループ利尿薬

●処方例
　・フロセミド（ラシックス®）1回20〜40 mg　ワンショット静脈注射[4, 5]

　ループ利尿薬は，理論的には尿からCaを排泄させるが，そのほかの電解質異常を起こし，高用量使用すると脱水になる．したがって目安としては上記を参考にするが，溢水になった患者において体液量を評価しながら慎重に使用すべきである.

●ここがポイント
フロセミドは溢水になったときに慎重に使用を検討する！ ルーチンでは使用しない！

3 リンの経口補充

●処方例
　・経口リン製剤内服：血清リン≦3 mg/dLのとき，血清リン＞3 mg/dL を達成するまで補充
　・ホスリボン®配合顆粒（1 包あたりリン100 mg を含有）20〜40 mg/kg/ 日[5]

　血清リン＞1 mg/dLで症状がない中等症，軽症例では経口補充を選択する．最大3,000 mgを上限として使用する.

4 ビスホスホネート

> ●処方例
> 経静脈的ビスホスホネート製剤投与
> ゾレドロン酸（ゾメタ®）4 mg ＋生理食塩水 100 mL 15 分以上かけて投与[1, 5]

　上記薬剤の使用と同時に適切な補液を行うと 80 ～ 100 ％の患者において少なくとも 3 日以内に血清 Ca 濃度は正常化する．ゾレドロン酸の主な副作用は，一時的な発熱，筋痛，点滴刺入部の発赤である．クレアチニンクリアランス 30 mL/ 分未満の患者は禁忌であり，この場合，用量を減らすことを検討する必要がある．

5 カルシトニン

> ●処方例
> エルカトニン（エルシトニン®）1 回 40 単位 1 日 2 回　皮下注射または筋肉注射[5]

　海外での高カルシウム血症への使用は 1 回 4 ～ 8 単位/kg 1 日 2 回皮下注射または筋肉注射である．この量は，日本の保険適用量より明らかに多く，日本での実臨床では効果が劣る可能性があるが，それを示した研究はない．

6 グルココルチコイド

> ●処方例
> ・プレドニゾロン（プレドニン®）60 mg 経口投与 1 日 1 回 10 日間[1, 5]

　プレドニゾロン 20 ～ 40 mg/ 日の経口投与と記載されている論文もある．効果は治療開始から 24 ～ 72 時間に認められる．

4. 高カルシウム血症の治療を行いながら原因検索を行う

　原因を検討しながら病歴聴取を行うことが重要であるが，原因検索のための血液検査は緊急では必要ない．まずは，サイアザイドやリチウム，ビタミン D 製剤を内服していればそれらを中止して血清 Ca 濃度を再検査する．薬剤中止後も血清 Ca が高値であれば，PTH（parathyroid hormone）を測定し，その後必要であれば PTHrP（parathyroid hormone related protein）やビタミン D 値を測定するなど鑑別を進める[1]．具体的な鑑別方法について，図3 に簡潔にまとめるが，詳細は成書を参照されたい．

Advanced Lecture

■ シナカルセト塩酸塩（レグパラ®）：カルシウム受容体作動薬[1]
・家族性原発性副甲状腺機能亢進症の患者において，血清カルシウム濃度を下げる効果があるこ

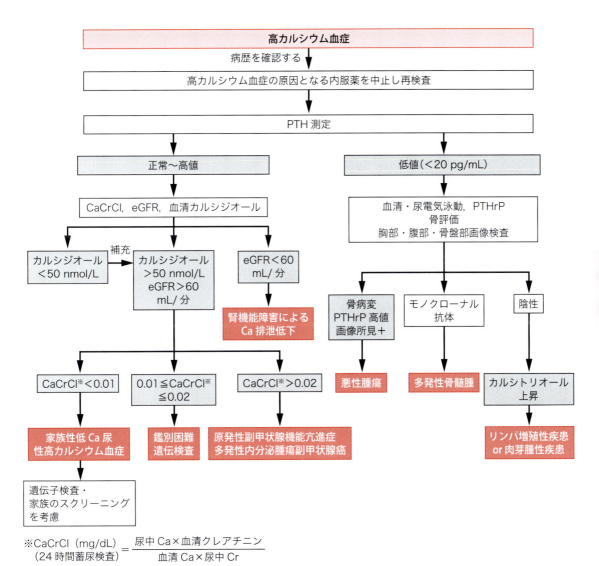

図3 高カルシウム血症の原因検索
文献1より引用

とが観察研究において示されたが，骨密度や尿中 Ca 排泄亢進には効果がないことが示されている．
・原発性副甲状腺機能亢進症の患者において血清 Ca 値によっては副甲状腺摘出術が適応となるが，手術が臨床的に適さない，または禁忌の患者において 30 ～ 120 mg/ 日の内服が承認されている．主な副作用は嘔気である[1]．

おわりに

・高カルシウム血症は，外来患者において，原発性副甲状腺機能亢進症と悪性腫瘍が主な原因であり全体の 90 ％ を占める．

・軽度の高カルシウム血症は，血清Ca濃度の正常範囲（8.6〜10.4 mg/dL）から1 mg/dL未満の上昇，または12 mg/dL未満であり，原発性副甲状腺機能亢進症が主な原因となる．
・高度の高カルシウム血症は，血清Ca濃度14 mg/dL以上であり，積極的な経静脈的生理食塩水の投与が必要である．
・積極的な生理食塩水投与により血清Ca濃度は緩徐に減少するが，特に心不全や腎不全患者には溢水に関して十分な注意が必要である．
・ループ利尿薬は，理論的に尿からCa排泄を促進させるが，溢水になった患者においてのみ慎重に使用すべきである．

症例の続き

　本症例は，病歴から活性型ビタミンD製剤による高カルシウム血症，高カルシウム血症による脱水を伴う腎前性腎不全と代謝性アルカローシス，それによるさらなる高カルシウム血症の増悪と判断し，活性型ビタミン製剤の内服を中止，高齢であるため溢水には十分に注意しつつ生理食塩水の補液を行った．心電図変化は認めず，生理食塩水投与のみで第3病日には血清Ca値は正常範囲となったため，そのほかの薬剤は使用しなかった．意識レベルも改善し，薬剤中止後に高カルシウム血症を認めなかったため，薬剤性高カルシウム血症と確定診断した．歩行可能な方であり，骨粗鬆症の治療は必要と考え，カルシトリオールは使用せず，少量のアルファカルシドール内服とビスホスホネート製剤の導入を行い，退院とした．

文献・参考文献

1) Minisola S, et al：The diagnosis and management of hypercalcaemia. BMJ, 350：h2723, 2015
2) Tokuda Y, et al：The causes of hypercalcemia in Okinawan patients：an international comparison. Intern Med, 46：23-28, 2007
3) Michels TC & Kelly KM：Parathyroid disorders. Am Fam Physician, 88：249-257, 2013
4) LeGrand SB, et al：Narrative review：furosemide for hypercalcemia：an unproven yet common practice. Ann Intern Med, 149：259-263, 2008
5) Stewart AF：Clinical practice. Hypercalcemia associated with cancer. N Engl J Med, 352：373-379, 2005

プロフィール

井川京子（Kyoko Igawa）

倉敷中央病院救急科　専門修練医

丸太町病院での後期研修では，急変時に迅速に対応でき，かつ総合診療科医として当たり前の診療をきちんとできる，患者さんに優しい医師を目指し研修に励みました．現在は丸太町病院で学び経験したことを大切に，救急医として日々修練中です．これからもさまざまな分野に興味をもって勉強を継続し，経験を積み，医師として成長できるよう頑張ろうと思います．

第4章　内分泌・代謝

5. 病棟での血糖コントロールは 甘くない!?

丸山　尊

Point

・血糖値が高くなっている要因を考えることが大切である

・食事が食べられないときや検査・治療があるときには経口血糖降下薬は中止する

・血糖コントロールにスライディングスケールを単独で使うべきではない

・ステロイド糖尿病は食後高血糖が中心となることに気をつける

・急性疾患罹患時の病棟での血糖コントロールはインスリンを中心として行う

1. なぜ患者さんの血糖値は高いのか？

症例

67歳女性，BMI 24.7 kg/m^2．2型糖尿病をグリメピリド3 mg，メトホルミン500 mgの併用療法で治療しHbA1cは8％台で推移している．来院2日前からの発熱，悪寒戦慄でERを受診し急性腎盂腎炎の診断で入院加療となった．「食事は食べられそうにない」といい，随時血糖値は280 mg/dLであった．

症例のように著明な高血糖を認めた場合，「すぐに血糖を下げたい！」という気持ちを抑えて，「なぜこの患者さんの血糖は高いのだろうか」と考えてみよう．血糖が高い場合には①もともと糖尿病を治療中の人もいれば，②糖尿病を治療せず放置していた人，さらに③糖尿病罹患歴はないが感染症を代表とする急性疾患に罹患して高血糖となっている人や④薬剤の影響で高血糖となっている人もおり，血糖が高いということは共通していてもそれぞれ状況は異なる．

また糖尿病治療中もしくは未治療であれば糖尿病性ケトアシドーシス（diabetic ketoacidosis：DKA）や高浸透圧高血糖症候群（hyperosmolar hyperglycemic syndrome：HHS）といった高血糖緊急症の状態になっている場合もあり，これらの状況が複雑に絡み合う場合も少なくない．そのため患者の状態について把握することが血糖コントロールの第一歩となる．また忘れがちなのが内服薬であり，高血糖を惹起する薬剤として代表的なものはステロイドがあげられる（ステロイドによる高血糖については後述）．それ以外にも多くの薬剤が血糖値を上昇させることが知られており（表1），内服薬にも気を配るようにするべきである．

レジデントノート　Vol. 20　No. 8（増刊）2018　143 *(1329)*

表1 高血糖を引き起こす薬剤例

副腎皮質ステロイド	カルシニューリン阻害薬
抗菌薬	シクロスポリン
キノロン系	シロリムス
プロテアーゼ阻害薬	タクロリムス
リトナビル	非定型抗精神病薬（最大リスク）
インジナビル	クロザピン
β遮断薬	オランザピン
アテノロール	サイアザイド系
メトプロロール	ヒドロクロロチアジド
プロプラノロール	インダパミド

文献1を参考に作成

2. 食事が食べられないときや検査・治療があるときには経口血糖降下薬を中止する

　次に血糖コントロールを考えるときに大切なことは食事が食べられるかどうか，また検査や治療が控えていないかということがあげられる．単純に血糖が高いということだけで入院する患者さんは少なく，多くは糖尿病の増悪によって高血糖緊急症の状態にある場合や急性疾患のため入院となる患者さんがほとんどである．そのような状況の患者は，多くの場合症例のようにいつもと同じようには食事をとることができず，通常通り経口血糖降下薬を内服すると低血糖を引き起こしてしまう．

　また糖尿病治療のキードラッグであるビグアナイド系薬剤は，造影剤を用いた検査が予定される場合には中止する必要があり，さらに患者の容体が急変し検査や手術が必要になるときなどには経口血糖降下薬はその後の血糖コントロールを複雑にしてしまう．このような理由から病棟での血糖コントロールについてはある程度状態が落ち着くまでは経口血糖降下薬の内服は中止し，インスリンによる血糖コントロールを行う方が患者さんのマネジメントがスムーズに行える．

●ここがポイント
急性疾患罹患時の病棟での血糖コントロールはインスリンを中心にして行う！

3. スライディングスケールをなるべく避けた方がいい理由

　スライディングスケールは簡便であり，現在でも多くの病院で用いられているインスリン投与方法である．ただスライディングスケールは現在の血糖値に基づいてインスリン投与を行うものであり，今後の血糖変化に対応することはできない．そのため血糖値の変動が激しくなってしまうことから，**スライディングスケール単独で血糖コントロールを行うことは避ける方がよい**．またランダム化比較試験において，後述する前向性インスリン投与方法と比較しスライディングスケール単独群では血糖コントロールが不良になることが示されている[2]．このような理由から，インスリンによる血糖コントロールを行うときには前向性インスリン投与を原則とするのがよい．

表2 インスリン持続静注の適応

	エビデンスの確度
糖尿病性ケトアシドーシス，高浸透圧高血糖症候群の血糖コントロール	A
一般的な手術の周術期の血糖コントロール	C
心臓外科術後の血糖コントロール	B
移植手術時の血糖コントロール	E
心筋梗塞や心原性ショックの血糖コントロール	A
脳梗塞	E
高用量ステロイド投与中の血糖コントロール	E
1型糖尿病患者が絶食の時の血糖コントロール	E
人工呼吸器管理を必要とする重篤な手術患者	A
1型もしくは2型糖尿病患者でインスリン使用量の目安を求めるため	C

文献3より引用

●ここがポイント

スライディングスケール単独での血糖コントロールはなるべく避ける！

4. ステロイドによる高血糖は "普通" の糖尿病と何が違う？

ステロイドは高血糖をきたす薬剤として代表的なものであり，自己免疫性疾患や呼吸器疾患などに対して用いられることの多い薬剤である．ステロイドの中止は原疾患の性質上すぐには行えない場合が多く，高血糖に対する治療が必要となる（治療方法は後述）．ステロイドの高血糖に対する影響としては一般的に「空腹時の血糖上昇よりも食後高血糖を惹起しやすい」ということが特徴的である．そのため**空腹時の血糖だけを測定していると高血糖を見逃してしまう恐れがあるため食後血糖も測定するようにしたい**．

●ここがピットフォール

ステロイド使用中は食後血糖を測定しないと高血糖を見逃す！

5. 血糖コントロールの方法について

1 インスリン持続静注による血糖コントロールの適応

インスリンの投与方法には大きく分けて持続静注，皮下注射の2つがある．前者は調節性に優れ，表2のような病態では持続静注が好まれる．

持続静注の際には速効型インスリン（ヒューマリン®R注）が用いられ，1 mLあたり1単位となるように生理食塩水で希釈して使用する[3]．投与する際のプロトコルにはさまざまなものが提唱されているが，患者背景や血糖の目標範囲，測定基準がそれぞれ異なることから一概にどのプロトコルがよいとは言い難い．表3を満たすものが安全かつ効果的な方法とされている[4]．

表3　安全かつ効果的なインスリン持続静注プロトコルの要件

血糖コントロールの目標があること
血糖コントロールを行っていく際の血糖の閾値があること
看護師が簡便に行える方法であること
血糖コントロールのモニターとインスリンの調節法に明確な方向性があること
現在の血糖値および血糖の変動の両者に基づいた調節法が含まれていること
低血糖リスクが少なく，低血糖になった際の対処法も含まれていること
最小限の調節で早く，安定的に血糖を目標範囲内に維持できること
皮下注射への切り替え方法が含まれていること

文献4より引用

　インスリン持続静注は表2のような患者・病態に用いられることや頻回の血糖測定を要し手間がかかる方法であることから，一般病棟での血糖コントロール方法には向いておらず集中治療室で行われることの多い血糖コントロール方法である．もし一般病棟で行うとすれば，担当スタッフにかかる負担が非常に大きいため医師自らが主体となって行う必要がある．また教科書や論文に記載されているプロトコルをおのおのの医師が勝手に用いると病院内での投与方法にばらつきが生じ，トラブルが生じやすいため病院内で統一した方法を採用することが望ましい．その際には採用したプロトコルが表3を満たしているかを評価してほしい．

　自らの所属施設で行われている方法を知らない場合は一度確認し，また統一されていない場合はプロトコルを統一し，スタッフ間で持続静注法について共有を行うことが適切な血糖コントロールを行う第一歩になるだろう．

2 ステロイドによる高血糖のコントロール

1）ステロイドによる高血糖コントロールの実際

　ステロイドによる高血糖に対する治療は生理的なステロイド分泌量以上，すなわちプレドニゾロン（プレドニン®）5 mg/日以上もしくは等価量以上が投与される際に考慮される[5]．ステロイドによる高血糖に限定した血糖コントロール目標は現時点では存在しないため，一般的な2型糖尿病患者の血糖コントロール目標と同様にコントロールするのが実際的である[6]．

　ステロイドによる高血糖をコントロールするうえで大切なのは①ステロイドの種類・投与量・投与回数，②ステロイドの投与期間の2つである．①により体内でステロイドがどのような薬物動態をとるかが決定するため，経口血糖降下薬・インスリン製剤のどちらを選ぶかといったことやその投与量・投与方法に大きく影響する．また②は短期間の投与であれば入院中の血糖コントロールだけを考えればよいのに対して，長期間の投与になる場合には退院後を見据えた血糖コントロールを計画しなければならない．

2）経口血糖降下薬のベネフィットとリスク

　ステロイドによる高血糖は一般的にプレドニゾロン換算で10～20 mg/日程度までであれば経口血糖降下薬でもコントロールできる場合があるが，ステロイドが高用量になるとインスリンによる血糖コントロールが必要となる場合が多い．そのため内服薬による治療を行っても高血糖（≧200 mg/dL）が持続する場合にはすみやかに切り替えを行う必要がある[7]．**ステロイドによる高血糖に対する経口血糖降下薬の選択において質の高いエビデンスは存在しておらず**，患者の疾患や背景に応じて個々の薬剤のベネフィットとリスクを比較することが大切となる（表4）．主にグリニド系薬剤，αグルコシダーゼ阻害薬，DPP-Ⅳ（dipeptidyl peptidase-Ⅳ）阻害薬は食後高

表4 ステロイドによる高血糖に対する経口血糖降下薬のベネフィットとリスク

経口血糖降下薬の種類	ベネフィット	リスク
SU薬	インスリン分泌促進作用発現が早い 低コスト	治療効果が低い（約25％） ステロイドの投与量の変更に合わせにくい
ビグアナイド系薬剤	インスリン作用増強 低コスト	長期間ステロイドが必要な患者に対して相対禁忌（例：肺疾患，腎疾患）なことがある 造影剤使用の際に中止する必要あり
チアゾリジン系薬剤	インスリン作用増強 併用療法で効果が高い	浮腫・心不全増悪 骨粗鬆症
グリニド系薬剤	インスリン分泌促進作用発現が早い	服薬回数が多い ステロイドの投与量が増加すると単独では血糖コントロールが難しい
αグルコシダーゼ阻害薬	食後高血糖の改善 低血糖リスクが低い	消化器症状により服薬アドヒアランスが低下しやすい ステロイドの投与量が増加すると単独では血糖コントロールが難しい
DPP-Ⅳ阻害薬	インスリン分泌促進 低血糖リスクが低い	ステロイドの投与量が増加すると単独では血糖コントロールが難しい 比較的新しい薬であり，さらなる研究が必要
SGLT2阻害薬	グルコース排泄促進 低血糖リスクが低い	泌尿器・生殖器の感染リスク増加 比較的新しい薬であり，さらなる研究が必要

SU：sulfonylurea，SGLT2：sodium-glucose transporter 2
文献7，8を参考に作成

表5 ステロイド製剤一覧

ステロイド製剤	力価（等価）	作用時間（半減期）
ヒドロコルチゾン（コートリル®）	20 mg	8時間
プレドニゾロン（プレドニン®）	5 mg	16～36時間
メチルプレドニゾロン（メドロール®）	4 mg	18～40時間
デキサメタゾン（デカドロン）	0.75 mg	36～54時間
ベタメタゾン（リンデロン®）	0.75 mg	26～54時間

文献5より引用

血糖の是正のために用いられる．またビグアナイド系薬剤も用いられるが朝1回投与かつ少量から開始し漸増していくこと，SU薬を使用する場合にはグリメピリド（アマリール®）やグリベンクラミド（オイグルコン®，ダオニール®）と比較して作用時間の短いグリクラジド（グリミクロン®）を少量から用いること[5]が低血糖を避けるうえで重要なポイントとなる．

3）ステロイドの作用時間：プレドニゾロンを例に

　ステロイドにはさまざまな種類があり，それぞれ作用時間に違いがある（表5）．ここではよく用いられるプレドニゾロンを例にとる．プレドニゾロンは比較的短時間作用するステロイドであり，朝1回投与することが使用方法としては1番多い．その場合同じような薬物動態をとるインスリンを表6から探すと，中間型インスリンを朝1回投与することでプレドニゾロンと同じ薬物動態が得られる．この際にプレドニゾロンと比較して効果発現時間の長い持効型インスリンを用いる，あるいは中間型インスリンを夜間にも用いてしまうとステロイドによる血糖上昇作用が弱まる夜間から早朝にかけて低血糖を起こしてしまう可能性があり，投与するインスリン製剤の選択には薬物動態に十分な注意を払う必要がある．中間型インスリンの投与量に関しては文献8においてJohn N.cloreらが過去5年間の観察に基づいて目安を作成している（表7）．しかしながら同論文において対象患者のデータや作成過程についての記載はないため，とりわけ高齢や腎機

表6　よく用いられるインスリン製剤一覧

インスリン製剤	作用時間		
	効果発現	最大効果	持続時間
超速効型インスリン			
インスリン　アスパルト（ノボラピッド®注）	10〜15分	1〜1.5時間	3〜5時間
インスリン　グルリジン（アピドラ®注）	同上	同上	同上
インスリン　リスプロ（ヒューマログ®注）	同上	1〜2時間	3.5〜4.75時間
速効型インスリン			
ヒトインスリン（ヒューマリン®R注）	30分	2〜3時間	6.5時間
中間型インスリン			
ヒトインスリン（ヒューマリン®N注）	1〜3時間	5〜8時間	18時間まで
ヒトインスリン（ノボリン®N注）	同上	同上	同上
持効型インスリン			
インスリン　デテミル（レベミル®注）	90分	該当なし	16〜24時間まで
インスリン　グラルギン（ランタス®注）	90分	同上	24時間まで
インスリン　デグルデク（トレシーバ®注）	なし	同上	＞42時間

文献9, 10より作成

表7　プレドニゾロン（プレドニン®）を朝1回投与する際の中間型
インスリンの投与量

プレドニゾロンの投与量（mg/dL）	中間型インスリンの投与量（U/kg）
≧40	0.4
30	0.3
20	0.2
10	0.1

文献8より引用

能低下のある患者に対して表7を使用する場合には，**少ない投与量から開始し徐々に調整していくことが望ましい**と考えられる．

　プレドニゾロンに対して中間型インスリンを用いたときの考え方をほかのインスリン使用に応用すると，ステロイドを頻回に投与する場合や作用時間の長いステロイドを投与する場合には中間型インスリンに比較して作用持続時間の長い持効型インスリンを用いればよいことがわかる．またステロイドによる血糖上昇の特徴である食後高血糖を是正したい場合には超速効型インスリンもしくは速効型インスリンを投与する．この際は昼食直前もしくは夕食直前（速効型インスリン製剤の場合は昼食もしくは夕食前30分）を中心として〔必要に応じて朝食直前（朝食前30分）も投与する〕毎食ごとに0.1単位/kgの超速効型インスリンもしくは速効型インスリンを投与し，その後は責任インスリンの考え方に基づいてインスリン量を調節していく．

❸ 2型糖尿病患者の血糖コントロール

　2型糖尿病患者の血糖コントロールにおいては状態が安定している場合には入院前と同じ方法で治療することができるが，急性疾患に罹患し血糖コントロールが一時的に悪化していたり，食事が食べられずに経口血糖降下薬を中止したりしなければならないことが多い．そのようなとき

表8 basal-bolus regimen に基づいた血糖コントロール方法

・経口血糖降下薬はすべて中止 ・1日のインスリン投与量（TDD）を決める 入院時の血糖140〜200 mg/dLのときはTDD 0.4 単位/kg/日 入院時の血糖201〜400 mg/dLのときはTDD 0.5 単位/kg/日 高齢者（70歳以上）や腎機能低下のときはTDD 0.2〜0.3 単位/kg/日 ・TDDの50％をインスリン グラルギン（ランタス®注）として1日1回朝に投与する ・残りの50％をインスリン グルリジン（アピドラ®注）として1日3回毎食直前に投与する 〔食事が食べられないときは上記のインスリン グルリジン（アピドラ®注）は投与しない〕
・毎食前および眠前の血糖値140 mg/dL以上のときは表9の②に従って補正インスリン量を決定し，インスリン グルリジン（アピドラ®注）として投与 ・補正インスリンは食事が食べられなくても投与し，その際の投与は6時間ごとに行う（0時〜6時〜12時〜18時） ・高齢者や腎機能低下といった低血糖リスクがある患者では眠前もしくは0時の補正インスリンは就寝中の低血糖を起こす場合があるため投与しない ・空腹時血糖値もしくは平均血糖値が140 mg/dLを超え，低血糖がないときは毎日インスリン グラルギン（ランタス®注）を20％増量する ・低血糖（70 mg/dL）を生じた際はインスリン グラルギン（ランタス®注）を20％減量する
・血糖測定は毎食前と眠前に行う．食事が食べられないときは6時間ごとに測定する
以下の患者には適応しない：既存の2型糖尿病がない場合，ステロイド使用中，臨床的に問題となる肝障害，高度の腎機能低下（Cre ≧ 3.0 mg/dL），妊婦，心臓外科手術を受ける患者

表9 食前血糖に応じた補正インスリンの投与量

血糖（mg/dL）	① インスリン感受性が高い	② インスリン感受性は通常通り	③ インスリン感受性が低い
141〜180	2	4	6
181〜220	4	6	8
221〜260	6	8	10
261〜300	8	10	12
301〜350	10	12	14
351〜400	12	14	16
＞400	14	16	18

はインスリンを用いた血糖コントロールが必要となるが前述のようにスライディングスケール単独での管理は推奨されない．この場合はRABBIT 2 trial[2]で用いられた血糖コントロール方法：basal-bolus regimen（インスリン投与量および補正インスリン投与法を一部変更）が有効である．この血糖コントロール方法は持効型インスリンであるグラルギン（ランタス®注）および超速効型インスリンであるインスリン グルリジン（アピドラ®注）を用いた前向性のインスリン投与法であり，具体的には表8, 9に記載の通り筆者は行っている．文献2に記載されている原法では1日のインスリン投与量（TDD）はTDD 0.4〜0.5単位/kg/日と比較的多く設定されているが，RABBIT 2 trialの後に行われたRABBIT 2 surgery[12]では高齢者や腎機能低下（≧ Cre 2.0 mg/dL）といった患者のインスリン投与量が0.3単位/kg/日へと減量されている．実際に使用してみるとやせ型の高齢者ではインスリン投与量が少なくても血糖コントロールがうまくいく場合も経験され，そのため表8においてはそれら患者におけるTDDを0.2〜0.3単位/kg/日へと変更している．また眠前もしくは0時の補正インスリンに関しても低血糖リスクのある患者では就寝中に低血糖を起こす可能性があるため筆者は投与しないことが多い．

おわりに

　血糖コントロールは病棟での患者管理において重要な位置を占める．これから皆さんが出会う患者さんたちの血糖コントロールに際して本稿を活用いただければ幸いである．

文献・参考文献

1) Rehman A, et al：Drug-Induced Glucose Alterations Part 2：Drug-Induced Hyperglycemia. Diabetes Spectrum, 24：234-238, 2011

2) Umpierrez GE, et al：Randomized study of basal-bolus insulin therapy in the inpatient management of patients with type 2 diabetes（RABBIT 2 trial）. Diabetes Care, 30：2181-2186, 2007
　　↑今回紹介した血糖コントロール法の有用性が示されています．必読文献．

3) Clement S, et al：Management of diabetes and hyperglycemia in hospitals. Diabetes Care, 27：553-591, 2004

4) Kelly JL：Continuous Insulin Infusion：When, Where, and How? Diabetes Spectr, 27：218-223, 2014

5) JBDS-IP：Management of hyperglycaemia and steroid（glucocorticoid）therapy（October2014）：https://www.diabetes.org.uk/resources-s3/2017-09/JBDS%20management%20of%20hyperglycaemia%20and%20steriod%20therapy_0.pdf（2018年6月閲覧）

6) Suh S & Park MK：Glucocorticoid-Induced Diabetes Mellitus：An Important but Overlooked Problem. Endocrinol Metab（Seoul）, 32：180-189, 2017

7) Tamez-Pérez HE, et al：Steroid hyperglycemia：Prevalence, early detection and therapeutic recommendations：A narrative review. World J Diabetes, 6：1073-1081, 2015

8) Clore JN & Thurby-Hay L：Glucocorticoid-induced hyperglycemia. Endocr Pract, 15：469-474, 2009
　　↑ステロイドによる高血糖についてのreview文献．必読文献．

9) Diabetes Canada：Executive summary 2015 update 12 Table 1types of insulin.：http://guidelines.diabetes.ca/cdacpg_resources/Ch12_Table1_Types_of_Insulin_updated_Aug_5.pdf（2018年6月閲覧）

10) トレシーバ®注　添付文書

11) Umpierrez GE, et al：Randomized study of basal-bolus insulin therapy in the inpatient management of patients with type 2 diabetes undergoing general surgery（RABBIT 2 surgery）. Diabetes Care, 34：256-261, 2011

プロフィール

丸山　尊（Takeru Maruyama）
洛和会丸太町病院 救急・総合診療科　専攻医

第5章　腎臓・泌尿器

1. 尿管結石のマネジメントはどう考える？

若き医師よ，多石（たいし）を砕け

溝畑宏一

● Point ●

・血尿は意外に診断に使えない！

・尿管結石発作なら何でもかんでもCT，はダメ！まずエコーあてるべし

・泌尿器科へのコンサルトのタイミングを覚えるべし！

・鎮痛はまずNSAIDs！

・尿管結石は予防も大事！

はじめに

　尿管結石発作は急性腹症としてはかなりcommonな疾患であり，ある施設では急性腹症で救急外来を受診した患者の5.6％が尿管結石発作であったと報告している[1]．男性では7人に1人，女性では15人に1人が一生に一度は尿管結石発作に罹患する計算になり[2]，食生活や生活様式の欧米化などで近年増加傾向である．結石の再発率は原因によって異なるが，平均して10年以内に31％といわれており[3]，適切なマネジメントを学ぶことが重要である．

症例

36歳男性．尿管結石発作を何回もくり返していて，今回も急性右側腹部痛で救急外来受診．発熱・悪寒・戦慄はない．

研修医：尿管結石発作を何回もくり返している病歴があって，今回もまた同じような痛みと本人が言っています．尿検査で血尿を認めましたがX線には写ってないので，診断のために腹部CTを施行しようと思います．

指導医：確かに病歴的には尿管結石発作を疑いますよね．でも結石はX線に写るものだけですか？

研修医：あっ，尿酸結石とかならX線に写りませんね．

指導医：そうですね，どんな結石でもX線に写るとは限りません．腹部エコーをしてみましたか？

研修医：やってみます．（腹部エコーを行って）あっ，結石と同側の水腎症があります．

指導医：大きさも7mm程度で，そんなに小さくはないですが，1cm以内であれば自然排石が望めるかもしれませんね．ボルタレン®坐剤（ジクロフェナク）とハルナール®（タムスロシン）を出してあげて1週間後にフォローしましょう．

表1 結石の成分

上部尿管結石	男	女
Ca結石（%）	92.1	90.3
感染結石（%）	1.4	5.1
尿酸（%）	5.5	2.2
シスチン（%）	0.7	1.6
その他（%）	0.3	0.7

文献4より作成

研修医：でも7mmであれば泌尿器科にコンサルトする必要がありますし，体外衝撃波砕石術の適応もあるのでCT施行して早く拾い上げてあげた方が…

指導医：確かに適応はありますね．しかし体外衝撃波砕石術は施設によってできる施設，できない施設があります．夜間に泌尿器科の先生をお呼びして緊急でする手技ではないですよね．やはり経過をしっかりフォローして，後日外来で経過が悪ければあらためて腹部CTを施行しても遅くはないでしょう．もちろん経過中に発熱があったり，痛み止めが全然効かないようであればすぐに病院に来ていただくこともしっかり伝えてあげましょう．

1. 尿管結石発作の診断

1 尿検査の意義

尿潜血は最も簡便な検査であり，日常診療で頻用される．しかし腎疝痛から24時間以内の尿検査における尿赤血球＞10/HPFは感度84%，特異度48%しかない[5]．よって血尿がないからといって必ずしも尿管結石発作を否定できないことがわかる．しかし尿検査を行わないでいいのかといえばそうではなく，典型的な血尿以外にも尿のpHと結晶から**石の組成を特定**したり，細菌尿から細菌を同定し**尿管感染合併の有無を確認**するのに役に立つ[6]．

2 KUBの意義

KUB（kidney ureter bladder：腎尿管膀胱部単純X線撮影）は比較的安価でCTに比べれば被曝量も少なく利用しやすい検査である．尿管結石の90%はカルシウム結石なので（表1），放射線非透過性であると考えられているが，KUBの感度と特異度は依然として低い（感度：45〜59%，特異度：71〜77%）[6]．その理由としては，放射線透過性の結石が描出できないのはもちろんのこと，便塊または腸ガスで不明瞭となったり，骨盤や椎骨と重なると識別することが困難になったりしてしまう．さらに，石灰化した腸間膜リンパ節，胆石，便および静脈石灰化なども結石と誤って解釈される可能性がある．

KUBは，放射線非透過性の結石を有する**患者の初期評価とフォローに有用**である．

3 腹部CTかエコーか

腹部エコー検査は水腎症に関して感度は高いが，結石に対しての感度は19%と低い[6]．しかし容易にかつ迅速に利用可能であり，放射線透過性のある結石の描出や腎結石以外による痛みの除

表2 結石の種類とHU値

結石の種類	95％信頼区間	
	最小値	最大値
シュウ酸カルシウム結石	448.2	760.8
尿酸	260.3	348.7
リン酸カルシウム結石	435	631
リン酸マグネシウムアンモニウム結石	282.5	373.6
シスチン結石	108.9	191.6

文献9より作成

表3 画像検査における放射線被曝量

方法	放射線被曝量 成人（mSV）	胎児被曝量（mGy）	
		平均	最大
KUB	0.5〜1.0	1.4	4.2
IVU	1.3〜3.5	1.7	10
単純CT	4.5〜5.0	8.0	49
Low-dose CT	0.9〜1.9	—	—

IVU：intravenous urography（静脈性尿管造影）
文献4より作成

表4 検査の感度・特異度とメリット・デメリット

方法	感度（％）	特異度（％）	メリット	デメリット
エコー	19	97	・水腎症・腎結石の診断に適する ・被曝がなく，妊婦や子供にも利用可能 ・利用しやすく，ほかの疾患の除外にも使用できる	・尿管結石はみつけにくい
KUB	45〜59	71〜77	・放射線非透過性の結石の検出・フォローに使用できる ・比較的安価	・放射線透過性の結石・石灰化・泌尿器以外の疾患の情報に弱い
単純CT	95〜100	94〜96	・感度・特異度ともに高い ・結石の部位同定や大きさの計測が可能 ・泌尿器以外の情報も得られる	・高価 ・被曝

文献6を参考に作成

外には有用な手段である．KUBとエコーを組合わせると，臨床的に重要な石に対して79％の感度が得られ，一部の患者では低線量CTに代わるかもしれない[7]．特に，婦人科疾患の評価にも好ましい画像診断法であり，出産可能年齢の女性や妊婦の腹痛の初期評価のためには積極的に行うべきである[8]．

腹部CTはその感度（95〜100％）と特異度（94〜96％）から，腹痛患者の結石を確実に診断できる[6]．尿酸結石，キサンチン結石，シスチン結石など放射線透過性のある結石も同定可能で，その結石のHU（Hounsfield Unit）値である程度の結石の種類が判別可能である（表2）[9]．しかし検査できる施設は限られており，ある程度コストが発生し，放射線被曝量が多いことが欠点である（表3，4）．

第5章
腎臓・泌尿器

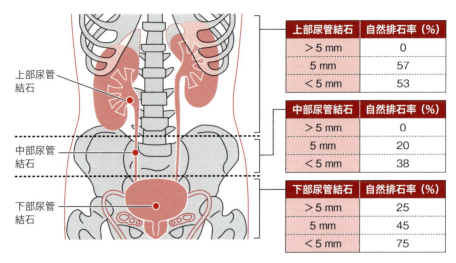

図1 各部位の結石の自然排石率
文献6を参考に作成

　Choosing Wiselyのリストには「**腎結石または尿管結石症の既往のある，合併症のない健常な若年救急患者（50歳未満）の腎疝痛に対して腹部および骨盤CTは避けなさい**」とある．50歳未満の再発性腎結石の患者の多くは，①症状が持続または悪化していない，②以前に石で重度の閉塞をきたしたまたは発熱した病歴がない，ならCTを必要としない．再発性腎結石の若年患者のCTは通常，治療方針を変更しないし，このような患者の場合にはコスト削減および放射線被曝を回避することができる．しっかりフォローアップすることの方が重要である．

　CTは尿管結石発作を診断するというよりはむしろ腎疝痛で鑑別にあげなければならない致死的疾患（**腹部大動脈瘤，腎梗塞，後腹膜血腫，腫瘍内出血，若年者では卵巣茎捻転，異所性妊娠，精巣捻転など**）を除外する意味合いが強いと考える．

> ●ここがポイント
> ①尿検査は感染の除外などに使用し，血尿はあくまで参考程度に！
> ②初期評価はまずエコーとKUB！
> ③腹部CTは致死的疾患の除外目的に！　むしろしっかりフォローすることが大事，無駄な被曝は避けよう！

2. 尿管結石発作のアプローチ

　尿管結石発作を診断してからは①治療・泌尿器科へのコンサルテーションの適切なタイミング，②適切な鎮痛，③適切なフォローアップの時期・方法，を知ることが重要となる（図1，表5）．

■1 治療・泌尿器科へのコンサルテーションの適切なタイミング（図2）

　まず敗血症，両側尿管閉塞に続発する無尿症および急性腎不全は緊急事態なので除外すべきであり，感染症が存在するならば適切な抗菌薬投与と，尿管ステントや経皮的腎瘻造設術の適応に

表5 排石促進療法(medical expulsive therapy:MET)の効果

	MET群	コントロール群	差
排石までの日数(日)	4〜30	8〜31	3.6
腎疝痛発生率(%)	23	40	17
追加鎮痛薬の使用率(%)	12	33	21

文献9より引用

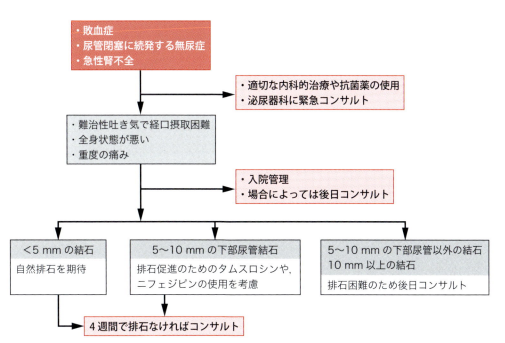

図2 泌尿器科へのコンサルテーションの適切なタイミング
文献6を参考に作成

つき泌尿器科に緊急でコンサルトすべきである[6].
また,難治性吐き気で経口摂取困難,全身状態が悪い,重度の痛みがあれば入院を勧める.尿管ステントや経皮的腎瘻造設術で痛みが改善するかもしれないので適宜コンサルトする.
緊急事態が除外されたなら,次のステップは結石の管理である.
最大径が5 mm未満の石は一般的に1〜2週間以内に自然排石されるので鎮痛以外の介入は必要ない.
症状がなくても完全尿管閉塞を起こすと,わずか6〜8週間で末期腎不全に至る可能性があるので,5 mmを超える尿管結石または5 mm未満でも2〜4週間後に自然排石していなければ泌尿器科医へ,体外衝撃波砕石術または経皮的腎結石摘出術の適応を含めて紹介する.
径が5 mmを超えていても下部尿管に限って1 cm以内であれば自然排石ないし薬剤介入で排石する可能性があり,より排石を促進させるためにα遮断薬であるタムスロシン(ハルナール®)や,カルシウムチャネル遮断薬のニフェジピン(アダラート®)などが使用されることがある[10].α遮断薬は,尿道平滑筋収縮および蠕動を抑制し,尿管緊張を低下させる.カルシウムチャネル遮断薬は,カルシウム流入およびプロスタグランジンを阻害し,尿管の収縮を減少させる.

しかし，尿管結石排石促進としての保険適用がないことに注意する．タムスロシンとニフェジピンとの比較ではタムスロシンの方が効果が高く，副作用も少ない点からタムスロシンの方がよい[11]．海外の一般的な投与方法はタムスロシン1回0.4 mg 1日1回で4週間投与である．しかしこの用量は日本の添付文書の2倍であることに注意しなければならない．

●ここがポイント
①尿管結石を診断したら，まず全身状態の確認を！
②径1 cmなら排石は困難，5 mm以下なら鎮痛のみ！
③下部尿管結石ならタムスロシンで排石期待できるかも!?

2 適切な鎮痛

可能な限り最短時間で効果的な鎮痛を行う方がよい．現在腎疝痛の第一選択はNSAIDsである．NSAIDsは尿管平滑筋に緊張を低下させる作用があり，それによって痛みのメカニズム（尿管攣縮）を直接治療することができる[12]．利点としてはオピオイドと比較して除痛効果が高く，嘔吐の発生率が低いことである[13]．NSAIDs・アセトアミノフェン・モルヒネを直接比較した試験では鎮痛効果はNSAIDs＞アセトアミノフェン＞モルヒネの順であった[14]．ペンタゾシンも日常的によく使用する薬剤だが**まずはNSAIDsを優先**すべきと考える．しかし腎機能障害をきたすことがあるので注意しなければならない．

3 適切なフォローアップの時期・方法

結石の組成は将来的な結石の予防に重要な情報となるので，結石を確保する必要があり，筆者は茶こし器などを利用して採取してもらっている．

基本的には排石が確認されるまで外来フォローを継続しなければならない．現実的には診断後1～2週間以内に一度自身でフォローし（放射線非透過性の結石ならKUB），排石しなければもう1～2週間後にフォロー，それでも排石がなく水腎が残存する，または依然症候性であれば泌尿器科にコンサルトする流れになる．もちろんフォロー中に敗血症の徴候が出れば，直ちに医師の診察を受けるように注意する必要がある．

3. 尿管結石の予防・生活指導[15]

1 生活指導

エビデンスレベルはそれほど高くはないが，尿管結石の再発予防に生活指導は有効とされる．
2 L/日以上尿が出るように水分摂取をすることは再発予防につながる〔RR（相対危険度：relative risk）：0.45〕．ほかにもソフトドリンク摂取を控えることで予防できる（RR：0.83）．

カルシウム結石を予防するにはカルシウム摂取を制限しない方がよい．腸管内のカルシウムはシュウ酸塩と結合して複合体を形成し便中に排泄されるため，カルシウム摂取量が少ないと，複合体が減少し，逆に腸管内のシュウ酸塩が過剰吸収されて尿中のカルシウムと結合し，結石形成が促進される．塩分制限＋高Ca食＋低タンパク質にすることでカルシウム結石を予防できる（RR：0.52）．

2 薬物療法

薬物療法では，サイアザイド系利尿薬（RR：0.53）・クエン酸（RR：0.25）はカルシウム結石の予防に，アロプリノール（RR：0.59）が高尿酸尿に関連する結石（尿酸結石・シュウ酸カルシウム結石）の予防にそれぞれなるといわれている．

しかし，サイアザイド系利尿薬は脱水や低カリウム血症をはじめとした電解質異常に，クエン酸は腹痛・下痢といった胃腸障害に，アロプリノールはStevens–Johnson症候群や肝機能低下にそれぞれ注意しなければならない[16]．

●ここがポイント
①鎮痛は副作用に注意してNSAIDs！
②予防はまず生活指導から！

Advanced Lecture

Q：無症候腎結石もすべて治療対象になりますか？

A：健康診断やほかの原因の詮索中に無症候の腎結石が見つかるケースが多い．1 cm程度の無症候性腎結石患者でエコーを6〜12カ月ごとにフォローしながら平均3.4年経過観察したところ，最終的に28％が症状を示し，17％が手術を必要とし，3％は介入を必要とするsilentな閉塞を引き起こした[17]．衝撃波砕石術または経皮的石灰除去後の残存結石を有する患者は，症候性になるリスクが高いことも，多くの研究によって判明している．しかし，適切な結石の管理が，再発または結石の成長を有意に低減しうることも同時に示唆している[18]．したがって，治療介入すべき結石は①1 cm以上の結石，②無症候から症候性になった結石，③尿管に形態異常があったり，何らかの基礎疾患があって再発のリスクをもっている患者の結石は積極的な治療を考慮すべきと考える．

おわりに

尿管結石はみつけるだけが重要でなく，それが症候性なのか，どうフォローし，再発をどう防ぐかが非常に重要である．

文献・参考文献

1) Velissaris D, et al：Acute Abdominal Pain Assessment in the Emergency Department：The Experience of a Greek University Hospital. J Clin Med Res, 9：987–993, 2017

2) Yasui T, et al：Prevalence and epidemiological characteristics of urolithiasis in Japan：national trends between 1965 and 2005. Urology, 71：209–213, 2008
　↑わが国において1965年以降10年ごとに行われている尿路結石の全国疫学調査のまとめ．

3) Marcotte E & Chand B：Management and Prevention of Surgical and Nutritional Complications After Bariatric Surgery. Surg Clin North Am, 96：843–856, 2016

4) 「尿路結石症診療ガイドライン 第2版」（日本泌尿器科学会，他/編），金原出版，2013
　↑日本のガイドラインだが読みやすく，よくまとまっている．

5) Luchs JS, et al：Utility of hematuria testing in patients with suspected renal colic：correlation with unenhanced helical CT results. Urology, 59：839-842, 2002

6) Portis AJ & Sundaram CP：Diagnosis and initial management of kidney stones. Am Fam Physician, 63：1329-1338, 2001
   ↑尿路結石の診断からアプローチまで図も含めてわかりやすく説明している．

7) Bredemeyer M：ACR Appropriateness Criteria for Acute Onset of Flank Pain with Suspicion of Stone Disease. Am Fam Physician, 94：575-576, 2016

8) Shokeir AA, et al：Renal colic in pregnant women：role of renal resistive index. Urology, 55：344-347, 2000

9) Shahnani PS, et al：The comparative survey of Hounsfield units of stone composition in urolithiasis patients. J Res Med Sci, 19：650-653, 2014
   ↑結石のCTでのHU値をわかりやすく図にしている．

10) Ingimarsson JP, et al：Diagnosis and Management of Nephrolithiasis. Surg Clin North Am, 96：517-532, 2016

11) Dellabella M, et al：Randomized trial of the efficacy of tamsulosin, nifedipine and phloroglucinol in medical expulsive therapy for distal ureteral calculi. J Urol, 174：167-172, 2005

12) Cole RS, et al：The action of the prostaglandins on isolated human ureteric smooth muscle. Br J Urol, 61：19-26, 1988

13) Holdgate A & Pollock T：Systematic review of the relative efficacy of non-steroidal anti-inflammatory drugs and opioids in the treatment of acute renal colic. BMJ, 328：1401, 2004

14) Pathan SA, et al：Delivering safe and effective analgesia for management of renal colic in the emergency department：a double-blind, multigroup, randomised controlled trial. Lancet, 387：1999-2007, 2016

15) Qaseem A, et al：Dietary and pharmacologic management to prevent recurrent nephrolithiasis in adults：a clinical practice guideline from the American College of Physicians. Ann Intern Med, 161：659-667, 2014

16) Morgan MS & Pearle MS：Medical management of renal stones. BMJ, 352：i52, 2016

17) Omar M, et al：Does Stone Removal Help Patients with Recurrent Urinary Tract Infections? J Urol, 194：997-1001, 2015

18) Fine JK, et al：Effect of medical management and residual fragments on recurrent stone formation following shock wave lithotripsy. J Urol, 153：27-32；discussion 32-3, 1995

プロフィール

溝畑宏一（Hirokazu Mizohata）
洛和会丸太町病院救急・総合診療科　医員
ひょんなきっかけで2017年の京都マラソンに応募し完走してから，マラソン大会にちょいちょい参加するようになりました．これからもgeneralistとして走り続けたいと思っています．

| 第5章 | 腎臓・泌尿器 |

2. 尿閉の扉を開こう！

坂　正明

● Point ●

- 前立腺肥大症（BPH）に続発する尿閉に対する対応の原則を知る
- 尿道カテーテルを留置して帰宅させる患者さんに起こりうる合併症とその対応を説明できるようになる
- タムスロシン（ハルナール®），シロドシン（ユリーフ®），ナフトピジル（フリバス®）の違いを説明できるようになる

はじめに

「おしっこがでない！ どうにかしてー」

救急外来（ER）研修を行えば，尿閉で救急外来を受診する患者さんにすぐに出会うことだろう．導尿だけして帰す？ 尿道カテーテル留置？ はたまた入院が必要なのか？ 泌尿器科医がいれば相談できるだろうが夜間や泌尿器医がいない病院で働く医師は判断に迷うことも多いのではないか？ 本稿ではERにおける前立腺肥大症（benign prostatic hyperplasia：BPH）に由来する急性尿閉〔acute urinary retention（AUR）secondary to BPH〕のマネジメントやBPH治療薬に焦点をあて，明日からERで使える実践的な内容をお送りする．

症例1

BPHの既往をもつ75歳男性．12時間前から自尿がなく下腹部痛で金曜日の夜にER受診．『認知症ありそうだし，老夫婦だし尿道カテーテルの管理はできなさそうだな…』と研修医は考えて導尿だけして帰宅，翌日再度尿閉でER受診．

〈研修医の疑問〉

やっぱ導尿じゃいけなかったかー（泣）

自宅でカテーテル管理できなさそうな人はどうすればよいのだろうか？

尿道カテーテル入れたら患者さんにどのようにカテーテル管理を説明すればよいのだろうか？

→ 1. AUR secondary to BPH をチェック

症例2

BPHの既往をもつ64歳男性．数日前に感冒様症状あり近医で鎮咳薬（リン酸コデイン）を処方された．8時間前から自尿がなく下腹部痛で来院．

〈研修医の疑問〉
お薬手帳で抗コリン薬がないかは確認してたけど鎮咳薬も原因になるとはね…
→ 2．抗コリン薬だけじゃないっ！ 薬剤性尿閉をチェック

症例3

過活動性膀胱（overactive bladder：OAB）を伴うBPHの既往をもつ75歳男性．α₁阻害薬と抗コリン薬が残尿のモニタリングなしで漫然と処方され続けた結果，尿閉で来院．

〈研修医の疑問〉
BPHの症状って尿が出にくいだけじゃないの？ BPHに抗コリン薬を入れるってなんか矛盾してるように思えるなー．今回みたいに尿閉になりそうだし．
→ 3．BPH治療薬の使い分けは？ をチェック

症例4

BPH，糖尿病で定期外来通院中の78歳男性．
腹部エコーでは膀胱拡張と両側水腎あり．普段はCre値0.8 mg/dLであったが1.6 mg/dLに上昇していた．尿道カテーテルを挿入すると1時間で1,500 mLの排尿あり．尿路閉塞解除後利尿（post obstructive diuresis：POD）と判断して入院，補液開始した．

〈研修医の疑問〉
尿閉解除したとたん多尿になる人いるよなー．どんな人がなるんだろう？ 自然に治るのかな？
→ 4．尿閉の扉を開けたら脱水⁉ をチェック

1. AUR secondary to BPH

■ 男はつらいよ

　加齢とともに萎縮をきたす組織が多いなかで，前立腺は加齢で腫大するユニークな臓器だ．BPHは非常にcommonで症候性のBPHの罹患率は50歳代で43％，60歳代で70％，70歳代の82％といわれている[1]．また70歳代男性のうち生涯で尿閉をきたすのは10％，80歳代で33％とされ[2]，意外かもしれないが急性尿閉の痛さは尿管結石に匹敵（visual analog scale 7.7 vs 8.3）する[3]．

② 男性の尿閉の原因は？

　50％以上はBPHの病勢の進行のなかで起こる[4]（図1）．2番目に多い原因である薬剤については後述する．術後尿閉の発生率は手術の術式によっても大きく異なるが5〜70％と報告される[5]．

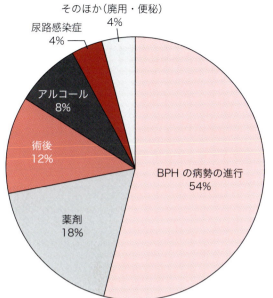

図1　男性のAURの原因（N＝160）
文献4を参考に作成

手術操作や術後の疼痛，麻酔・鎮痛薬の使用が影響する．アルコールは代謝物のアセトアルデヒドが排尿筋の収縮を低下させるとともに前立腺部尿道の弛緩を抑制させるといわれる[6]．季節は気温が低い冬に多い[7]．これは寒冷刺激により交感神経が優位になるためとされる．忘年会で飲みすぎた高齢男性が店を出て寒風に身を震わせる，これが男性の尿閉の好発シチュエーションだ．

3 尿閉の原因は指で探る！

尿閉の患者がきたら低侵襲である直腸診は数多くの所見をとれるためぜひ施行しよう．直腸診は容積50 mL以上の明らかに大きな前立腺を検出するのに有用である[8]．直腸診の前立腺肥大の推測には限界があるため，可能であれば腹部CTやエコーの結果と照らし合わせ，自分の診断技術を高めるように努力する．

前立腺炎では感染により尿道浮腫を引き起こすため10％で尿閉をきたす[9]．前立腺に圧痛や熱感がないかも確認しよう．前立腺が硬かったり非対称性であったり結節を触れる場合は前立腺癌を考慮する．便秘や直腸腫瘍も尿道を機械的に外部から圧迫するため尿閉の原因になりうる．肛門トーヌスの低下は神経因性膀胱を示唆する．CT・エコーでみられる膀胱壁の肥厚・肉柱形成も排尿筋が萎縮しコラーゲンに置換されたことを意味し，神経因性膀胱（排尿筋低活動）を示唆する所見である．女性では骨盤臓器脱も尿閉の原因となるがこれも会陰部の視診でみつけることができる．

4 腎後性腎不全のスクリーニングとして血液検査は必要？

ルーチンに必要としない．上部尿路障害が示唆される場合に限り血清Cre値を測定する．具体的には残尿が1 Lを超えていたり[10]，エコーで水腎症が認められる場合[11]は測定が望まれる．ちなみに尿閉時はPSA値が高値となるため，前立腺癌・前立腺肥大症のマーカーとしてPSA値を使用したい場合は尿閉が解除されてからがよい[12]．

5 導尿 or 尿道カテーテル？

日本の前立腺肥大症診療ガイドライン[13]では一時的な要因（麻酔など）がある場合に限り導尿で対処し，ほかは尿道カテーテルを留置することが推奨されている．ガイドラインではないがAUR secondary to BPHのマネジメントに関するシステマティックレビュー[14]のなかではほぼ全例で尿道バルーン留置しα_1阻害薬を導入し，後日カテーテル抜去試験（trial without catheter：TWOC）を行うことを推奨している．しかしこの判断は患者が来院した時間帯や曜日にもよるだろう．あと数時間で泌尿器科外来が開くような平日早朝にERを来院した場合は導尿だけして外来に行ってもらうこともできるだろうし，逆に症例1のように金曜日の夜であれば週末に再度尿閉になるリスクをふまえて，たとえ誘因がありそうな尿閉だったとしても尿道カテーテル留置を選択することもあるだろう．個々の症例に最も適切な方法を選択したい．判断に迷う場合は経験豊かな上級医に相談しよう．

●ここがポイント

基本は一時的な誘因があれば導尿，なければ尿道カテーテル留置でOK！ただし患者が来院した時間帯や曜日，尿道カテーテルを管理できそうか否かを十分考慮する．

Advanced Lecture

■ TWOC

約25年前まではAUR secondary to BPHに対しての治療オプションは手術だけであった[15]．しかし尿閉直後の手術は有意に合併症が多いことが知られていた．α_1阻害薬が誕生しTWOCを行うことで緊急手術を避けられるようになった．尿閉解除し何日後にTWOCを行うと最も成功率が高いかはわかっていないが[16]，尿道カテーテルによる合併症が留置3日以上で有意に多くなることから3日以内で行うことが推奨されている．またTWOC前のα_1阻害薬の使用はTWOCの成功率をおよそ倍増（オッズ比1.92，95％CI 1.52〜2.42，$P < 0.001$）させる[17]．TWOCの決まった方法はないが，もし入院中の患者で行う場合は早朝に抜去してもらい昼頃自尿の有無や残尿を評価するとよいだろう．TWOCの成功率はα_1阻害薬を85.9％で内服させている患者群で初回は61.4％，2回目は29.5％，3回目は26.4％と報告されている．2回試して成功しなければ手術を検討する．

6 DIBキャップ™が便利

catheter valve（DIBキャップ™）をご存知だろうか？（図2）マグネットで尿道カテーテルの栓を開閉できるしくみで，片手の簡単操作で排尿ができ採尿袋をつける必要がない[18]．症例数が少ないものの足に蓄尿バックを装着するタイプのカテーテルバック（leg bag）とcatheter valveを使った患者でカテーテル抜去後の自己排尿成功率を比較した試験では，leg bag群63％（19/30人）に対しcatheter valve群83％（5/6人）で成功率が高い傾向にあった[19]．catheter valveを使うと蓄尿されるため膀胱の緊張を維持し膀胱機能を保持するためと考えられる．気になる尿路感染率だが，leg bag群は37％でcatheter valve群は17％とcatheter valve群で低い傾向にあった．leg bagは足に装着する蓄尿バック内の尿が揺れる感覚を不快と感じる人が多く72％の人がleg bagよりもcatheter valveの方を好んだ．ただし認知症，制御不能なOAB，腎後性腎不全の

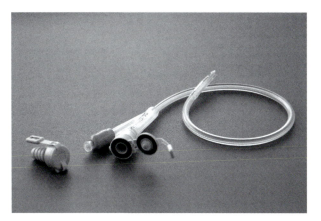

図2 DIBキャップ™
写真提供：株式会社ディヴインターナショナル
文献18より転載

表1　尿閉解除後3日以内のカテーテル留置の有害事象（N＝1,853）

	頻度	機序	患者さんへの説明例
血尿	9.6％（177）	尿閉で膀胱が拡張し膀胱虚血になっていたところに尿閉解除され静脈血流が増えて脆弱な静脈壁が破綻	10％くらいの人で血尿がみられます．程度が軽ければ自然によくなることが多いです．もし鮮血色やトマトジュースの濃さになるようなら病院に来てください．
尿路感染症	3.4％（49）	カテーテル留置1日ごとに3％細菌尿化	バルーンを伝ってバイキンが膀胱に入りやすくなります．尿を捨てる前には必ず手を洗ってください．1日1回はシャワーか入浴で陰部を洗ってください．逆流しないように蓄尿バックは膀胱より低いところに置いてください．もし熱・寒気がでたら腎盂腎炎かもしれないのですぐ病院に来てください．
尿もれ	3.7％（52）[7]	カテーテル閉塞or膀胱筋の無抑制収縮	もし採尿袋に尿が出てなくて下腹部が張って尿もれしているときはカテーテルが閉塞しているかもしれないのですぐ来てください．下腹部が張っていなければ閉塞じゃなくて脇もれなのでおむつで対応しておいてください．

文献7，22を参考に作成

ある患者では適さない．これらの条件にあてはまらなければDIBキャップ™は好ましい選択肢となる．

7 3つの合併症を説明しよう！

　尿道カテーテルを留置しただけで満足してはいけない．人生ではじめて尿道カテーテルを入れられた患者の気持ちになってほしい．戸惑うのが自然だろう．「明日，泌尿器外来に来てくださいね」でおしまいではなく早期に起こりうる合併症を説明しよう（表1）．ちなみに，蓄尿バックをビニール袋に入れることで湯船に入ることも可能である．

8 尿カテが入っているのになんで尿もれ？

　尿道カテーテルを留置しているにもかかわらず「先生，おむつに尿もれしてます！」と病棟看

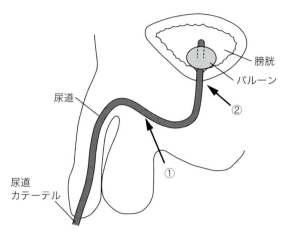

機序	対処法
① 詰まり・折れ	生食を注入しても回収できなければ交換
② カテーテル挿入刺激による膀胱の過剰収縮	ずっと尿カテを入れるなら抗コリン薬を処方するもしくは，自己導尿に切り替え

図3 尿道カテーテル留置中の尿もれは2つのことを考える

表2 admission criteria

- 38℃以上の発熱，悪寒戦慄あり
- 肉眼的血尿
- 150 mL/時以上の利尿が4時間以上継続
- Cre 2.0 mg/dL以上
- 下腹部痛，下肢の神経学的異常
- 尿道カテーテルのケアが困難

文献7, 22を参考に作成

護師から報告されることも多いのではないか．こんなときは2つのことを考える（図3）．1つはカテーテル内の尿石やコアグラによる閉塞である．これは生食をゆっくりバルーン内に入れてみて，それが回収できるかどうかをみる．これで回収できなければカテーテルを交換する．2つ目はカテーテルの刺激によって膀胱の過剰収縮（無抑制収縮）や尿道括約筋の弛緩が起こる機序だ．長期留置せざるを得ない症例であれば抗コリン薬の使用を考慮する[21]．もしくは，自己導尿に切り替える．

9 入院閾値は？

急性尿閉でどんな症例を入院させた方がよいのだろうか？ 実はこの点はコンセンサスが得られておらず，対応は国や地域によってまちまちである[20]．例えばフランスでは全例入院するのに対しアルジェリアではほとんどの患者が帰宅する．入院の経済的損失をなんとかならないかと考え，admission criteria（入院適応基準）（表2）に該当がなければ外来管理とする方法によりTWOCの成功率や医療費，外来管理群で意図せず入院した人がどれだけいたかを比較した研究を紹介する[22]．結果はTWOCの成功率を維持しつつ（入院群66.1％，外来群69.1％）入院率を59.1％減らすことができた．医療費は入院群で2155.7ドル，外来群で219.6ドルと約1/10となった．

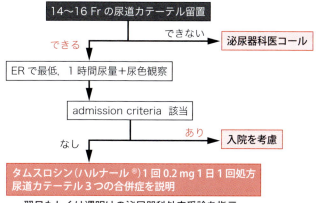

図4 AUR secondary to BPH 治療フローチャート

外来管理群となった194人中，予期せぬ入院となったのは4人で1人が尿路感染症，2人が血尿，1人がめまいであった．このadmission criteriaに該当がなければおおむね外来で管理できると考えられる．尿閉解除後は血尿は9.6％で生じる[20]が輸血を要するような血尿は稀といわれる．個人的には肉眼的血尿があったとしても血尿スケールが2以下の軽度なものであれば外来でも管理できるのではないかと考える．

以上をふまえてERでのマネジメントをフローチャートにした（図4）．尿道カテーテルが留置できない場合は尿道手術の術後であれば尿道狭窄であったりBPHの程度が強くて前立腺部尿道の狭窄が強い影響が考えられる．尿道拡張や恥骨上カテーテルが必要となるため泌尿器科医をコールする．尿道カテーテルを留置したらすぐ帰宅させるのではなくできたら1時間はERに滞在してもらい尿量や尿色を観察するのが無難だ．もしadmission criteriaに該当しなければα_1阻害薬を処方し後日の泌尿器科受診を指示する．

2. 抗コリン薬だけじゃないっ！ 薬剤性尿閉

尿閉の10％で薬剤が関与するといわれ[23]，抗コリン薬をはじめとしてさまざまな薬剤が尿閉をきたしうる（表3）．症例3の鎮咳薬は中枢で排尿反射を抑制することで尿閉をきたす．ほかにも見落としがちな薬としては長時間／短時間作用型抗コリン薬（long/short muscarinic antagonist：LAMA/SAMA），NSAIDs，カルシウム拮抗薬（CCB）がある．LAMA/SAMAを新規処方（〜30日以内）された男性の尿閉へのオッズ比は1.42，特に前立腺肥大症がある群では1.81までリスクが上昇する[24]．NSAIDsはCOX2阻害やPGE2低下の機序により尿閉を引き起こす[25]．常用者ではオッズ比は2.02，特に1週間以内の新規処方ではオッズ比は3.3となる[26]．カルシウム拮抗薬も平滑筋収縮力を低下させオッズ比は2.2となる[27]．ベンゾジアゼピンは排尿筋を弛緩させ尿閉を引き起こすと考えるむきもあるが，逆に中枢抑制や尿道括約筋を弛緩させるため排尿を促進させるとする説もありよくわかっていない[28]．

表3 尿閉をきたす薬剤

抗コリン作用の作用を介して尿閉をきたす薬剤
抗精神病薬, 三・四環系抗うつ薬, SSRI, Ⅰ群抗不整脈薬, Parkinson病薬, アトロピン, 鎮痙薬, 抗ヒスタミン薬, LAMA/SAMA

抗コリン作用以外の機序	薬剤例	機序
麻薬	リン酸コデイン モルヒネ	オピオイド受容体を介した排尿反射の抑制
α受容体作動薬	アメジニウム ミドドリン	α_1d・α_1a受容体を刺激
NSAIDs	ロキソプロフェン セレコキシブ	COX2阻害
CCB	オルメサルタン メドキソミル ニフェジピン	膀胱平滑筋弛緩
レボドパ	レボドパ エンタカポン	D1受容体刺激
抗癌剤	シスプラチン オキサリプラチン	感覚性ニューロパチー

文献23を参考に作成

表4 α_1受容体3つのサブタイプ

	サブタイプ	主作用	副作用
前立腺・尿道	α_1a・α_1d	下部尿路症状の改善	
脊髄	α_1d	蓄尿症状の改善	
血管	α_1b>α_1a・α_1d		起立性低血圧 めまい
精管・精嚢	α_1a		射精障害
虹彩	α_1a		IFIS

IFIS：intraoperative floppy iris syndrome：術中虹彩緊張低下症候群
文献29を参考に作成

●ここがピットフォール

抗コリン薬のみならず, NSAIDs・カルシウム拮抗薬も尿閉のリスク！

3. BPH薬の使い分けは？

① 第一選択薬 α_1阻害薬

α_1受容体には3種類の異なるサブタイプ（α_1a, α_1b, α_1d）がある（表4）[29].

前立腺にはα_1a, $_1$d受容体が多く発現しており, 血管平滑筋にはα_1b受容体が多く発現している. 血管平滑筋弛緩により起立性低血圧やめまいが起こりうるので, BPH治療薬としてはなるべくα_1b受容体は阻害せずα_1a・$_1$dに選択性が高い薬剤が理想とされる. 日本には前立腺肥大症に対して適応があるα_1阻害薬は6つあるが3つの薬だけおさえれば十分だ（表5）. 表5では紹介し

表5 3つだけ押さえて！ α₁阻害薬の使い分け

一般名	タムスロシン	シロドシン	ナフトピジル
商品名	ハルナール®D錠	ユリーフ®錠4 mg	フリバス®錠
投与量	1回0.2 mg 1日1回	1日4 mg 1日2回	1回25〜75 mg 1日1回
α_{1a}/α_{1b}[13]	15.3	583	5.4
α_{1d}/α_{1b}[13]	4.6	10.5	16.7
一言	スタンダードな薬	効果は高いが高発現の副作用に注意	忍容性が高い

ないが女性の神経因性膀胱に対して適応のあるα₁阻害薬はウラピジル（エブランチル®）だけであることも覚えておこう．

2 ナフトピジル（フリバス®）

ほかの2剤と違いα₁aよりα₁dに選択性がある点でユニークである．α₁a阻害作用が弱く，射精障害が少ないため若年者や性的活動性の高い症例には有利とされる[30]．ナフトピジルのシステマティックレビューでは効果は低用量のタムスロシン0.2 mg/日（日本の常用量）と同様だが蓄尿症状（夜間頻尿など）にはタムスロシンより効果的といわれる[31]．

3 タムスロシン（ハルナール®）とシロドシン（ユリーフ®）

どちらもα₁aに選択性をもつがシロドシンの方が数十倍も選択性が高くsuper selectiveといわれる．日本の常用量である0.2 mg/日のタムスロシンと8 mg/日のシロドシンを比較したシステマティックレビューでは両者の治療前後のIPSS（international prostate symptom score：国際前立腺症状スコア）はシロドシンの方がタムスロシンより1.14（95％CI：0.18〜2.11）低く，シロドシンが優れていたが，射精障害はシロドシンで多かった[32]．海外の常用量である0.4 mgのタムスロシンとシロドシンの比較ではプラシボと比べてのTWOCの成功率のオッズ比はタムスロシンで1.97（95％CI：1.19〜1.64），シロドシンで2.09（95％CI：1.26〜3.48）と変わらないが，AURの再発率は，タムスロシンで0.66（95％CI：0.50〜0.87），シロドシンで0.37（95％CI：0.18〜0.74）とシロドシンで少なかった[33]．内科医がα₁阻害薬を処方するうえで見落としやすい副作用としてIFIS（intraoperative floppy iris syndrome：術中虹彩緊張低下症候群）がある．白内障の手術中に縮瞳したり虹彩がうねったりする現象が起こるもので手術の難易度が上がる．一般の発症率は11％だがタムスロシン内服例では43.1％と頻度が跳ね上がる[13]．白内障もBPHも高齢者で罹患率の高い疾患であるため注意する．新規にα₁阻害薬を処方する際は必ず近日に白内障手術の予定がないかを確認し，予定がある場合は眼科医に相談したうえで処方の判断をすべきである．

●ここがポイント
基本のタムスロシン（ハルナール®），効果のシロドシン（ユリーフ®），忍容性のナフトピジル（フリバス®）

●ここがピットフォール
新規にα₁阻害薬を処方する際は近日中に白内障手術の予定がないかチェックを！

4 5α還元酵素阻害薬〔デュタステリド（アボルブ®）〕

α_1阻害薬が前立腺や尿道の括約筋を弛緩させ機能的閉塞を緩和させるのに対し，前立腺を縮小させることで機械的閉塞を緩和させるのが5α還元酵素阻害薬である．前立腺容積30 mL以上のBPHを対象にタムスロシン単独，デュタステリド単独，併用投与を4年間にわたり比較した大規模臨床研究では，α_1阻害薬が長期的には効果が減弱したのに対して9カ月以降で併用群が単独群に比べて有意な改善を示した[34]．前立腺容積30 mL以上の場合にはα_1阻害薬との併用を考慮する．

5 抗コリン薬〔ソリフェナシン（ベシケア®），トルテロジン（デトルシトール®）など〕

BPHのような膀胱出口部閉塞を有する患者の40〜70％で，頻尿や尿意切迫感などの蓄尿症状を認める[35]．膀胱が拡張することで膀胱を栄養する血管が圧迫され，慢性的な膀胱虚血が起こることによる排尿筋萎縮や動脈硬化が原因とされる．このようなOABを合併したBPH，BPH/OABではまずα_1阻害薬単剤で治療し，蓄尿症状が改善しない場合は抗コリン薬の併用を行う．残尿が少ない症例（〜100 mL）での併用療法では尿閉発症リスクは少なく安全とされている．ただ残尿が多い症例に対する有効性や安全性は明らかになっておらず，抗コリン薬を導入する際は少量から始めまた残尿のモニタリングが必須である．ゆめゆめ尿閉直前の溢流性尿失禁による頻尿をOABと誤診し，抗コリン薬を処方して医原性の尿閉を引き起こしてはならない．抗コリン薬は口渇感や便秘の副作用の発現が多く服薬継続率が低いことでも有名だ（OABに対する6カ月の内服継続率は28％[36]）．日本では2011年に抗コリン薬とは異なる作用機序で蓄尿症状を改善させるβ_3受容体選択的作動薬ミラベグロン（ベタニス®）が発売されBPH/OABへの新たな治療薬として注目を集めている．発売されて期間が浅いため長期の有効性・安全性の報告が待たれる．

4. 尿閉の扉を開けたら脱水!?

尿閉解除後に多尿となる現象をpost obstructive diuresis（POD）という．1.9 入院閾値は？のadmission criteriaのなかにある尿量150 mL/時以上もPODを考慮したものだ．PODは3 L/日もしくは200 mL/時以上の利尿が継続するものと定義され[37]頻度は0.5〜52％と報告される[38]．機序としてはADH（antidiuretic hormone：抗利尿ホルモン）への反応低下などさまざまな要因の複合だと考えられている（図5）．

腎後性腎不全をきたした患者群では急性尿閉症例でPODの発症が多く短期間の尿細管への障害がPOD発症のリスクと推測されている[39]．24時間以内に自然軽快する生理的PODと48時間以上継続する病的PODに分けられるが，尿中ナトリウム濃度が40 mEq/Lを超えている場合は尿細管障害が示唆され病的PODにつながる可能性があるとされる．治療は補液であり認知症のない患者であれば飲水を励行させる．認知症のある患者や夜間となり就寝するため飲水できない患者，病的PODでは静脈注射が必要となる．しかし，過剰な補液はPODを長引かせる恐れがあるため控えるべきである．治療の基本は症例ごとに体液量・電解質を評価しながらの補液である．簡便な補正方法として直近の尿量の75％を1号液で補う方法もある．尿量3 L/日以下かつ電解質異常が解消されたら治療を中止する．

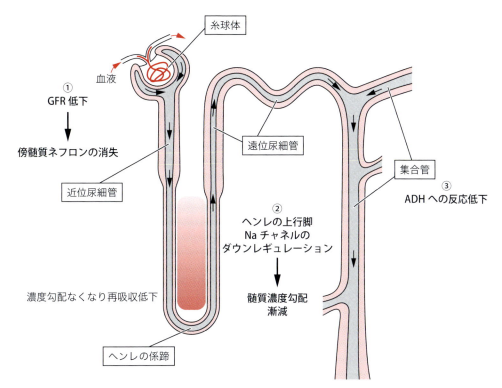

図5　PODの病態生理
文献38を参考に作成

おわりに

　誌面の関係でAUR secondary to BPHに絞って解説した．しかしほかにも高齢者の低活動性膀胱による慢性尿閉も非常に多く経験する．高齢化社会になるにつれて排尿障害をもつ患者は増え続け泌尿器科医だけでは対応できない．内科医も基本的な泌尿器科の知識を持ち合わせる必要がある．

文献・参考文献

1) Berry SJ, et al：The development of human benign prostatic hyperplasia with age. J Urol, 132：474-479, 1984
2) Marshall JR, et al：An evidence based approach to emergency department management of acute urinary retention. Emerg Med Pract, 16：1-20，quiz 21, 2014
3) Thomas K, et al：Acute urinary retention：what is the impact on patients' quality of life? BJU Int, 95：72-76, 2005
4) Park K, et al：Analysis of the treatment of two types of acute urinary retention. Korean J Urol, 53：843-847, 2012
5) Baldini G, et al：Postoperative urinary retention：anesthetic and perioperative considerations. Anesthesiology, 110：1139-1157, 2009
6) Ohmura M, et al：Effects of ethanol on responses of isolated rabbit urinary bladder and urethra. Int J Urol, 4：295-299, 1997
7) Valdevenito JP, et al：Correlation of Xiphopubic Distance, Body Weight, Height and Body Mass Index with Intravesical and Abdominal Initial Resting Pressures in Urodynamic Testing in the Sitting Position. Low Urin Tract Symptoms, 2017［Epub ahead of print］
8) Bosch JL, et al：Validity of digital rectal examination and serum prostate specific antigen in the estimation of

prostate volume in community-based men aged 50 to 78 years：the Krimpen Study. Eur Urol, 46：753-759, 2004

9) Wagenlehner FM, et al：Bacterial prostatitis. World J Urol, 31：711-716, 2013

10) Jones C, et al：Management of lower urinary tract symptoms in men：summary of NICE guidance. BMJ, 340：c2354, 2010

11) Gratzke C, et al：EAU Guidelines on the Assessment of Non-neurogenic Male Lower Urinary Tract Symptoms including Benign Prostatic Obstruction. Eur Urol, 67：1099-1109, 2015

12) Sliwinski A, et al：Acute urinary retention and the difficult catheterization：current emergency management. Eur J Emerg Med, 23：80-88, 2016

13)「前立腺肥大症診療ガイドライン」（日本泌尿器科学会/編），リッチヒルメディカル，2011

14) Guang-Jun D, et al：A$_1$-blockers in the management of acute urinary retention secondary to benign prostatic hyperplasia: a systematic review and meta-analysis. Ir J Med Sci, 184：23-30, 2015

15) Elterman DS, et al：Optimizing the management of benign prostatic hyperplasia. Ther Adv Urol, 4：77-83, 2012

16) Yoon PD, et al：Systematic review and meta-analysis on management of acute urinary retention. Prostate Cancer Prostatic Dis, 18：297-302, 2015

17) Fitzpatrick JM, et al：Management of acute urinary retention：a worldwide survey of 6074 men with benign prostatic hyperplasia. BJU Int, 109：88-95, 2012

18) 株式会社ディヴインターナショナル：http://www.dib-cs.co.jp/urology/goods08/

19) Virdi G & Hendry D：Urinary Retention：Catheter Drainage Bag or Catheter Valve? Curr Urol, 9：28-30, 2016

20) Gould CV, et al：Guideline for prevention of catheter-associated urinary tract infections 2009. Infect Control Hosp Epidemiol, 31：319-326, 2010

21)「排尿障害で患者さんが困っていませんか？ 泌尿器科医が教える 「尿が頻回・尿が出ない」 の正しい診方と，排尿管理のコツ」（影山慎二/著），羊土社，2016

22) Teoh JY, et al：Ambulatory care program for patients presenting with acute urinary retention secondary to benign prostatic hyperplasia. Int Urol Nephrol, 44：1593-1599, 2012

23) Verhamme KM, et al：Drug-induced urinary retention：incidence, management and prevention. Drug Saf, 31：373-388, 2008

24) Stephenson A, et al：Inhaled anticholinergic drug therapy and the risk of acute urinary retention in chronic obstructive pulmonary disease：a population-based study. Arch Intern Med, 171：914-920, 2011

25) Darrah DM, et al：Postoperative urinary retention. Anesthesiol Clin, 27：465-84, table of contents, 2009

26) Verhamme KM, et al：Nonsteroidal anti-inflammatory drugs and increased risk of acute urinary retention. Arch Intern Med, 165：1547-1551, 2005

27) Meigs JB, et al：Incidence rates and risk factors for acute urinary retention：the health professionals followup study. J Urol, 162：376-382, 1999

28) Burger DH, et al：Prevention of urinary retention after general surgery：a controlled trial of carbachol/diazepam versus alfusozine. J Am Coll Surg, 185：234-236, 1997

29) Kojima Y, et al：Translational pharmacology in aging men with benign prostatic hyperplasia：molecular and clinical approaches to alpha1-adrenoceptors. Curr Aging Sci, 2：223-239, 2009

30) Masumori N, et al：Ejaculatory disorders caused by alpha-1 blockers for patients with lower urinary tract symptoms suggestive of benign prostatic hyperplasia：comparison of naftopidil and tamsulosin in a randomized multicenter study. Urol Int, 83：49-54, 2009

31) Castiglione F, et al：Naftopidil for the treatment of benign prostate hyperplasia：a systematic review. Curr Med Res Opin, 30：719-732, 2014

32) Ding H, et al：Silodosin is effective for treatment of LUTS in men with BPH：a systematic review. Asian J Androl, 15：121-128, 2013

33) Fisher E, et al：The role of alpha blockers prior to removal of urethral catheter for acute urinary retention in men. Cochrane Database Syst Rev, （6）：CD006744, 2014

34) Montorsi F, et al：Effect of dutasteride, tamsulosin and the combination on patient-reported quality of life and treatment satisfaction in men with moderate-to-severe benign prostatic hyperplasia：4-year data from the CombAT study. Int J Clin Pract, 64：1042-1051, 2010

35) Kaplan SA, et al：Tolterodine extended release attenuates lower urinary tract symptoms in men with benign prostatic hyperplasia. J Urol, 174：2273-2275. discussion 2275-2276, 2005

36) Yeaw J, et al：Comparing adherence and persistence across 6 chronic medication classes. J Manag Care Pharm, 15：728-740, 2009

37) Ahmed M, et al：Rapid and complete decompression of chronic urinary retention：a safe and effective practice. Trop Doct, 43：13-16, 2013

38) Halbgewachs C & Domes T：Postobstructive diuresis：pay close attention to urinary retention. Can Fam Physician, 61：137-142, 2015

39) Hamdi A, et al：Severe post-renal acute kidney injury, post-obstructive diuresis and renal recovery. BJU Int, 110：E1027-E1034, 2012

プロフィール

坂　正明（Masaaki Saka）

洛和会丸太町病院 救急・総合診療科

1年前までレジデントノートを年間購読している研修医だった自分がまさかレジデントノートを執筆する身になるなんて思いもよりませんでした．貴重な機会を与えていただいた上田先生をはじめ，当院泌尿器科の兼光紀幸先生にも実践的なアドバイスをたくさんいただきました．この場を借りて感謝いたします．丸太町総診のメンバーで締め切りに追われながらもこうして1冊の本をつくることができて感慨無量です．

第6章　消化器

1. 胃腸炎では培養より病歴をとろう

福盛勇介

> ● Point ●
> ・急性胃腸炎の原因同定には詳細な病歴聴取が最も重要
> ・急性胃腸炎にルーチンでの便培養は必要ない
> ・胃腸炎には経口補水液が最も重要．多くの場合で抗菌薬は必要ない

はじめに

　急性胃腸炎とはウイルス・細菌などの多種多様な原因による嘔気・嘔吐，下痢，腹痛などを主症状とする症候群の総称である．あまりにcommon diseaseであることから「研修医になりたての頃に教わった診療をなんとなくdoしているだけ」という読者も少なくないと思われる．一般的に行われる診断・治療が本当に正しいのか文献的考察を交えて概説する．

> ### 症例
> 生来健康な20歳男性．
> 来院4日前の夜に飲み会．来院前日夜に鮪と鰤の刺身を摂取し，その2時間後から頭痛と38.9℃の熱が出現した．来院当日から強い腹痛と嘔気，水様便5回が出現したため救急外来を受診した．本人は刺身以外特に変なものは食べていないという．

1. 診断と検査

1 下痢＝急性胃腸炎とは限らない

　急性胃腸炎は除外診断が基本である．胃腸炎と診断する前に少なくとも表1の疾患や抗菌薬関連下痢などの医原性の下痢を除外する必要がある．

2 急性胃腸炎を深める

　急性胃腸炎の原因微生物の推定には各種検査よりも詳細な病歴聴取が重要である．大量の水様便を特徴とする小腸型と腹痛や血便を特徴とする大腸型に大別してアプローチする方法もあるが，表2のような症状や表3のような食歴・潜伏期から原因微生物を絞り込む方法も有用である．
　また，下記のような各論的な知識も知っておくと診断に役立つ．

表1 胃腸炎と鑑別を要する重要な疾患

鑑別したい疾患	診断に有用な病歴・所見
アナフィラキシーショック	アレルギー歴（薬剤・食物），蜂刺傷，ショック，喘鳴
トキシックショック症候群	手術歴，タンポンの使用，ショック，びまん性紅斑，結膜充血，（1～2週間後の落屑）
副腎不全	ステロイド使用歴，出産時の出血，乳汁分泌不良，下垂体手術 食思不振，倦怠感，色白・色黒，色素沈着，低血圧・低血糖
甲状腺クリーゼ	甲状腺疾患の既往，頻脈，意識変容

表2 急性胃腸炎の症状と主な病原体の分類

分類	原因微生物	発熱		嘔吐		下痢	
		38℃以上（%）	平均体温（℃）	割合（%）	回数（回/日）	割合（%）	回数（回/日）
高熱型	カンピロバクター	54	38.1	15	0.5	98	11.7
	サルモネラ	77	38.5	15	0.4	95	7.8
	赤痢菌	53	38.0	12	0.1	91	8.4
無熱嘔吐型	黄色ブドウ球菌	10	37.0	95	7.9	85	4.7
	セレウス菌（嘔吐型）	–	–	100	3.8	0	0
無熱下痢型	ウェルシュ菌	5	37.0	22	0.3	93	5.4
	セレウス菌（下痢型）	–	–	–	–	–	–
	毒素原生大腸菌	10	37.1	5	0.1	93	8.2
その他	ノロウイルス，腸炎ビブリオ，多くのウイルス性腸炎 大量下痢に加えて嘔吐・発熱があることもないことも．特徴が少ない．						

🟥 は下痢以外で特に頻度の高く鑑別に有用と思われるもの．
⬜ は特に頻度の低く鑑別に有用と思われるもの．
「–」はデータなし．文献1を参考に作成

表3 主な原因微生物の頻度とその食歴と潜伏期

分類	原因微生物	頻度（%）	潜伏期（時間）	病歴聴取のポイント
高熱型	カンピロバクター	16	65.3 [24～115]	生肉（特に鶏肉），生乳，途上国の水
	サルモネラ	4	30.2 [6.5～72]	生肉，生卵，生乳，爬虫類との接触
	赤痢菌	0	1～5†	汚染された生野菜・生乳，流行歴
無熱嘔吐型	黄色ブドウ球菌	3	3.3 [0.5～10]	おにぎり，手作り弁当（加熱無効）
	セレウス菌（嘔吐型）	0.6*	0.8 [0.5～2]	チャーハン，ピラフ，パスタ（加熱無効）
無熱下痢型	ウェルシュ菌	7	10.71 [2～19]	肉類の煮込み料理（不完全な加熱）
	セレウス菌（下痢型）	0.6*	8～16†	汚染された肉・野菜
	毒素原生大腸菌	2.8	39.7 [13～83]	汚染された生野菜，魚介類
その他	ノロウイルス	56	36.1 [11～72]	二枚貝，流行歴
	腸炎ビブリオ	1.2	16.41 [1.5～35]	生の魚介類（夏季）

🟥 は特に長く鑑別に有用と思われるもの．
⬜ は特に短く鑑別に有用と思われるもの．
*セレウス菌は嘔吐型・下痢型を区別せず算出．文献1，2†，3を参考に作成

- 腸管出血性大腸菌には無熱性血便が多い．
- カンピロバクター腸炎の初期症状は頭痛・発熱が多く，初期に下痢がないこともある．

表4　大腸型下痢に対する各種迅速検査の診断特性

	感度	特異度	陽性尤度比	陰性尤度比
便潜血陽性（グアヤック法）	71 %	79 %	3.38	0.37
便中ラクトフェリン陽性*	92 %	79 %	4.33	0.10
便中白血球≧5/HPF[†]	73 %	84 %	4.56	0.32

*便中ラクトフェリンは日本では迅速検査ができない.
[†]染色法の多くがメチレンブルー染色. グラム染色の文献は1つのみ.
文献5を参考に作成

表5　便培養検査を行うべき状況

医学的な理由
・14日以上の遷延性下痢の原因検索
・コレラ・細菌性赤痢・腸チフスなどを疑った場合の診断と感受性の確認
・免疫抑制者・高齢者（思わぬ菌が出るかも）
・カンピロバクターでも東南アジア渡航後など耐性菌が予想されるとき
疫学的な理由
・感染症法の届出疾患を疑うとき
・食中毒疑い症例
・院内（施設内）アウトブレーク
・飲食店やデイサービスなどの従業員

文献4, 7を参考に作成

・ノロウイルス，ロタウイルス，赤痢，腸管出血性大腸菌は少数の菌体で感染が成立しやすく，ヒト–ヒト感染が生じやすい[7]. 一方，そのほかの大腸菌，コレラ，（非チフス性）サルモネラ，カンピロバクターは感染に必要な菌体が多く，ヒト–ヒト感染は稀である[7].
・セレウス菌の嘔吐型の毒素は米などのデンプンと関連があり，調理後の米が室温で放置されることなどで毒素を産生する. 菌体は再加熱で死滅し，下痢型の毒素も崩壊するが，嘔吐型の毒素は熱に安定であるため嘔吐型の症状を呈する.

1）便潜血・便中白血球・便中ラクトフェリン

大腸型や炎症性下痢の起炎菌は表2, 3の高熱型を示す原因微生物に腸管出血性大腸菌を含めたものである. 大腸型の補助診断としてこれらの迅速検査の結果が参考となることがある. 迅速検査の診断特性についてのメタアナリシスの結果を表4にまとめる.

2）便培養検査

一般に便培養の陽性率は1.6〜5.6％とかなり低い[4]が，少なくとも1回以上の血便のあった急性下痢症（水様便≧3回/日）患者における便培養の陽性率は30％以上であるとする報告[6]がある. しかし，仮に便培養陽性で起炎菌を同定できたとしても治療方針に影響がない場合には便培養検査を提出する意義はあまりないため，医療費との関連からも全例にルーチンで便培養検査をする必要はない. 実際に便培養検査を行うべき状況についての共通見解はないが，培養陽性が判明することでマネジメントが変化しうる状況であれば採取することが望ましい. 具体的には表5のような状況が想定される.

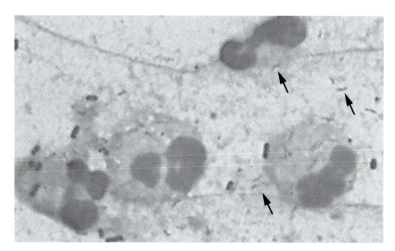

図1　カンピロバクター腸炎の便中白血球とグラム陰性らせん菌
（→など多数）
（Color Atlas⑧参照）

表6　カンピロバクター腸炎におけるグラム染色の診断特性

	感度	特異度	陽性尤度比	陰性尤度比
グラム染色で グラム陰性らせん菌を認める	43.5 %	99.4 %	72.5	0.57
	30.8 %	96.0 %	7.7	0.72
	89 %	99.7 %	296.7	0.11
	58 %	88 %	5.02	0.48

文献8～11を参考に作成．文献にない尤度比は感度・特異度より計算

● ここがポイント

培養はルーチンで採らず，マネジメントが変わるときだけ！

3）便グラム染色

　カンピロバクター腸炎において便グラム染色でグラム陰性らせん菌（gull-wing様の菌体）を検出することは有名である（図1）．診断特性は報告によってさまざま[8〜11]であるが，おおむね診断に有用であると言える（表6）．また，すぐに結果が判明する点も迅速な診断・治療方針の決定において有用である．

● ここがポイント

カンピロバクター腸炎は病歴とグラム染色で診断する．

2. 治療

1 水分摂取

　急性胃腸炎において**最も重要な治療は適切な脱水の補正**である．小児において経口補水液は点滴補水液と比べて，下痢の量・期間を悪化させず，体重増加などにおいてほぼ同等の効果を有し，入院期間を有意に短縮させたとする報告がある[12]．成人でのエビデンスは限られるが，家庭での治療という点を考慮すると点滴よりもやはり経口補水液を用いる方が望ましい．ヒトの水吸収の大部分は小腸上皮細胞のNa-Glu共輸送体を介して吸収されるため，適切な経口補水液（oral rehydration solution：ORS）は水分とともに塩分（Na），糖分（glucose）を含む必要がある．下記に記載するような経口補水液を用いる．補液量は個々の体格や重症度にもよるため一概にはいえないが，水分の喪失量（＝脱水を補正できる量）とするとよく，目安として体重減少の改善，口渇の改善，適切な尿量の確保などを参考にする．

Advanced Lecture

■ 経口補水液は何を用いるべきか

1）浸透圧の観点から

　適切な経口補水液に関してはいまだにコンセンサスを得られていない．浸透圧の観点からは，従来，standard WHO-ORS（311 mOsm/L）が一般的に用いられてきたが，2000年代に小児の非コレラ性下痢において，standard WHO-ORSよりも低浸透圧経口補水液（reduced-osmolality ORS）の方が下痢の量や嘔吐数を減らし，必要点滴量を減量させることが示された[13]．この結果を受けてWHOも小児の非コレラ性下痢においては低浸透圧経口補水液（245 mOsm/L）に推奨を変更している．なお，成人例（特にコレラ性）の場合の適切な補液に関してはエビデンスが乏しく，議論が分かれている[14]．

2）補液に含まれる糖質の形態という観点から

　補液に含まれる糖質の形態という観点では，glucose monomer（グルコース）とglucose polymer（デンプンなど）があり，理論上，後者はゆっくりと分解されるため，その分，腸管内での水分や塩分の吸収が亢進し，下痢を減少させる効果が期待できるとされる．実際にglucose monomer ORS（≦270 mOsm/L or ≧310 mOsm/L）とpolymer-based ORSの比較試験をまとめた報告があり[15]，それによると後者の方が下痢の量が少なく，持続期間も短い傾向にあった．しかし，現時点では対象となった各studyのサンプルサイズや盲検化，フォローアップ法などの問題点からエビデンスレベルはきわめて低く，この結果のみで最適なORSを決定することは困難である．

　余談であるが，患者から「胃腸炎のときは何を食べれば（避ければ）いいですか」と聞かれたら何と答えているだろうか？胃腸炎時の経口摂取に関して，日本ではお粥，欧米ではBRAT食（Bananas, Rice, Applesauce, Toast）が有名であるが，これらのエビデンスは非常に乏しい[16]．しかし，上述のようなpolymer-based ORSの有用性から推測すると，お粥と梅干しに含まれる水分，糖（デンプン），Naは案外下痢には有用なのかもしれない．避けるべきものには強いエビデンスはないが，牛乳や乳製品があげられており[16]，筆者もそのように指導している．

　なお250 mOsmの経口補水液は**図2**のレシピでつくることができる[1]．医学と料理に興味のあ

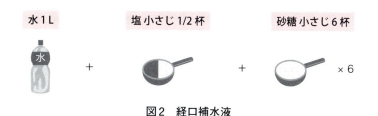

図2　経口補水液

る研修医の先生はぜひつくってみよう！

2 対症療法

1）プロバイオティクス

　急性胃腸炎に対するプロバイオティクスの投与は下痢の持続期間を平均25時間短縮し，第2病日における下痢の回数を平均0.8回減少させたという報告がある[17]．ただし，このメタアナリシスの対象患者の約80％が小児であること，study間の異質性が高いことには注意が必要である．免疫抑制患者では稀に感染症の報告もあるが，免疫正常患者においては重篤な副作用はほとんど報告されておらず，安価でありcost-effectiveといえる．製剤の違いによる有効性の違いや適切な投与期間に関してはエビデンスが限られており，経験的に用いられているところが大きい．

> ● 処方例
> ビオフェルミンR錠®　1回1錠 1日3回 毎食後3日間

2）止痢薬（一般名：ロペラミド）

　炎症性下痢におけるロペラミド（ロペミン®）の使用は罹病期間を長くするという報告がある一方で，抗菌薬併用下で旅行者下痢症患者の下痢期間を短縮させた報告や，消化管内ガス駆除薬（ジメチコン）との併用で非炎症性下痢における下痢期間の短縮や消化管ガスによる不快感の軽減を認めたとする報告もあり[4]，多くの研修医が誤解している「急性胃腸炎に止痢薬は禁忌」というわけではない．

　ロペラミドとプラセボを比較したRCT（ランダム化比較試験）によると，ロペラミドはプラセボよりも有意に下痢の期間を短縮したが，便秘の副作用が多かったとされている[18]．特に高齢者では便秘の頻度が高く，使用は控えた方が無難かもしれない[16]．また，若年者でも2日以上の投与は避け，可能な限り定期内服よりも頓用で処方し，便秘や腹部膨満感を自覚した際には使用を中止するように指導しておく必要がある．

3 抗菌薬

　一般的に急性胃腸炎はウイルス性が多く，自然治療（self-limiting）することがほとんどである点，抗菌薬使用による耐性菌の増加やC. difficile感染症のリスクの増加といった点から抗菌薬は成人の非重症患者においては投与しないことが推奨されている．急性胃腸炎や，類似の症状を呈する疾患で，抗菌薬投与が進められる限定的状況は表7の通りである．

表7 抗菌薬投与を推奨する場合（詳細な用法／用量は成書を参照）

	推奨抗菌薬，代替薬	予想される効果，備考
腸チフス	セフトリアキソン シプロフロキサシンなど	疾患治癒に必要 東南アジアからの輸入感染症ではキノロン耐性株が多い
カンピロバクター腸炎	アジスロマイシン シプロフロキサシンなど	血便が改善する，下痢が短縮する 東南アジアからの輸入感染症ではマクロライドやキノロン耐性株もある
コレラ	ドキシサイクリン アジスロマイシンなど	疾患治癒に必要
C.difficile 腸炎	メトロニダゾール バンコマイシンなど	疾患治癒に必要

症例の続き

　食事摂取歴をよく確認すると居酒屋で鶏の刺身とユッケを摂取していたことがわかった．飲み会ではよく食べているため変わった食べものという認識がなかったとのことだった．便グラム染色を行い，グラム陰性らせん菌を確認し（図1），カンピロバクター腸炎と診断した．

おわりに

　急性胃腸炎の補液，整腸薬など一般的なマネジメントについて概説した．明日からの胃腸炎診療に役立てていただければ幸いである．

文献・参考文献

1) 久高 潤, 他：食中毒及び感染性胃腸炎の病原体と臨床症状. 感染症学雑誌, 79：864–870, 2005
2) 「Mandell, Douglas, and Bennett's Principle and Practice of Infectious Diseases 8th ed」(Bennett JE, et al), Elsevier Saunders, 2014
3) 厚生労働省：平成28年（2016年）食中毒発生状況 http://www.mhlw.go.jp/file/06-Seisakujouhou-11130500-Shokuhinanzenbu/H28jokyo_1-1-2.xls（2018年6月閲覧）
4) Barr W & Smith A：Acute diarrhea. Am Fam Physician, 89：180–189, 2014
5) Gill CJ, et al：Diagnostic accuracy of stool assays for inflammatory bacterial gastroenteritis in developed and resource-poor countries. Clin Infect Dis, 37：365–375, 2003
6) Talan D, et al：Etiology of bloody diarrhea among patients presenting to United States emergency departments：prevalence of Escherichia coli O157：H7 and other enteropathogens. Clin Infect Dis, 32：573–580, 2001
7) DuPont HL：Acute infectious diarrhea in immunocompetent adults. N Engl J Med, 370：1532–1540, 2014
8) Ho DD, et al：Campylobacter enteritis：early diagnosis with Gram's stain. Arch Intern Med, 142：1858–1860, 1982
9) Silletti RP, et al：Role of stool screening tests in diagnosis of inflammatory bacterial enteritis and in selection of specimens likely to yield invasive enteric pathogens. J Clin Microbiol, 34：1161–1165, 1996
10) Wang H & Murdoch DR：Detection of Campylobacter species in faecal samples by direct Gram stain microscopy. Pathology, 36：343–344, 2004
11) Saito N, et al：Validity of Gram Staining of Stool Samples for Diagnosing Campylobacter Enteritis in Patients with Acute Diarrhea. General Medicine, 10：17–21, 2009
12) Fonseca BK, et al：Enteral vs intravenous rehydration therapy for children with gastroenteritis：a meta-analysis of randomized controlled trials. Arch Pediatr Adolesc Med, 158：483–490, 2004

13) Hahn S, et al：Reduced osmolarity oral rehydration solution for treating dehydration caused by acute diar-rhoea in children. Cochrane Database Syst Rev,（1）：CD002847, 2002

14) Suh JS, et al：Recent Advances of Oral Rehydration Therapy（ORT）. Electrolyte Blood Press, 8：82–86, 2010

15) Gregorio GV, et al：Polymer–based oral rehydration solution for treating acute watery diarrhoea. Cochrane Database Syst Rev, 12：CD006519, 2016

16) Alexandraki I & Smetana GW：Acute viral gastroenteritis in adults. UpToDate, 2017（2018年1月23日閲覧）

17) Allen SJ, et al：Probiotics for treating acute infectious diarrhoea. Cochrane Database Syst Rev,（11）：CD003048, 2010

18) Gottlieb T & Heather CS：Diarrhoea in adults（acute）. BMJ Clin Evid, pii：0901, 2011

プロフィール

福盛勇介（Yusuke Fukumori）

洛和会丸太町病院 救急・総合診療科　シニアレジデント

本文中でご紹介した経口補水液はライムなどを入れるとより美味しくなります．水の部分を炭酸でつくってライムを絞るのもオススメですが，もはや経口補水液というよりもジュースです．炭酸がきついので胃腸炎の患者さんには不向きです．

第6章

消化器

第6章 消化器

2. 吐血の対応はどうする？

西口 潤

●Point●

・バイタルサインを大事にする

・Schellong試験を身につけよう

・緊急で内視鏡治療が必要な症例を見極める

・漫然と2nd lookを行わない

・*Helicobacter pylori*感染を意識する

はじめに

吐血は，トライツ靭帯までの上部消化管出血が原因で生じる．出血量が多いと，致死的となるため，出血量や循環動態を確認しながら，すばやい対応が求められる．

緊急で内視鏡検査が必要か，また今後の潰瘍予防のためのマネジメントはどのようにすればよいか学ぶことが大切である．

> **症例**
> 48歳男性．吐血を主訴に来院．血圧176/88 mmHg，脈拍97回/分，呼吸18回/分，体温36.1℃，SpO$_2$ 98％（室内気）．上腹部に圧痛はみられるが，反跳痛，筋性防御はみられなかった．直腸診では，茶色便が付着し，便潜血陰性．Schellong試験では，立位直後，3分後まで血圧低下や脈拍の増加は認められなかったが，その直後に嘔気・ふらつきを訴え，その後大量に吐血した．

1. 緊急内視鏡は必要か？

■ まずは，バイタルサインを確認しよう

上部消化管出血の原因を図に示す．消化性潰瘍，胃・食道静脈瘤，胃炎が多いことがわかる．まず最も大切なのは，循環動態を把握するためのバイタルサインである．

軽度〜中等量の出血量（循環血漿量の15％未満）であれば，安静時に頻脈がみられる．循環血漿量の15％以上出血していると，起立性低血圧（起立時に収縮期血圧が20 mmHg以上，もしく

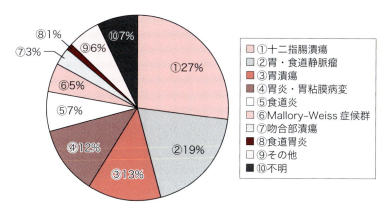

図　上部消化管出血の原因
文献1より作成

表1　Schellong試験で得られた血圧，心拍数からの原因の推定

	収縮期血圧	拡張期血圧	心拍数
循環血漿量減少	↓	→～↓	↑
血管拡張因子	↓	↓	↑
自律神経障害	↓	↓	→

は拡張期血圧10 mmHg以上低下するか，心拍数が20回/分以上増加する）がみられる．循環血漿量の40％以上失血すると，臥位でも血圧低下がみられる[2]．バイタルサインが崩れているときには補液し，輸血をオーダー・投与しながら緊急内視鏡検査を施行する必要がある．

また，一見バイタルサインが安定していても，Schellong試験は行い，血行動態を把握することは必須である．

● ここがポイント
バイタルサイン以外にも，Schellong試験を確認する！

　Schellong試験とは，起立性低血圧を診断する方法の1つであり，5分以上安静臥位にした後，静かに起立させ，2～5分後に血圧を測定するものである．収縮期血圧が20 mmHg以上低下，もしくは拡張期血圧が10 mmHg以上低下すれば「陽性」である[3]．
　循環血漿量低下に対しては，心拍数が30回/分以上増加する方が血圧低下より感度は高い．
　血圧，心拍数の関係を表1に示す．

2 上部消化管内視鏡検査の要否を予測する因子

　バイタルサインが不安定，活動性の出血がある，食道静脈瘤が疑われる，高齢者や基礎疾患があり余力がないなどの場合は，緊急内視鏡検査が必要である．そのほかの予測する因子を表2にまとめる[4]．項目のなかにあるBlatchfordスコアに関しては，表3にまとめた．2点以下であれば低リスクであり緊急内視鏡検査は必要ない．
　これらの項目を組合わせて判断することが必要である．

表2 緊急上部消化管内視鏡検査の要否を予測する因子

	感度	特異度	LR＋	LR－
病歴・既往歴				
悪性腫瘍や肝硬変の既往	22（14-28）	94（92-96）	3.7（1.6-8.8）	0.83（0.72-0.97）
肝硬変	15（12-18）	95（94-97）	3.2（2.1-4.9）	0.89（0.85-0.94）
失神	8（6-10）	98（97-98）	3.0（1.7-5.4）	0.96（0.91-0.98）
鎮痛薬の使用	13（8-19）	95（94-96）	3.0（1.7-5.4）	0.92（0.84-0.99）
コーヒー残渣様吐物を嘔吐	7（4-10）	83（82-84）	0.41（0.26-0.64）	1.1（1.1-1.2）
鮮血下血	2（1-4）	92（91-93）	0.22（0.09-0.53）	1.1（1.0-1.1）
徴候				
脈拍数≧100回／分	71（60-70）	86（82-89）	4.9（3.2-7.6）	0.34（0.22-0.53）
経鼻胃管から赤色血液	77（57-90）	76（32-95）	3.1（1.2-14）	0.32（0.17-0.57）
ショック	78（56-90）	71（46-88）	2.8（1.1-7.2）	0.32（0.10-0.96）
経鼻胃管から赤色かコーヒー残渣様液体	81（67-89）	55（19-87）	2.0（1.0-4.0）	0.40（0.20-0.81）
低血圧	55-59	43-89	1.2-4.8	0.51-0.78
検査所見				
Hb＜8 g/dL	65-68	88-89	4.5-6.2	0.36-0.41
BUN＞90 mg/dL	63（52-72）	83（79-86）	3.6（2.4-5.5）	0.45（0.31-0.65）
WBC＞12,000/μL	61（52-72）	82（78-86）	3.4（2.2-5.1）	0.48（0.34-0.68）
Blatchford スコア 0点	99.6（99.0-100）	15（5-25）	1.2（1.0-1.3）	0.02（0-0.05）
Blatchford スコア 2点以下	98（92-99）	27（11-53）	1.4（1.1-1.8）	0.08（0.01-0.41）

■：確定診断的な所見，■：可能性はかなり上がる，■：可能性は上がる，■：可能性は下がる，■：除外診断的な所見．
文献4より引用．Blatchford スコアの項目は著者追加

2. 上部消化管内視鏡検査抜きで静脈瘤破裂のリスクを評価する

　肝硬変などで門脈圧が亢進していると（主に食道）静脈瘤が形成される．静脈瘤のほかの門脈圧亢進の所見としては，巨脾，腹壁上に現れる特徴的な静脈性側副血行路，腹水などがある．

　上部消化管内視鏡検査を行い，リスク評価するのが一般的ではあるが，内視鏡検査抜きでリスクを評価したい場合も実際あると思われる．その際の非侵襲的な検査に関しては一定した見解は得られていないが，さまざまな取り組みはある．

　肝右葉径（mm）・血清アルブミン（mg/dL）比と血小板数（/μL）・脾臓径（mm）の比は，静脈瘤の大きさに相関があった，と複数の報告がある．肝右葉径は，鎖骨中線上で，脾臓径は縦径を測定する．肝右葉・血清アルブミン比の cut off 値を4.425にすると，感度83.1％，特異度73.9％との報告[6]や，3.43にすると，感度95％，特異度80％であったとの報告[7]がある．血小板数・脾臓径の比の cut off 値を1,847とすると，感度95％，特異度93％であった[7]．

　破裂のリスクが年間20〜30％である径が3 mm以上ある食道静脈瘤に対するCTでの検出感度は92％，陰性的中率は98％であり，内視鏡検査よりも費用対効果が高い，との報告[8]もある．

　また，日本からの文献でドプラーエコー検査において静脈瘤患者では脾静脈の血流量／うっ血係数比が有意に高かったという報告[9]もある．

表3 Blatchford スコア

項目		点数
BUN（mg/dL）	〜18.2	0
	18.2〜22.3	2
	22.4〜27.9	3
	28.0〜69.9	4
	70.0〜	6
Hb（男性）（g/dL）	13.0〜	0
	12.0〜12.9	1
	10.0〜11.9	3
	〜9.9	6
Hb（女性）（g/dL）	12.0〜	0
	10.0〜11.9	1
	〜9.9	6
収縮期血圧（mmHg）	110〜	0
	100〜109	1
	90〜99	2
	〜89	3
脈拍数（回／分）	100〜	1
黒色便		1
失神		2
肝硬変		2
心不全		2

文献5を参考に作成

3. 2nd look は必要か？

　2nd look とは，出血が持続していないかを確認するために，内視鏡検査施行後24時間以内に再度上部消化管内視鏡検査を行うことである．どのような場合に2nd lookすべきか，という見解は定まっていない．全例ルーティンに行っても，再出血の頻度に変化はみられず[10]，死亡率や手術となった症例数に差はみられなかった[11]．静脈瘤以外の出血源に対しては，熱凝固による止血をした場合に再出血の見逃しを予防するための2nd look は有用だが，薬剤局所注入においては意義がなかった[12]とされていたり，NSAIDsの使用，5単位以上の輸血をする群は，ハイリスク群とされ，注意を払うべきとされている[13]．また，初回の上部消化管内視鏡検査で，血液や血餅により観察が不十分であった場合，初期対応した内視鏡医の最適な治療が行えていない場合などは勧められている[14]．

　もちろん，初回の治療での見逃しがないかを確認したり，治療介入を行う場合に，再出血した場合には，くり返し内視鏡検査は必要である．

4. 絶食期間はどのくらいが適切か？

　絶食はいつまで必要かは，明確な基準は設けられていない．だが，原因別に対応を分けたほう

表4 消化性潰瘍の原因

感染		術後	
Helicobacer pylori		胃前庭部切除	
単純ヘルペスウイルス		胃バイパス術後	
サイトメガロウイルス		**機能性**	
Helicobacter heilmannii		十二指腸閉塞	
その他の感染：結核，梅毒など		**放射線療法**	
薬剤		**浸潤性疾患**	
NSAIDsや低用量も含めたアスピリン		サルコイドーシス	
ビスホスホネート製剤（特にNSAIDsと組合わせた場合）		Crohn病	
クロピドグレル		**特発性**	
シロリムス		慢性疾患の代償や急性多臓器障害に併発した潰瘍	
スピロノラクトン		集中治療室でのストレス性潰瘍	
ミコフェノール酸モフェチル		肝硬変	
塩化カリウム		臓器移植	
化学療法		腎不全	
ホルモンやメディエーター介在		COPD	
ガストリノーマ（Zollinger-Ellison syndrome）			
全身性肥満細胞症			
骨髄増殖性疾患での好塩基球増加症			
ガストリンを介する幽門の機能亢進			

がよいという報告がある．胃粘膜びらん，食道炎，Mallory–Weiss症候群，血管異形成，胃・十二指腸潰瘍のForrest分類Ⅱc，Ⅲの病変は，内視鏡的治療が不要であり，食事をすぐに再開してよく，胃・十二指腸潰瘍のForrest分類Ⅰ～Ⅱbは内視鏡的治療が必要な状態であり，48時間絶食が必要である．その後再出血がなければ食事再開するのが望ましいとされている[15]．Forrest分類に関しては，消化性潰瘍診療ガイドライン2015（改訂第2版）[16]や文献17を参照してもらいたい．

5. ピロリチェックはどこまで必要か？

消化性潰瘍において，原因を表4に示す．*Helicobacter pylori*感染とNSAIDs使用は二大原因である．潰瘍病変のある患者では，胃癌のリスク因子であることから，ピロリチェックは全例行った方がよいとされている．

出血している患者では，止血が得られれば，尿素呼気試験を施行すべきであり，感度86％である[18]．胃酸抑制薬を使用すると感度が落ちるため，できるだけ尿素呼気試験は入院当初に行うべきであるが，吐血患者では難しい．また，便に血液が混入していると，便中抗原測定法は特異度を欠く検査となる[19]．抗体測定法も感染確認の方法の1つではあるが，キットの種類により差が生じることもあり，不正確であることから，初回のピロリ菌診断には推奨されない[20]．そのため，初回検査で陰性であった場合，NSAIDs使用などの原因がなければ，止血が得られ，PPIを中止した1～2週間後に再度行うべきである．

6. 除菌はいつすべきか

　H.pylori 感染を確認した後，いつから除菌すべきか，悩ましいと思われる．*H.pylori* の除菌が，潰瘍治療に寄与することもあり，経口摂取再開の時期に除菌を開始することで再出血を予防するのに費用対効果が高いとされている[21]．また，退院前に開始することで，除菌の機会損失を防ぐことができる．

おわりに

　吐血は，救急外来でよく遭遇する疾患だが，コンセンサスが得られていないポイントも多い．バイタルを安定させる初期治療から，その後の治療まで行えるところをめざしていくことが大切である．

文献・参考文献

1) Midgley RC & Cantor D：Upper gastrointestinal hemorrhage--diagnosis and management. West J Med, 127：371-377, 1977

2) Cappell MS & Friedel D：Initial management of acute upper gastrointestinal bleeding：from initial evaluation up to gastrointestinal endoscopy. Med Clin North Am, 92：491-509, xi, 2008

3) Freeman R, et al：Consensus statement on the definition of orthostatic hypotension, neurally mediated syncope and the postural tachycardia syndrome. Clin Auton Res, 21：69-72, 2011

4) Srygley FD, et al：Does this patient have a severe upper gastrointestinal bleed? JAMA, 307：1072-1079, 2012

5) Blatchford O, et al：A risk score to predict need for treatment for upper-gastrointestinal haemorrhage. Lancet, 356：1318-1321, 2000

6) Alempijevic T, et al：Right liver lobe/albumin ratio：contribution to non-invasive assessment of portal hypertension. World J Gastroenterol, 13：5331-5335, 2007

7) El Ray A, et al：NON-INVASIVE PREDICTORS FOR THE PRESENCE, GRADE AND RISK OF BLEEDING FROM ESOPHAGEAL VARICES IN PATIENTS WITH POST-HEPATITIC CIRRHOSIS. J Egypt Soc Parasitol, 45：421-428, 2015

8) Lotfipour AK, et al：The cost of screening esophageal varices：traditional endoscopy versus computed tomography. J Comput Assist Tomogr, 38：963-967, 2014

9) Tsubaki T, et al：Values of Doppler sonography predicts high risk variceal bleeding in patients with viral cirrhosis. Hepatogastroenterology, 54：96-99, 2007

10) Messmann H, et al：Can an early second-look endoscopy reduce recurrent bleeding of gastric or duodenal ulcers? Gastrointest Endosc, 43：A255, 1996

11) Tsoi KK, et al：Endoscopy for upper gastrointestinal bleeding：is routine second-look necessary? Nat Rev Gastroenterol Hepatol, 6：717-722, 2009

12) Chiu PW：Second look endoscopy in acute non-variceal upper gastrointestinal bleeding. Best Pract Res Clin Gastroenterol, 27：905-911, 2013

13) Kim SB, et al：Risk Factors Associated with Rebleeding in Patients with High Risk Peptic Ulcer Bleeding：Focusing on the Role of Second Look Endoscopy. Dig Dis Sci, 61：517-522, 2016

14) Barkun AN, et al：International consensus recommendations on the management of patients with nonvariceal upper gastrointestinal bleeding. Ann Intern Med, 152：101-113, 2010

15) Hébuterne X & Vanbiervliet G：Feeding the patients with upper gastrointestinal bleeding. Curr Opin Clin Nutr Metab Care, 14：197-201, 2011

16) 「消化性潰瘍診療ガイドライン2015（改訂第2版）」（日本消化管学会/編），南江堂，2015：http://www.jsge.or.jp/guideline/guideline/pdf/syoukasei2_re.pdf#page=28

17) Kohler B & Riemann JF：Upper GI-bleeding--value and consequences of emergency endoscopy and endoscopic treatment. Hepatogastroenterology, 38：198-200, 1991

18) Gisbert JP, et al：13C-urea breath test during hospitalization for the diagnosis of Helicobacter pylori infec-

tion in peptic ulcer bleeding. Helicobacter, 12：231–237, 2007
19）Lin HJ, et al：Helicobacter pylori stool antigen test in patients with bleeding peptic ulcers. Helicobacter, 9：663–668, 2004
20）Gisbert JP & Abraira V：Accuracy of Helicobacter pylori diagnostic tests in patients with bleeding peptic ulcer：a systematic review and meta–analysis. Am J Gastroenterol, 101：848–863, 2006
21）Gené E, et al：What is the best strategy for diagnosis and treatment of Helicobacter pylori in the prevention of recurrent peptic ulcer bleeding? A cost–effectiveness analysis. Value Health, 12：759–762, 2009

プロフィール

西口　潤（Megumi Nishiguchi）
洛和会丸太町病院 救急・総合診療科

第6章 消化器

3. 下血にはどうやってアプローチする？

島 惇

● Point ●

・循環動態が不安定な血便では，まず上部消化管出血を除外する

・下部消化管出血の死亡率は上部消化管出血と比較して低く，自然止血することが多い

・上下部内視鏡で出血源が明らかでない消化管出血は小腸出血を疑う

・NSAIDsは上部消化管出血だけではなく，下部消化管出血の原因としても重要である

はじめに

　下部消化管出血はトライツ靱帯よりも肛門側からの出血と定義され[1]，消化管出血全体の約30〜40％を占める[2]．下部消化管出血は典型的には血便となることが多いが，約17％で黒色便にもなり[3]，逆に活動性の高い上部消化管出血では消化管への滞在時間が短く，血便を呈することもある[1]ため，便の色のみで出血部位を断定することはできない．本稿では，症例を通して下部消化管出血の原因やそのアプローチについて解説する．

症例

58歳男性．半年前に急性心筋梗塞を発症し，アスピリン（バイアスピリン®），クロピドグレル（プラビックス®）を内服中．来院日の朝に急性の鮮血便（少量）を認めたため，同日午後に救急外来を受診した．来院時は症状・出血なく，仰臥位で血圧134/82 mmHg，脈拍67回/分．採血でヘモグロビン 13.2 mg/dLと貧血の進行はなく，腹部単純CTでは大腸憩室が多発している．

指導医：診断とマネジメントはどうしますか？

初期研修医：憩室出血だと思います．バイタルも採血も問題なく，活動性出血もないみたいですし，抗血小板薬はいったん，両方とも中止として，カルバゾクロムスルホン酸ナトリウム（アドナ®）・トラネキサム酸（トランサミン®）を点滴，経過観察入院として，明日消化器内科に相談でどうでしょうか？

指導医：直腸診・肛門鏡と起立負荷試験はした？

初期研修医：….

起立負荷試験で血圧85/42 mmHg，脈拍102回/分と血圧低下を認め，患者は前失神となった．直腸診では鮮血便を認め，肛門鏡では異常を認めなかった．急速補液を開始したが血圧改善せず，上部消化管出血の否定のため胃管を挿入したところ，黒色の胃内容物は認めなかった．

表1 成人における下部消化管出血の原因

原因	割合（%）
憩室出血	30〜65
虚血性腸炎	5〜20
痔核	5〜20
大腸ポリープ/大腸癌	2〜15
angioectasia	5〜10
ポリペクトミー後	2〜7
炎症性腸疾患	3〜5
感染性腸炎	2〜5
宿便性潰瘍	0〜5
直腸潰瘍	0〜3
放射線腸炎	0〜2
NSAID	0〜2
Dieulafoy潰瘍	稀

文献1より引用

表2 下部消化管出血の鑑別ポイント

疾患	症状・キーワード
憩室出血	急性発症，腹痛を伴わない下血
angioectasia （毛細血管が拡張した血管性病変）	慢性・再発性で腹痛を伴わない下血．鉄欠乏性貧血
虚血性腸炎	心血管系リスクの高い患者の急性の下腹部痛に続く血性下痢
感染性腸炎	感染リスクの食事（生肉・生卵など），海外渡航歴，男性間性交渉者（赤痢アメーバ症），抗菌薬へ曝露後の発熱・血性下痢
炎症性腸疾患	再発性の腹痛，体重減少を伴う血性下痢．貧血
大腸癌	慢性・緩徐進行性の出血 排便習慣の変化，鉄欠乏性貧血
ポリペクトミー，生検後	処置後30日以内の出血．自然止血
痔核	肛門の瘙痒感，腸管蠕動に伴う出血．通常無痛性だが，血栓性外痔核になると有痛性
放射線腸炎	放射線照射後，数カ月〜数年で発症

文献4を参考に作成

引き続き施行した緊急下部消化管内視鏡検査で大腸憩室からの活動性出血を認め，内視鏡的止血後に入院となった．循環器内科・消化器内科の協議のうえ，急性期のクロピドグレルは中止，アスピリンのみ内服継続となった．

1. 下部消化管出血の原因

　下部消化管出血の原因として憩室出血が最多であり，虚血性腸炎，痔核がそれに次ぐ（**表1**）[1]．それぞれの疾患の鑑別診断のポイントを示す（**表2**）[4]．ここでは，遭遇する頻度の高い憩室出血，痔核，虚血性腸炎，急性出血性直腸潰瘍について解説する．特に出血性ショックをきたす下部消

化管出血として，救急外来では憩室出血，寝たきりの入院患者では急性出血性直腸潰瘍は記憶しておく．

1 憩室出血

急性発症の無痛性の血便を呈することが多いが，右側結腸からの緩徐な出血では黒色便となりうる[5]．

憩室炎と憩室出血の合併は稀であるため，腹痛があれば憩室出血は否定的である．本邦におけるコホート研究では，大腸憩室保有者の累積出血率は，約0.2％/年，約2％/5年，約10％/10年であり[6]，重大な出血は憩室保有者の3〜5％に生じる[5]．

また，下部消化管出血の入院中死亡率は2.5％であるが，大腸憩室出血の死亡率は0.7％であるため，ほかの下部消化管出血に比較して死亡率は低い[7]．憩室出血は保存的治療により70〜80％で自然止血する[5]ため，循環動態が安定し止血が得られていれば緊急の下部消化管内視鏡検査は不要である．再出血率は22〜38％[5]であり，後述するように再発予防のためNSAIDs（non-steroidal anti-inflammatory drugs）の中止が推奨される[8]．最大50％で3度目の出血を経験する可能性があり，憩室炎と同様，2度目の発症以降は外科手術も考慮される[5]．

2 痔核

症状として血便（約60％），瘙痒感（約55％），肛門周囲の違和感（約20％），下着の汚れ（約10％）がある[9]．肛門鏡は直腸肛門疾患の99％以上を同定できるため，痔核を疑った患者全例で施行すべき[10]である．

3 虚血性腸炎

50〜70歳代の中年〜高齢者に多く，急性の腹痛で発症し，24時間以内に血便を認めるのが典型的である[11]が，腹痛を伴わず下痢や血便のみを呈する患者もいる[12]．発症部位は左側結腸に多く，右側結腸に限局した発生は26％と報告され，そのほかの発症部位と比較し死亡率や手術率が高いとされる[13]．また，直腸病変は左側結腸に連続し10％に認められるが，直腸単独での発症はない[14]．腹部エコー，腹部CTはともに感度の高い検査であるが，腸管の壁肥厚や周囲の脂肪織濃度上昇は，炎症性腸疾患や感染性腸炎でも認めるため非特異的な所見である．よって，それらとの鑑別には，病歴や便培養に加えて，画像検査では上述の好発部位が重要であり，特に虚血性腸炎で認められるカラードプラーでの腸管壁の血流低下は炎症性腸疾患との鑑別に有用である[14]．診断確定のゴールドスタンダードは下部消化管内視鏡検査であるが，大腸の拡張による虚血や穿孔のリスクがあるため，その適応と時期は消化器内科医と相談するのが望ましい．多くの症例で保存的治療が可能であるが発熱や腹部所見，アシドーシスの進行は密にモニタリングし，24〜48時間以内に改善がない場合は画像検査などの再評価を行う[12]．

4 急性出血性直腸潰瘍

急性出血性直腸潰瘍は，突然発症，無痛性の直腸からの大量出血をきたすもので，寝たきりの重症な高齢患者に多い[13]．大量出血をきたす下部消化管出血の2.8％を占め[15]，ときに致命的となりうる．治療としては内視鏡的クリッピングや経肛門的結紮術などがある[16]．

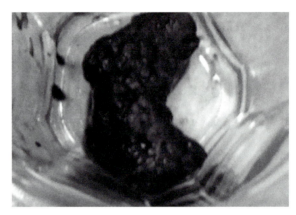

図1　小腸癌（上部空腸）による黒色便
筆者自験例（Color Atlas ⑨参照）

表3　小腸出血の原因

common	40歳未満	炎症性腸疾患，Dieulafoy潰瘍，腫瘍，Meckel憩室，ポリポーシス
	40歳以上	angioectasia，Dieulafoy潰瘍，腫瘍，NSAIDs潰瘍
rare		Henoch-Schönlein紫斑病，小腸静脈瘤，門脈圧亢進腸症，アミロイドーシス，Osler-Weber-Rendu病，大動脈腸管瘻 など

文献18を参考に作成

5 小腸出血

　消化管出血のなかで上下部内視鏡検査で出血源が明らかでない場合は小腸出血を疑う．小腸出血はトライツ靱帯から回盲部までの出血と定義され，消化管出血に占める頻度は約5％[17]である．筆者が経験した小腸癌（上部空腸）による黒色便の写真を示す（図1）．このように便の色からの小腸出血の推測は困難である．原因疾患として表3の疾患があげられ[18]，なかでもangioectasia（毛細血管が拡張した血管病変）が最多であり，20〜30％を占める[17]．また，後述するようにNSAIDsの使用も原因となる．

2. 下部消化管へのアプローチ

　下部消化管出血を疑った際のアプローチの一例を示す（図2）．
　下部消化管出血をみた場合，上部消化管出血と同様，まずは原因検索と並行し，バイタルの安定化が最優先である．下部消化管出血の自然止血は80〜85％[19]，死亡率は2.5％[7]であり上部消化管出血に比較して緊急度は低いことが多い．しかし本症例のように一見軽症そうな患者であっても，起立負荷試験（起立性低血圧：立位3分以内の収縮期血圧20 mmHg以上もしくは拡張期血圧10 mmHg以上の低下，心拍数が20回/分以上増加すると定義）で著明な血圧低下をきたす消化管出血の例はしばしば経験する．下血量やヘモグロビンの値（急性出血ではヘモグロビンは低下しない）に騙されず，ふらつき，立ちくらみなどの症状に加え，冷汗触知や起立負荷試験により循環血漿量の低下を見逃さないことが重要である．

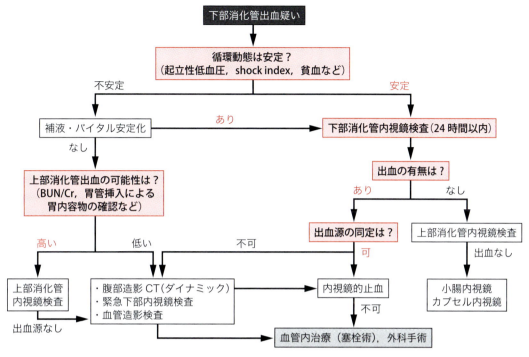

図2　下部消化管出血へのアプローチ案
筆者作成

●ここがピットフォール

起立負荷試験をするまで血圧正常とは思わない！

なお，起立負荷試験は可能なら必ず立位で行い，不可能な場合でも端座位で下肢をおろした状態で行うことが望ましい．

また出血のリスクとなる薬剤，特にNSAIDs，抗血小板薬，抗凝固薬の使用歴の有無は必ず確認する[1]．なお，鉄剤内服による黒色便は有名であるが，リファンピシン内服中にも着色便となり（図3），患者や家族が血便と誤って受診する可能性があるため，注意が必要である．

診察では，一般的な身体診察に加えて，直腸診による便の色の確認および可能なら便潜血を施行する．また直腸・肛門疾患を疑えば肛門鏡も施行する．注意点として，前述したように大量の上部消化管出血では血便を呈することがあるため，循環動態が不安定な症例では下部消化管内視鏡検査に先行して，胃管の挿入による胃内容物の確認や上部消化管内視鏡検査を施行することを考慮すべき[1,8]である．

●ここがポイント

血圧が不安定な鮮血便ではまずは上部消化管出血を否定する！

一方，下部内視鏡検査は，出血源の同定と治療介入のため，急性下部消化管出血をきたした患者ほぼ全例に初期検査として施行すべきとされるが，全例を緊急で施行する必要はなく，受診後24時間以内に適切な前処置の後に施行することが推奨されている[8]．なお，稀な消化管出血の原因として膵管出血，胆道出血，大動脈腸管瘻などがあるため，出血源の同定ができない場合はこ

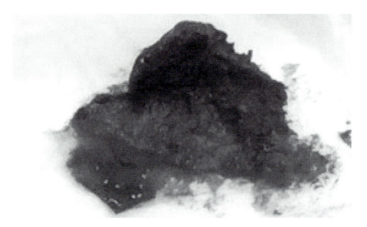

図3 リファンピシンによる着色便
筆者自験例（Color Atlas⑩参照）

れらの疾患も考慮して造影CTを撮影する必要がある．

Advanced Lecture

1 NSAIDsと下部消化管出血の関連〜クスリはリスク〜

　NSAIDsが上部消化管出血のリスクとなることは有名であるが，実はNSAIDsによる小腸粘膜への傷害の頻度や重症度は上部消化管へのそれと同等とされる[20]．実際，NSAIDs使用者，非使用者における小腸潰瘍の頻度はそれぞれ8.4％と0.6％とNSAIDs使用者に有意に多い[21]ため，NSAIDsは小腸出血の原因としても重要である．また，NSAIDsは憩室出血の重要なリスク要因（RR＝2.24）である[22]．NSAIDs使用中に大腸憩室出血で入院した患者において，退院後12カ月目の再発率は，NSAIDs中止群で9.4％，継続群で77％であり，中止により有意に再出血を抑制できる[23]．よって可能なら退院時までに内服を中止し代替薬への変更などを試みる．なお，セレコキシブなどのCOX2選択的阻害薬も同様に下部消化管出血のリスクとなる[24]ため代替薬としては使用しない．以上のように，NSAIDsは上部消化管出血だけではなく，下部消化管出血の原因としても重要である[20]．

●ここがポイント
NSAIDs使用者では"上"も"下"も考える！

2 消化管出血はとりあえずアドナ®・トランサミン®でいいですか？

　トラネキサム酸（トランサミン®）は1962年に日本人が開発した薬である．外傷による全死亡率[25]や産後出血[26]による死亡率を減らすなど，その有効性が示される一方，消化管出血に対するトラネキサム酸のデータは限定的であり，その有用性と有害性に対しては依然不明なままである[27]．最近では止血が得られにくい消化管出血（上下部）への使用で輸血量の必要量を減らす[27]など有用性を示唆する論文もあるため，症例ごとによる検討が必要であるが，少なくとも消化管出血全例に対するルーチンのトラネキサム酸投与は推奨されていない[28]．なお，現在，上下

部消化管出血（N＝8,000）に対するトラネキサム酸投与の有用性を調査する二重盲検化無作為試験（HALT-IT trial）が進行中[29]であり，その結果を期待したい．また，カルバゾクロムスルホン酸ナトリウム（アドナ®）に関しては筆者が検索した限り消化管出血への有効性を評価した論文はなく，その有効性は不明である．

❸ 抗血小板薬内服中の下部消化管出血は？

抗血小板薬による下部消化管出血のリスクは上部消化管出血の約3倍[1]である．二次予防としてアスピリンを内服している患者に下部消化管出血が生じた場合，アスピリンを継続した患者の方が中止した患者に比較して有意に5年以内の再出血の割合が高い（18.9％ VS 6.9％）とされる一方，重大な心血管系イベントや死亡率は継続群で有意に低くなる[30]．よって急性の下部消化管出血において，二次予防としてのアスピリンは中止すべきでない[1]．また冠動脈ステント留置後で抗血小板薬二剤併用療法（dual antiplatelet therapy：DAPT）を受けている患者の下部消化管出血では，アスピリンのみを継続とし，心血管系のリスクの高い患者を除いては，本症例のようにアスピリン以外の抗血小板薬を1〜7日休薬する[31]．しかし，いずれの場合も，抗血小板薬の継続・中止に関しては，自施設の消化器・循環器科の医師に十分相談のうえで決定する必要があり，安易に継続・中止すべきではない．

おわりに

下部消化管出血は，ERや病棟でも遭遇する機会が多いため，上部消化管出血とあわせて，その原因とマネジメントについてはよく理解しておく必要がある．

文献・参考文献

1) Gralnek IM, et al：Acute Lower Gastrointestinal Bleeding. N Engl J Med, 376：1054-1063, 2017
2) Peery AF, et al：Burden of Gastrointestinal, Liver, and Pancreatic Diseases in the United States. Gastroenterology, 149：1731-1741.e3, 2015
3) Richter JM, et al：Effectiveness of current technology in the diagnosis and management of lower gastrointestinal hemorrhage. Gastrointest Endosc, 41：93-98, 1995
4) Wilkins T, et al：Diverticular bleeding. Am Fam Physician, 80：977-983, 2009
5) Stollman N & Raskin JB：Diverticular disease of the colon. Lancet, 363：631-639, 2004
6) Niikura R, et al：Natural history of bleeding risk in colonic diverticulosis patients：a long-term colonoscopy-based cohort study. Aliment Pharmacol Ther, 41：888-894, 2015
7) Niikura R, et al：Factors affecting in hospital mortality in patients with lower gastrointestinal tract bleeding：a retrospective study using a national database in Japan. J Gastroenterol, 50：533-540, 2015
8) Strate LL & Gralnek IM：ACG Clinical Guideline：Management of Patients With Acute Lower Gastrointestinal Bleeding. Am J Gastroenterol, 111：459-474, 2016
9) Jacobs D：Clinical practice. Hemorrhoids. N Engl J Med, 371：944-951, 2014
10) Kelly SM, et al：A prospective comparison of anoscopy and fiberendoscopy in detecting anal lesions. J Clin Gastroenterol, 8：658-660, 1986
11) FitzGerald JF & Hernandez Iii LO：Ischemic colitis. Clin Colon Rectal Surg, 28：93-98, 2015
12) Washington C & Carmichael JC：Management of ischemic colitis. Clin Colon Rectal Surg, 25：228-235, 2012
13) Sotiriadis J, et al：Ischemic colitis has a worse prognosis when isolated to the right side of the colon. Am J Gastroenterol, 102：2247-2252, 2007
14) Ripollés T, et al：Sonographic findings in ischemic colitis in 58 patients. AJR Am J Roentgenol, 184：777-785, 2005

15) Tseng CA, et al：Acute hemorrhagic rectal ulcer syndrome：a new clinical entity? Report of 19 cases and review of the literature. Dis Colon Rectum, 47：895-903；discussion 903-5, 2004

16) Motomura Y, et al：Clinical and endoscopic characteristics of acute haemorrhagic rectal ulcer, and endoscopic haemostatic treatment：a retrospective study of 95 patients. Colorectal Dis, 12：e320-e325, 2010

17) Gurudu SR, et al：The role of endoscopy in the management of suspected small-bowel bleeding. Gastrointest Endosc, 85：22-31, 2017

18) Gerson LB, et al：ACG Clinical Guideline：Diagnosis and Management of Small Bowel Bleeding. Am J Gastroenterol, 110：1265-87；quiz 1288, 2015

19) Farrell JJ & Friedman LS：Review article：the management of lower gastrointestinal bleeding. Aliment Pharmacol Ther, 21：1281-1298, 2005

20) Shin SJ, et al：Non-steroidal anti-inflammatory drug-induced enteropathy. Intest Res, 15：446-455, 2017

21) Allison MC, et al：Gastrointestinal damage associated with the use of nonsteroidal antiinflammatory drugs. N Engl J Med, 327：749-754, 1992

22) Yuhara H, et al：Aspirin and non-aspirin NSAIDs increase risk of colonic diverticular bleeding：a systematic review and meta-analysis. J Gastroenterol, 49：992-1000, 2014

23) Nagata N, et al：Impact of discontinuing non-steroidal antiinflammatory drugs on long-term recurrence in colonic diverticular bleeding. World J Gastroenterol, 21：1292-1298, 2015

24) Nagata N, et al：Lower GI bleeding risk of nonsteroidal anti-inflammatory drugs and antiplatelet drug use alone and the effect of combined therapy. Gastrointest Endosc, 80：1124-1131, 2014

25) Shakur H, et al：Effects of tranexamic acid on death, vascular occlusive events, and blood transfusion in trauma patients with significant haemorrhage（CRASH-2）：a randomised, placebo-controlled trial. Lancet, 376：23-32, 2010

26) WOMAN Trial Collaborators：Effect of early tranexamic acid administration on mortality, hysterectomy, and other morbidities in women with post-partum haemorrhage（WOMAN）：an international, randomised, double-blind, placebo-controlled trial. Lancet, 389：2105-2116, 2017

27) Stollings JL, et al：Tranexamic acid for refractory gastrointestinal bleeds：A cohort study. J Crit Care, 43：128-132, 2018

28) Manno D, et al：How effective is tranexamic acid for acute gastrointestinal bleeding? BMJ, 348：g1421, 2014

29) Roberts I, et al：HALT-IT--tranexamic acid for the treatment of gastrointestinal bleeding：study protocol for a randomised controlled trial. Trials, 15：450, 2014

30) Chan FK, et al：Risks of Bleeding Recurrence and Cardiovascular Events With Continued Aspirin Use After Lower Gastrointestinal Hemorrhage. Gastroenterology, 151：271-277, 2016

31) Eisenberg MJ, et al：Safety of short-term discontinuation of antiplatelet therapy in patients with drug-eluting stents. Circulation, 119：1634-1642, 2009

プロフィール

島　惇（Atsushi Shima）
名古屋掖済会病院救命救急センター／洛和会丸太町病院 救急・総合診療科　非常勤医師

第6章　消化器

4. 腸閉塞の診断とマネジメントの流れは どう押さえる？

山下恵実

● Point ●

・腸閉塞は，病歴聴取・診察とエコーですばやく診断する

・診断がついたら，CTで閉塞部位を確認し，腸閉塞の原因と腸管虚血・壊死の有無を評価する

・腸閉塞のマネジメントでは，外科的治療の必要性を遅れずに判断することが最も大切である

はじめに

　腸閉塞は救急外来からの入院の4％[1]，急性腹症で入院となる患者の12〜16％を占める[2]とされるcommonな疾患である．また，緊急手術の約20％を占める[1]重篤な疾患である．救急外来診療にあたる初期研修医の読者には，腸閉塞の診断とマネジメントの基本的な流れを押さえてもらいたい．

症例

85歳女性．受診当日朝からの間欠的腹痛，嘔吐．徐々に増悪し持続痛となり救急要請．

研修医：腹痛で救急搬送されたAさんは，CTを撮ったらイレウスでした．イレウスなので消化器内科にコンサルトしようと思います．

指導医：ちょっと待って．腸閉塞の原因は何ですか？

研修医：原因，ですか…？

指導医：先生は，何をみるためにCTを撮ったの？ これは絞扼性腸閉塞ですね．急いで術前検査を追加して，消化器外科に相談しましょう．

1. 最低限知っておきたい腸閉塞の基礎知識

1 "腸閉塞" と "イレウス"

　日本語では"腸閉塞"と"イレウス"という単語が混同されているのをよくみかけるが，正確には腸閉塞（bowel obstruction）は機械的な狭窄や通過障害であり，イレウス（ileus）は腸管の機能的な蠕動低下や麻痺を指す．

表1 腸閉塞の原因

小腸閉塞		大腸閉塞	
癒着性	75％	悪性腫瘍	59％
外ヘルニア	15％	結腸捻転	10〜15％
悪性腫瘍	5〜10％	憩室症による癒着	5〜10％
その他 　内ヘルニア，腸捻転， 　異物など		その他 　糞便など	

文献3を参考に作成

表2 小腸閉塞での腹部X線所見

臥位	立位または左側臥位
①径3cm（2.5cm）以上の小腸拡張	①複数のニボー
②胃の拡張	②ニボー＞2.5cm
③結腸に比して小腸が拡張	③同一小腸ループ内で高さが異なるニボー
④stretch sign	④string of beads sign
⑤結腸ガスの欠如	＊上記4つの所見が揃うと感度・特異度が 　非常に高い[6]
⑥腹部ガスの欠如	
⑦pseudotumor sign	

文献2より引用

2 腸閉塞の疫学

　原因（表1）によって治療法が大きく異なるため，小腸閉塞と大腸閉塞は区別して認識する必要がある．小腸閉塞の60〜70％は癒着性で腹部手術歴があることが多いが，大腸閉塞は悪性腫瘍が最多である．以下，本稿では小腸閉塞の診断と基本的なマネジメントについて解説する．

2. 小腸閉塞をどのように診断するか？

1 病歴・身体所見から原因まで予想する

　腸閉塞らしさを高める病歴は，間欠的な腹痛，排ガス・排便停止，腹部膨満感，食事で増悪し嘔吐で軽快する腹痛，などが典型的である[4]．小腸閉塞に対する診断特性は，有用なものでも腹部手術歴（LR＋2.65-3.86，LR－0.19-0.42），便秘（LR＋3.7-8.8，LR－0.59-0.7），腸蠕動音の異常（LR＋6.33，LR－0.27），腹部膨満感（LR＋5.64-16.8，LR－0.34-0.43）と限られている[5]．ただし，腸管閉塞の部位や閉塞機転によって症状の経過や程度に差があるのは当然であり，腸閉塞の可能性を個々の所見の有無のみで判断すべきではない[4]．むしろ，腹部手術歴以外にヘルニアや大腸癌などを示唆する病歴・身体所見も確認することで，腸閉塞の診断特性を高めるのみならず，その原因まで推測することができるようになる．

2 X線で小腸閉塞は否定できるか？

　小腸閉塞の画像の基本は，閉塞部位の口側で腸管拡張，肛門側で腸管が虚脱することである．小腸閉塞での腹部X線所見を示す（表2，図1）．臥位と立位（立位困難であれば左側臥位）の2方

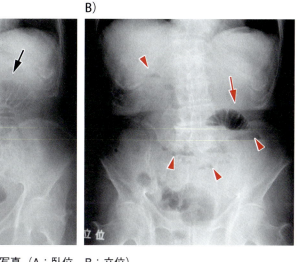

図1 小腸閉塞の腹部X線写真（A：臥位，B：立位）
A：小腸拡張（➡），B：複数のニボー（▶），高さの異なるニボー（➡）

向の撮影条件で検査を行うと診断性能は向上する[6]が，小腸閉塞に対する腹部X線の診断精度は50～86％[2]，感度75％（68～80），特異度66％（55～76），LR＋1.6（1.1-2.5），LR－0.43（0.24-0.79）[5]と限定的であり，X線で腸閉塞の否定はできないと考えておくべきである．ただし，後述の治療効果判定の比較対象として腹部X線を撮影することは多い．

3 エコーで小腸閉塞を診断できるか？

腹部エコーでは，小腸拡張，腸管壁肥厚，ニボーの存在，小腸ヒダの肥厚，蠕動の有無，腸管外の液貯留などを評価する（図2）[7]．小腸閉塞に対する救急室でのエコー検査は，感度は97％（92～99），特異度90％（84～95），LR＋9.5（2.1-42.2），LR－0.04（0.01-0.13）と診断特性が高く[5]，その簡便さも加味するとERでの初期評価には欠かせない．簡単なトレーニングで判断できるようになる[8, 9]ため，ぜひ身につけておきたい．

また，エコーでは動的評価が可能なため，腸管内容物が蠕動運動によって移動する様子（"to-and-fro movement"）を観察し，to-and-fro movementがみられると単純性腸閉塞が示唆され，消失すると絞扼性腸閉塞が疑われる．侵襲性が低く経時的に何度も評価ができる点も強みであり，腸管拡張や腸液貯留量が増加している場合は機械的腸閉塞が悪化傾向にあることなども予測できる．

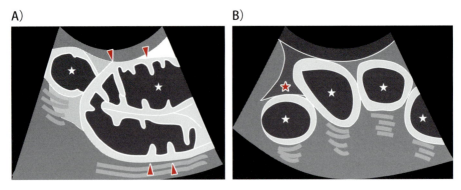

図2 小腸閉塞のエコー写真のイメージ
A）縦断面, B）横断面. 小腸ヒダの肥厚（▶），腸管周囲に腸管内液体貯留（☆）と腹水貯留（★）を認める
文献7 Fig5を参考に作図

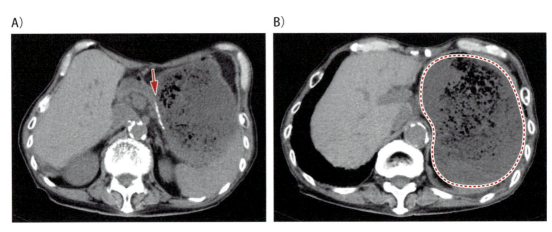

図3 腹部単純CT写真
B）で, 胃が顕著に拡張し大量の内容物貯留がみられる（⬭）. 吻合部（→）以遠は虚脱しており, 吻合部狭窄による通過障害と考えられた

●ここがピットフォール

以下に, 便秘と誤診された腸閉塞の症例を示す.

症例

76歳男性. 胃癌にて胃幽門側亜全摘後, 直腸癌術後. 受診2日前から食後の心窩部痛, 腹部膨満感, 食思不振が出現. 排便なし. 2日間症状改善なく救急外来受診. 研修医は腹部X線で腸閉塞ではないと考え, 便秘と診断した. 翌日も症状改善乏しく救急外来受診. 担当医は, 直腸診で便塊が触れず, エコーで胃の拡張があり, 腸閉塞を疑い腹部CT（図3）を施行し胃吻合部狭窄による通過障害と診断された. X線だけでは腸閉塞は除外できないので, 便秘と診断する前に直腸診で直腸の便塊を触れるかどうかという通過障害の有無を確認しておくことが大切である.

表3　CTでの小腸閉塞の診断基準

主項目	・小腸拡張（径＞2.5 cm）＋結腸拡張がない（径＜6 cm） ・拡張小腸と非拡張小腸の移行帯の存在
副項目	・ニボーの存在 ・結腸の虚脱

文献2より引用

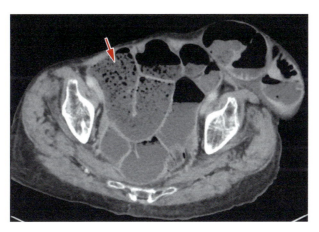

図4　腹壁瘢痕ヘルニアによる小腸閉塞の腹部造影CT写真
小腸内容物と空気が混合し，まるで結腸内の糞便のようにみえるため"small-bowel feces sign"といわれる（→）．腸閉塞以外でもみられることはあるが，拡張した小腸でみられる場合には高度な腸閉塞であることが多い[11]．**閉塞機転の口側のみでみられることが多いため，閉塞部位を探すときに参考になる**[12〜13]．

3. CTで何を評価するのか？ CTは造影すべきか？

1 小腸閉塞の診断は，まず閉塞部位の確認から

　腹部CTの小腸閉塞の診断に対する感度，特異度はともに95％[2]と診断特性が高いことに違いないが，たいていCTを撮影する前にすでに診断はついており，原因と合併症評価が目的と認識すべきである．

　小腸閉塞の診断の目安となるCT所見を示す（表3）．63〜93％の症例ではCTで閉塞部位が同定できる（図4）[2]ので，小腸拡張がみられたら，拡張腸管の連続性をたどりながら**小腸径が変化する移行帯（閉塞部位）を探す**．閉塞部位をみつけやすいようCT撮影時はthin sliceと冠状断の再構成もオーダーするとよい[10]．閉塞部位を探す参考になるCT所見も知っておくと便利である（図4）．

2 診断だけで終わらず，CTから治療方針を判断する

　閉塞部位が同定できたら，続いて閉塞の程度と原因を表4の分類を意識して確認する．

　癒着性小腸閉塞の約80％は保存的加療で軽快し[14]死亡率は2〜8％程度とされるが，腸管虚血が存在する際に手術加療が遅れると死亡率は25％まで増加する[2]．このため，小腸閉塞の治療では**外科的治療が必要かどうかの判断が最も重要**で，閉塞の程度や合併症（腸管虚血や絞扼，穿

表4　腸閉塞の分類

①完全閉塞／高度な閉塞：閉塞部位で液体・ガスともに全く通過しない状態
②不完全閉塞／部分閉塞：閉塞部位で液体・ガスが部分的に通過する状態
③絞扼性腸閉塞：血流が障害された状態．腸管虚血や壊死に至りうる
④closed-loopによる腸閉塞：腸管が2点で閉塞した状態．捻転や虚血の高リスク

文献2より作成

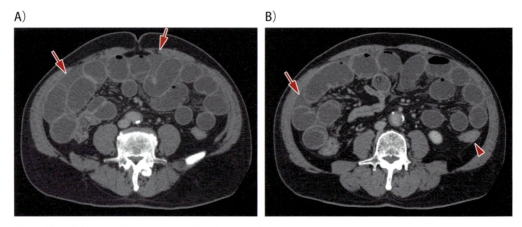

図5　絞扼性小腸閉塞の腹部造影CT写真（後期相）
　　　腸間膜静脈がうっ滞し，閉塞腸管周囲に腹水が出現している（→）．腸管の造影効果は保たれている．
　　　下行結腸は虚脱している（▶）．

孔）の有無などで緊急手術の適応が判断される[15]．

　乳酸アシドーシス，CK上昇などが保存的加療の失敗を示唆するという報告もあるが[15, 16]，残念ながら病歴・身体所見・血液検査はいずれも腸管虚血や絞扼の合併を除外するには十分な感度ではない．そのため，造影CTを利用することが多く，禁忌がない限り造影CTを撮影すべき[2]とする意見もある（図5）．外科的治療の必要性を予測する造影CT所見には，感度が高いものに腸間膜の体液貯留（感度89％，LR－0.16），特異度が高いものに腸管壁の造影効果の減弱（特異度95％，LR＋11.07）などがある[17]．

●ここがポイント

腸閉塞をみたら，CTで必ず虚血・壊死・穿孔の有無を確認する

　腸管虚血や絞扼を疑う所見を表5に示す．先述した特異度の高い所見は晩期変化であり，すでに腸管壁の壊死に至っている状態で腸管切除となる可能性が高い．そのため，**早期の虚血変化と虚血の高リスクである閉塞機転（closed-loop，腸捻転など）の所見**（図6）に注目することが大切である．

4. 保存的加療の方法は？

　受診時点の1回の評価で手術適応かどうかを区別できるわけではないので，患者の状態変化に

表5　腸管虚血や絞扼を疑う造影CT所見

早期変化 ↓ 晩期変化	腸間膜静脈のうっ滞，腸間膜の浮腫 腸間膜体液貯留や腹水貯留[※1]，腸管壁の肥厚（＞3 mm） 腸間膜動脈の閉塞，腸管壁の造影効果の異常[※2] 腸管壁内気腫[※3]，腸間膜静脈内気腫，門脈気腫
閉塞機転	whirl sign[※4]，closed-loopや腸捻転

※1　腹水貯留：腹腔内全体には腹水が存在せず，閉塞腸管の周囲に限局して分布する
※2　造影効果の異常：正常腸管と比較して造影効果が減弱・増強，造影効果が不均一
※3　壁内気腫：管内ガスか壁内気腫かの判断は難しく，腸間膜静脈や門脈内の気腫にも注目するとよい
※4　whirl sign：closed-loopと捻転の合併時に，腸間膜の捻れにつられて隣接血管が回旋した様子．感度60％，陽性的中率80％で手術の必要性を予測[18]
文献2を参考に作成

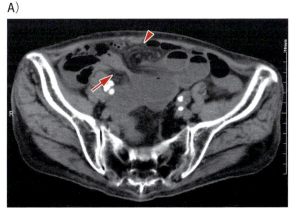 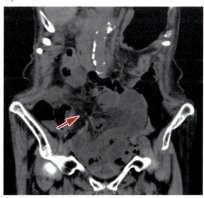

図6　小腸捻転による絞扼性腸閉塞の腹部単純CT写真
A）水平断，B）冠状断．AとBで小腸捻転を示唆するcaliber change（→）がみられる．閉塞腸管周囲の腸間膜が浮腫状になっており，whirl sign（▶）を認める．緊急手術にて小腸捻転が確認され，捻転解除と壊死小腸の部分切除が行われた

注意して経時的に評価をくり返すことが大前提である．絞扼や腹膜炎の所見がない癒着性小腸閉塞の保存的加療は，48〜72時間程度まで継続してよいとされているが，72時間以内に改善が乏しければ外科的加療を検討すべきである[14]．

1　経鼻胃管とイレウス管のどちらを選択すべきか？

初期治療として早期の減圧は効果的であり全例で勧められる[19]が，経鼻胃管とイレウス管のどちらがよいかについては，現状では統一された基準はなく議論が分かれる問題である．経鼻胃管とイレウス管では特に経過に差はなかったというRCT（ランダム化比較試験）[20]もあるが，重症の癒着性腸閉塞ではイレウス管を早めに留置した方がよい[21]という意見もある．一方，手技や管理の難しさと，経鼻胃管よりも効果があるというエビデンスが乏しいことから，イレウス管はあまり積極的に使わない[22]という考え方や，そもそもルーチンでの胃管留置は必要ない[23]とする意見もある．

症例ごとに減圧の必要性に応じてまず経鼻胃管を留置し，減圧が達成でき臨床経過がよければイレウス管留置は必ずしも必須ではないと筆者は考える．

2 ガストログラフイン® の適応は？

単純性の癒着性小腸閉塞では，経鼻胃管からアミドトリゾ酸（ガストログラフイン®）を投与し2～36時間後に腹部X線で結腸に造影効果が確認された場合，手術加療なしで軽快することが感度92％，特異度93％，LR＋12.78（7.71-21.19），LR－0.08（0.06-0.10）で予測できる[24]．8時間ごとに撮影するとさらに診断精度が向上する[24]．

ガストログラフイン® には "治療効果" もあるとされているが現状では議論が分かれている（Advanced Lecture参照）．ただし，ガストログラフイン® の使用で有害事象が増えたという報告はないため，外科的治療の必要性と食事開始時期の判断材料としての "診断的効果" の面からは，ガストログラフイン® の使用をためらう必要はないと思われる．

3 姑息的な内服療法の適応は？

完全閉塞ではない癒着性小腸閉塞の保存的加療において，通常の絶食・経鼻胃管・補液による治療に加えて，酸化マグネシウム，乳酸菌製剤，ジメチコンを内服すると，手術加療の必要性が減り入院期間が平均3.2日短縮した[25, 26]という報告がある．合併症や再発率の有意差はない[25, 26]ため，絞扼などの合併を伴わない不完全閉塞の癒着性小腸閉塞であればこれらの内服を試してみるのも1つの手段である．

Advanced Lecture

1 腹部手術歴と癒着性腸閉塞

腹部手術歴がなくても癒着性小腸閉塞は起こりうる．臨床所見やアウトカムは腹部手術歴のある群と差はない[27]．腹部手術歴のない小腸閉塞の原因も癒着性が最も多く75.5％で，新規の悪性腫瘍が原因だったのは10.2％程度であり，腹部手術歴がある患者群と同様の比率である[28]．

癒着性小腸閉塞を生じる頻度は小児期の手術や下部消化管手術後で高く，上部消化管手術や泌尿器科手術では低い[19]．産婦人科手術やヘルニア手術も比較的リスクが高い[4]．開腹手術と腹腔鏡手術で癒着性腸閉塞の起こりやすさに差はなく，最初の手術から小腸閉塞発症まで平均して胃バイパス手術で1.6年，ヘルニア手術で6.1年，試験開腹で7.8年，結腸・直腸手術で8.4年，産婦人科手術で11.8年，虫垂切除術で22.5年[29]という報告もある．

2 どんな人が絞扼性腸閉塞（手術が必要）になりやすいか

絞扼性腸閉塞に限ると，最多の原因は外ヘルニア（そのうち大部分は大腿ヘルニア）で，癒着性よりも有意に多い[30]．外科的加療が必要になる割合も，癒着性（32％）に対してヘルニア（86％）が高い[30]．

内ヘルニアも絞扼性になりやすい[2]．Roux-en-Y法での胃バイパス術後の患者では，腸間膜操作の影響で内ヘルニアやclosed-loop腸閉塞のリスクが高く[2, 31]，絞扼性腸閉塞になりやすい[19]．

また，closed-loopや腸捻転は急性発症することが多く[2]，発症様式から推定することも可能である．

3 ガストログラフイン® の "治療効果" について

ガストログラフイン® の使用は手術の必要を減らし入院期間と治療期間を短縮する[24]，といっ

た治療効果も報告されていた. しかし, 最近の報告では, 癒着性小腸閉塞においてガストログラフイン® の投与は保存的加療の失敗を減らさず入院期間を短縮しないため, 治療的利益はない[32] とされている. また, ガストログラフイン® で長期的な再発を減らすことはできない[32].

おわりに

　主に小腸閉塞の診断と治療方針について基本的な内容を中心にまとめた. 小腸閉塞は再発の多い疾患であり, 頻回の入院は医療経済だけでなく患者のQOLにも大きく影響する. 急性期治療で無事に軽快した後に, 食事指導 (根菜・キノコ類・海藻などを避ける, よく咀嚼するなど) や排便コントロールなどの再発予防を忘れずに行ってもらいたい.

文献・参考文献

1) Millet I, et al：Adhesive small-bowel obstruction：value of CT in identifying findings associated with the effectiveness of nonsurgical treatment. Radiology, 273：425-432, 2014

2) Paulson EK & Thompson WM：Review of small-bowel obstruction：the diagnosis and when to worry. Radiology, 275：332-342, 2015

3) Cappell MS & Batke M：Mechanical obstruction of the small bowel and colon. Med Clin North Am, 92：575-597, viii, 2008

4) Jackson PG & Raiji MT：Evaluation and management of intestinal obstruction. Am Fam Physician, 83：159-165, 2011

5) Taylor MR & Lalani N：Adult small bowel obstruction. Acad Emerg Med, 20：528-544, 2013

6) Thompson WM, et al：Accuracy of abdominal radiography in acute small-bowel obstruction：does reviewer experience matter? AJR Am J Roentgenol, 188：W233-W238, 2007

7) Grassi R, et al：The relevance of free fluid between intestinal loops detected by sonography in the clinical assessment of small bowel obstruction in adults. Eur J Radiol, 50：5-14, 2004

8) Jang TB, et al：Bedside ultrasonography for the detection of small bowel obstruction in the emergency department. Emerg Med J, 28：676-678, 2011

9) Guttman J, et al：Point-of-care ultrasonography for the diagnosis of small bowel obstruction in the emergency department. CJEM, 17：206-209, 2015

10) Aufort S, et al：Multidetector CT of bowel obstruction：value of post-processing. Eur Radiol, 15：2323-2329, 2005

11) Jacobs SL, et al：Small bowel faeces sign in patients without small bowel obstruction. Clin Radiol, 62：353-357, 2007

12) Lazarus DE, et al：Frequency and relevance of the "small-bowel feces" sign on CT in patients with small-bowel obstruction. AJR Am J Roentgenol, 183：1361-1366, 2004

13) Mayo-Smith WW, et al：The CT small bowel faeces sign：description and clinical significance. Clin Radiol, 50：765-767, 1995

14) Di Saverio S, et al：Bologna guidelines for diagnosis and management of adhesive small bowel obstruction (ASBO)：2013 update of the evidence-based guidelines from the world society of emergency surgery ASBO working group. World J Emerg Surg, 8：42, 2013

15) Scrima A, et al：Value of MDCT and Clinical and Laboratory Data for Predicting the Need for Surgical Intervention in Suspected Small-Bowel Obstruction. AJR Am J Roentgenol, 208：785-793, 2017

16) Tanaka S, et al：Predictive factors for surgical indication in adhesive small bowel obstruction. Am J Surg, 196：23-27, 2008

17) Millet I, et al：Value of CT findings to predict surgical ischemia in small bowel obstruction：A systematic review and meta-analysis. Eur Radiol, 25：1823-1835, 2015

18) Khurana B：The whirl sign. Radiology, 226：69-70, 2003

19) Catena F, et al：Adhesive small bowel adhesions obstruction：Evolutions in diagnosis, management and prevention. World J Gastrointest Surg, 8：222-231, 2016

20) Diaz JJ Jr, et al：Guidelines for management of small bowel obstruction. J Trauma, 64：1651-1664, 2008

21) Guo SB & Duan ZJ：Decompression of the small bowel by endoscopic long-tube placement. World J Gastroenterol, 18：1822-1826, 2012

22) Dayton MT, et al：New paradigms in the treatment of small bowel obstruction. Curr Probl Surg, 49：642-717, 2012

23) Paradis M：Towards evidence-based emergency medicine：Best BETs from the Manchester Royal Infirmary. BET 1：Is routine nasogastric decompression indicated in small bowel occlusion? Emerg Med J, 31：248-249, 2014

24) Ceresoli M, et al：Water-soluble contrast agent in adhesive small bowel obstruction：a systematic review and meta-analysis of diagnostic and therapeutic value. Am J Surg, 211：1114-1125, 2016

25) Chen SC, et al：Nonsurgical management of partial adhesive small-bowel obstruction with oral therapy：a randomized controlled trial. CMAJ, 173：1165-1169, 2005

26) Chen SC, et al：Specific oral medications decrease the need for surgery in adhesive partial small-bowel obstruction. Surgery, 139：312-316, 2006

27) Butt MU, et al：Adhesional small bowel obstruction in the absence of previous operations：management and outcomes. World J Surg, 33：2368-2371, 2009

28) Beardsley C, et al：Small bowel obstruction in the virgin abdomen：the need for a mandatory laparotomy explored. Am J Surg, 208：243-248, 2014

29) Williams SB, et al：Small bowel obstruction：conservative vs. surgical management. Dis Colon Rectum, 48：1140-1146, 2005

30) Ihedioha U, et al：Hernias are the most common cause of strangulation in patients presenting with small bowel obstruction. Hernia, 10：338-340, 2006

31) Lockhart ME, et al：Internal hernia after gastric bypass：sensitivity and specificity of seven CT signs with surgical correlation and controls. AJR Am J Roentgenol, 188：745-750, 2007

32) Scotté M, et al：Use of water-soluble contrast medium（gastrografin）does not decrease the need for operative intervention nor the duration of hospital stay in uncomplicated acute adhesive small bowel obstruction? A multicenter, randomized, clinical trial（Adhesive Small Bowel Obstruction Study）and systematic review. Surgery, 161：1315-1325, 2017

33) Baghdadi YM, et al：Long-term outcomes of gastrografin in small bowel obstruction. J Surg Res, 202：43-48, 2016

プロフィール

山下恵実（Emi Yamashita）
洛和会丸太町病院 救急・総合診療科
幅広く内科診療ができるようにと，日々勉強させていただいています．初期研修医の皆さんも，進路にかかわらずどの科の経験も必ず役に立つので日々の研修を頑張ってください．

第7章 その他

1. 貧血を見逃さないようにするには

竹山脩平

● Point ●

・貧血の有無の判断における身体所見の有用性と限界を理解する

・循環血液量減少を示唆する身体所見を見逃さない！

・鉄欠乏やビタミン B_{12} 欠乏性貧血を疑ったら治療を開始してもよい

・輸血適応の判断は慎重に行う

はじめに

　貧血は入院患者や検診で偶然みつかる場合や救急外来などさまざまな場面で出合う．貧血の鑑別はさまざまな文献にアルゴリズムが掲載されているが，ハプトグロビン値やビタミン B_{12} などは当日検査結果が判明しないことが多い．本稿では特に身体所見に的を絞り，採血検査到着前から貧血を疑う方法，さらには輸血を要する緊急症例を見逃さない方法を考える．

症例

主訴：労作時呼吸困難

現病歴：特記すべき既往のない79歳女性．1週間前から易疲労感，労作時の動悸や呼吸困難を自覚．近医内科で胸部X線写真での心拡大および両側胸水から心不全が疑われ，当院循環器内科外来を紹介受診した．採血でHb低値であったため総合診療科へ紹介となった．

バイタルサイン：体温 37.0℃，脈拍 104回/分（整），血圧 142/65 mmHg，呼吸数 20回/分，SpO₂ 97％（室内気）．意識清明．

循環器内科で施行した血液検査所見：赤血球 97万/μL，網赤血球数 0.1万/μL，Hb 4.1 g/dL，Ht 12.6％，MCV 129 fL，MCHC 32.5％，白血球 3,700/μL，血小板 12.9万/μL，T-Bil 2.1 mg/dL，AST 36 U/L，ALT 18 U/L，LDH 1,775 U/L，CK 28 U/L，BUN 14.5 mg/dL，Cr 0.42 mg/dL，Na 142 mEq/L，K 4.2 mEq/L，Cl 109 mEq/L，BNP 19.3 pg/mL．

→確認すべき病歴・身体所見は？

表1 貧血に共通する所見

病歴	身体所見
倦怠感，易疲労感 労作時息切れ 動悸 呼吸困難	眼瞼結膜蒼白 顔面蒼白 手掌蒼白

表2 循環血液量により異なる所見

	病歴	身体所見
循環血液量減少		
15％以下の出血（Class Ⅰ）	無症状〜立ち眩み	頻脈（Schellong試験で誘発される）
15〜30％の出血（Class Ⅱ）	落ち着きがなくなる，不安	頻脈，脈圧の狭小化
30〜40％の出血（Class Ⅲ）	錯乱	血圧低下
40％を超える出血（Class Ⅳ）	意識障害	
高心拍出状態 （hyperdynamic）	（原疾患による）	静脈コマ音 Traube徴候 Quincke拍動 収縮中期雑音 脈拍数増加（おおよそ85〜105回/分）

1. 立ち眩みは "貧血" ではなく，循環血液量減少を示唆している！

1 貧血に共通する所見 （表1）

　世界保健機関による貧血の定義は，男性でHb＜13.0 g/dL，女性ではHb＜12.0 g/dLである．軽度の出血では，pHの低下やCO_2の増加に伴うHb–酸素解離曲線の移動により酸素供給が補正される（Bohr効果）．出血で急速に血液を失った場合には，循環血液量減少に伴う症状が目立ち，Ht値やHb値は減少した血液量の目安にならない．貧血が数日あるいは数週間かけて進行する場合，心拍出量の増加により酸素運搬能低下を代償している．

　また，細胞内の2, 3–ジホスホグリセリン酸濃度が上昇することによりHb–酸素解離曲線が右へ移動し，酸素放出を容易にしている[1]．この移動によりある程度は酸素運搬能を代償できるので，Hb＜7〜8 g/dLとなるまで徴候や症状は現れず，循環血漿量が正常な場合，安静時ならHb 5 g/dLまでは正常に酸素供給が可能であるとの報告[2] もある．Hb低下が進むと，表1に示すような易疲労感，労作時の息切れといった症状を経て，最終的には重要臓器への酸素供給を保つため，腎臓，腸管，皮膚といった比較的血流の多い臓器の血流を減らし重要臓器へのシャントが行われることになる．

　下眼瞼結膜が後縁に比べて赤みが強くなければ眼瞼結膜蒼白と判断するが，それ単独では感度58％，特異度74％と診断特性はあまり良好ではない．ただし，眼瞼結膜蒼白，顔面蒼白，手掌蒼白，3つすべて揃った場合，特異度は87％まで上昇する．手掌の皺にまで蒼白を認めれば特異度98％とさらに高くなる[3]．

2 循環血液量減少を示唆する所見 （表2）

　一方，血液量の10〜15％が急速に失われると循環動態が不安定になり，低血圧と組織灌流の低下が問題となる（表2）．急性失血では80％でめまい感を訴えるが，慢性鉄欠乏性貧血では46％のみである[4]．ただし「朝礼中に貧血で倒れた」などとめまい感を "貧血" とよく表現されるの

は，おそらく“脳貧血”からきているが，貧血ではなく神経調節性失神を示唆する病歴である．

表2のように，血圧低下が起こるのは重篤な失血が起こってからであり，その前にみつけることが肝要である．特に上部消化管出血などでは腹部症状が乏しいままに急性大量失血することがあるため，ふらつきなどにより循環血液量低下を疑った場合にはSchellong試験で失われた循環血液量の評価を行う．ただし，自律神経障害やβ遮断薬内服下では脈拍が上昇しないことがあるので留意する．

●ここがポイント

循環血液量低下を疑ったら，Schellong試験で確認しよう！

③ 高心拍出状態（hyperdynamic）の所見（表2）

上記の通り，Hb＜7 g/dLとなるまでは血行動態は保たれやすいが，Hb＜7 g/dLとなると心拍出量の増加で代償するようになる．これは下記の通り輸血を考慮するトリガー値であり，すみやかな血液検査・原因検索を行うべきである．大動脈弁閉鎖不全症や動脈管開存症など脈圧上昇がみられる疾患と同様に下記のような身体所見を認める[5]．

1）静脈コマ音（venous hum）

内頚静脈が環椎横突起により軽く圧迫されており，そこに静脈流量増加のため乱流が発生して認める機能的雑音．鎖骨直上の右頚部で最もよく聴取されるが，左右の胸骨上や傍胸骨領域でも聴こえることがある．坐位で聴診側の対側に30〜60°頭部を旋回させて聴取する．コマ音が生じている部位の末梢側で頚静脈を圧迫するかValsalva手技など静脈還流量を低下させる手技にて減弱あるいは消失する．

2）Traube徴候

太い中枢側の動脈（通常は大腿動脈）で聴取する，動脈波に同期した爆発的な発砲音様の雑音．膜型聴診器を動脈に軽く押し付けて，聴診器の遠位側の動脈を軽く圧迫すると聴取する．多くの場合は単発音で，ピストル音とも形容されるが，二重音もしくは三重音になることもある．ピストル音の強さと脈圧の高さは相関する．大動脈弁閉鎖不全症の身体所見として知られているが，そのほかの高心拍出状態でもみられる．

3）Quincke拍動

爪を圧迫すると爪床の白い部分と赤い部分が心拍に一致して前後する．

④ 貧血の原因疾患によって異なる所見

貧血の原因が鉄欠乏かビタミンB12欠乏かによっても所見は異なる．鉄欠乏性貧血およびビタミンB12（コバラミン）欠乏性貧血それぞれの所見を表3に，それぞれの欠乏の要因を表4に示す．水や土壁を食する異食症は有名だが，鉄欠乏性貧血の5〜58％でみられる[6]．

自己免疫性白斑は悪性貧血と関連があり，ビタミンB12欠乏症の10％が皮膚の**色素沈着**（hyperpigmentation）を呈しているという報告もある[7]．皮膚沈着は貧血に先立って生じることもあり，手足の皴や関節の伸側で多いが顔面や体幹でも生じうる．そしてビタミンB12補充で改善する可逆的変化とされる[8]．

以上から，貧血は進行するまで症状として現れず，しかも貧血の有無を身体所見のみで見抜くのは困難であることがわかる．表4を参考に病歴聴取も行うことが重要．

表3　鉄欠乏性貧血とビタミンB12欠乏性貧血は所見が異なる

	病歴	身体所見
鉄欠乏性貧血	下肢を動かさずにはいられない衝動（※restless leg症候群を合併） 嚥下障害（※Plummer-Vinson症候群を合併）	舌乳頭萎縮 口角炎 青色強膜 匙状爪
ビタミンB12欠乏性貧血	疼痛を伴う舌炎 味覚障害 神経症状 ・認知症 ・抑うつ症状 ・幻覚 ・情緒不安定	白髪 色素沈着 振動覚低下 感覚障害 痙縮 自律神経障害

文献4, 9を参考に作成

●ここがポイント

貧血による症状だけでなくその原因も念頭において病歴聴取を行うのが重要.

症例の続き

【追加病歴】

外食が多い. もともと"胃もたれ"は数年前から自覚していたが市販の制酸薬で対応し, 病院受診はしていなかった. 来院2週間前から味がしなくなり, 食事をとらずに水とお茶のみで生活していた.

黒色便・血便なし. 歩行のふらつきはなし. 家族からみて性格変化や認知症の進行はなかった.

〈既往歴〉手術歴は子宮摘出術（40歳代）のみ, 常用薬なし.

〈生活歴〉喫煙歴：なし, 飲酒歴：機会飲酒, アレルギー歴：なし.

【身体所見】

〈頭頸部〉眼瞼結膜は蒼白, 青色強膜なし, 眼球結膜黄染なし, 眼瞼浮腫軽度, 頸静脈怒張あり. 舌の発赤を認める. 口角炎なし.

〈胸部〉肺音清. 心音整, 心尖部で汎収縮期雑音を聴取する. 静脈コマ音は聴取しない.

〈四肢〉冷汗なし, 著明な両下腿浮腫を認める.

〈神経〉両側外果で振動覚の低下を認める. 歩行正常, Romberg徴候陰性.

【末梢血液像】

好中球過分葉を認める.

2. 身体所見で鑑別し, 検査結果が判明するまでに治療開始しよう

1 鉄欠乏性貧血

　貧血の進行やさらなる臓器障害を避けるため症状の有無にかかわらず, 鉄欠乏性貧血患者や貧血のない鉄欠乏患者では原則治療すべきとされている[10]. 貧血はないが鉄欠乏のほかに原因のない倦怠感を認める18〜55歳女性, 144例を対象とした二重盲検ランダム化比較試験において, 4

表4 鉄およびビタミン B_{12} の欠乏の原因

鉄欠乏	
失血	・外傷 ・消化管出血 ・月経 ・出産 ・喀血，肺胞出血，肺ヘモジデローシス ・血尿 ・ヘモジデリン尿（マラソン選手，発作性夜間血色素尿症など） ・透析患者 ・頻回の献血，採血
必要量増加	・妊娠
摂取不足	・菜食主義
吸収不全	・胃切除後 ・萎縮性胃炎 ・ピロリ菌感染 ・セリアック病
遺伝性	TMPRSS6遺伝子変異
ビタミン B_{12} 欠乏	
胃の吸収低下	・悪性貧血 ・胃全摘/部分切除術 ・Zollinger-Ellison症候群
小腸の吸収低下	・回腸病変（Crohn病，腸結核） ・ブラインドループ症候群 ・内腔の異常（慢性膵疾患，ガストリノーマ） ・寄生虫（ランブル鞭毛虫症，条虫）
膵機能不全	
摂取不足	・低栄養状態 ・厳格な菜食主義
遺伝性/先天性	・内因子受容体不全 ・コバラミン変異（C-G-1遺伝子） ・トランスコバラミン欠損
ビタミン B_{12} 需要の増加	・溶血 ・HIV
薬剤（代表的なもの）	・アルコール ・硝酸薬 ・プロトンポンプ阻害薬 ・ H_2 受容体拮抗薬 ・メトホルミン ・コルヒチン ・ペニシリン系抗菌薬

文献9を参考に作成

週間の鉄剤投与では倦怠感の改善が認められなかったが，サブ解析では，フェリチン $50\mu g/L$ 以下の群でのみ有意に倦怠感の改善が認められた[11]．同様に倦怠感が主訴で貧血が認められないかつフェリチン $50\mu g/L$ 以下を満たす $18\sim53$ 歳女性198例を対象とした二重盲検ランダム化比較試験では，鉄剤投与群で倦怠感の改善効果が証明された[12]．

骨髄が使用する鉄の量は $20\sim60$ mg/日程度とされており，多量に経口摂取してもその分多く

表5　補充への反応性

鉄補充への反応性[15]	
1〜2時間後	血清鉄の上昇
2〜3日後	網赤血球数の増加，RDW 開大
1週間後	Hb値上昇，MCV 上昇
1〜2週間後	血清フェリチン値の上昇
2〜3週間後	TIBC 低下
6週間後	網赤血球の正常化
2カ月後	Hb正常化，MCV 正常化
2〜3カ月後	TIBC 正常化
3カ月後	フェリチン正常化，RDW 正常化
ビタミンB12補充への反応性[14, 16]	
6時間後	骨髄への反応開始
48時間後	骨髄中巨赤芽球の消失 溶血所見の改善（LDH低下，K低下）
3〜4日後	網赤血球増加
1〜2週間後	白血球過分葉の消失 ホモシステインの正常化
2〜4週間後	白血球減少や汎血球減少の改善
4〜8週間後	貧血の正常化
3カ月〜1年後	神経学的異常の改善

RDW：red cell distribution width（赤血球容積度数分布幅），TIBC：total iron binding capacity（総鉄結合能）

鉄が利用されるわけではない．鉄欠乏性貧血の高齢患者に対する低用量（15 mg，50 mg/日）と高用量（150 mg/日）の経口鉄剤治療とでは効果に有意差はなく，低用量で嘔気などの副作用が少なかったと報告されている[13]．忍容性に配慮し，筆者の施設では下記のように少量から開始することが多い．ただし，前述の比較試験はあくまで高齢者におけるものであることに注意が必要である．鉄剤投与への反応は表5のような時間経過で現れるので，反応が悪い場合には，忍容性が保たれる範囲内で補充量を増量する．特に月経による若年女性の貧血などでは，筆者の施設では50〜100 mg/日とすることもある．

また，ビタミンC（アスコルビン酸）の併用で吸収率が上がるとの報告もある[10]．適切な投与にもかかわらず改善が得られない場合は，鉄剤不応性鉄欠乏性貧血と判断する．貧血の原因診断を再考し，ピロリ菌感染などの吸収不良の病態や出血の持続などを考慮する．ピロリ菌に感染している患者では，鉄剤単剤よりも除菌療法を加える方が貧血の改善が良好であったと報告されている[14]．

●処方例
　クエン酸第一鉄ナトリウム　1回25〜50 mg　1日1回　眠前

---

❷ ビタミンB12

2014年に発表されたBritish Committee for Standards in HaematologyのビタミンB12・葉酸欠乏症治療ガイドライン[15]では，症候性の貧血や神経学的異常所見がある場合，妊娠中，新生児

などでは直ちにビタミンB$_{12}$の補充を開始することが推奨されている．MCV高値，汎血球減少，LDH高値かつ網赤血球増加がなければ，巨赤芽球性貧血の可能性が高い．ビタミンB$_{12}$値は検査結果到着まで時間を要するが，先述の病歴や身体所見，血液検査所見でビタミンB$_{12}$欠乏を推測することができるので治療を進めてもらいたい．ビタミンB$_{12}$は水溶性で貯蓄が十分であれば排泄されるため過量投与が問題となることはない[15, 16]．

　症候性の貧血や神経症状がある場合は経静脈投与や筋注を行い，それ以外では経口摂取で充分である．重症となることは少ないが，血球産生の際にKの細胞内への取り込みが起こるために治療開始後に低カリウム血症が進行することがあるので注意する[16]．

●処方例

〈内服〉

・メコバラミン（メチコバール$^{®}$）　1回500 μg　1日3回

〈筋注〉

・メコバラミン（メチコバール$^{®}$）　1回1,000 μg　1日1回　1日おきに2週間投与

※神経症状がある場合は，隔日投与を3週間あるいは症状改善が見込めなくなるまで継続する[9]．

※神経症状がない場合は，週3回投与を2週間→週1回投与を2週間→毎月1回投与とする．安定すれば1〜3カ月に1回の投与で維持する[15]．

症例の続き

〈入院後経過〉

ビタミンB$_{12}$欠乏性貧血の疑い，高心拍出性心不全（**Advanced Lecture**参照）と診断．メチコバール$^{®}$ 1,000 μg/日の筋肉注射，利尿薬の静注を開始．呼吸困難は消失し，体重は入院時から4 kg減少した時点で頸静脈怒張や四肢の浮腫は改善し，利尿薬は終了した．Hb値・LDHなどは正常化し，後日判明したビタミンB$_{12}$値は検出感度以下であり，鉄動態に問題はなかった．第7病日に自宅退院，外来で施行した上部消化管内視鏡検査で萎縮性胃炎が指摘された．

第7章

その他

3. 輸血適応は？

　赤血球液は組織や臓器に十分な酸素を供給するため，循環血液量を維持する目的に投与される．厚生労働省による「血液製剤の使用指針（平成29年3月改訂）」[19]でも，副作用や合併症を生じる危険性を認識した適正使用を求めている．

　慢性貧血に対してはまず原因を明らかにし，鉄欠乏など輸血以外の方法で治療可能な疾患には原則投与せず，トリガー値はHb 6〜7 g/dL値とし，Hb値を10 g/dL以上にする必要はないとしている（表6）．

　急性出血では，Hb＜6 g/dLではほぼ必須とされるが，輸血の必要性は状態や合併症などによって異なるので，Hb値だけで決定することは適切ではないとされる．ただし，消化管出血における急性出血においては，トリガー値をHb 7 g/dLとし，Hb≧9 g/dLでは輸血しないことが強く推奨されている．

表6 各疾患における輸血適応

	トリガーHb値	注意点など
慢性貧血		
造血不全 （再生不良性貧血，骨髄異形成症候群など）	6〜7	輸血に依存するようになる前の早期に赤血球造血刺激因子製剤を考慮すれば，輸血量を減少できる可能性がある. なお，赤血球輸血による鉄過剰に伴う臓器障害のマネジメントは重要であり，鉄キレート薬が有用.
造血器腫瘍に対する化学療法，造血幹細胞移植治療などによる貧血	7〜8	他疾患と区別する必要はないが，造血機能を高度に低下させる前処置を用いる場合は，通常，造血が回復するまで移植後2〜3週間を要するため，左記をトリガーとする.
固形癌化学療法	7〜8	エビデンスが少なく，造血器腫瘍に対する化学療法における赤血球輸血を参考としている.
鉄欠乏性貧血 ビタミンB$_{12}$欠乏性貧血	-	貧血が高度であっても，生命の維持に支障をきたす恐れがある場合以外は，原則として赤血球輸血を行わず，必要な程度に安静を保って欠乏した成分を補充し貧血の回復を待つことを推奨する.
自己免疫性溶血性貧血	-	急速に進行する可能性のある自己免疫性溶血性貧血においては，生命の維持に支障をきたす恐れがある場合，赤血球輸血を実施することを推奨する.
腎不全	7	・赤血球造血刺激因子製剤投与や鉄剤治療などを優先する. ・これらの治療に反応しないなどの特殊な場合を除き，Hb≧7では原則輸血は行わず，輸血する場合は必要最小限の輸血とすることを推奨する. ・なお，大量に輸血する場合は高カリウム血症に留意する.
急性出血		
急性出血全般	-	・Hb＜6ではほぼ必須. ・Hb 6〜10の時の輸血の必要性は，患者の状態や合併症によって異なるので，Hb値のみで決定することは適切ではない.
消化管出血	7	Hb≧9では，輸血しないことを強く推奨する.
周術期		
術前投与	-	・持続する出血がコントロールできない場合，またはその恐れがある場合のみ. ・慣習的に行われてきた10/30ルール（Hb 10，Ht 30％以上とする）はエビデンスがない.
術中投与	7〜8	抗凝固・抗血小板薬の有無も確認.
心疾患を有する患者	8〜10	心疾患，特に虚血性心疾患を有する患者の非心臓手術における貧血に対しては左記をトリガーとすることを推奨する.
人工心肺使用手術	9〜10	弁置換術や冠動脈バイパス術後急性期の貧血においては左記をトリガーとすることを推奨する.
術後投与	-	・創部からの間質液の漏出や手術部位からの浮腫による機能的細胞外液量減少が起こることがあるが，細胞外液補充液の投与以外に赤血球液が必要となることは少ない. ・ただし，急激に進行する術後出血の場合，赤血球液の投与は早急に外科的止血処置とともに行う.
敗血症		
敗血症における貧血	7	輸血が少ない方が，死亡率が低いか同等であり，感染症や輸血副反応の発生率も低い.

表中のHb値の単位はg/dLとする.
文献19を参考に作成

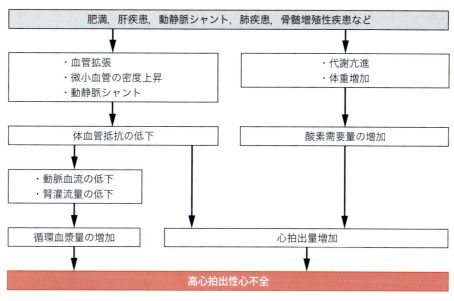

図　高心拍出性心不全の病態
文献18を参考に作成

Advanced Lecture

■ 高心拍出性心不全（high-output heart failure）とは

　多くの心不全は心拍出量が低〜正常で，体血管抵抗が上昇した心収縮不全，心室の硬さが増して血管流入が減少する拡張不全であるが，高心拍出性心不全という病態も存在する．高心拍出性心不全の病態は図に示すように，血管拡張などによる体血管抵抗の低下や代謝亢進による酸素需要増加，その後の循環血漿量増加や心拍出量増加である．原因としては肥満，肝疾患（肝硬変など），動静脈シャント（透析，Osler病，Paget病，腎細胞癌），肺疾患（COPDなど），骨髄増殖性疾患（骨髄線維症，多発性骨髄腫，白血病），敗血症，甲状腺機能亢進症，脚気心（ビタミンB_1欠乏），皮膚疾患（乾癬）があり，貧血も原因の1つである[20]．Reddyの報告[20]によると，高心拍出性心不全の血行動態は左心不全が76％，右心不全が24％であった．この報告では右心カテーテル検査で「肺動脈楔入圧（pulmonary capillary wedge pressure：PCWP）15 mmHg以上」を左心不全，「PCWP 15 mmHg未満かつ平均肺動脈圧25 mmHg以上」を右心不全と定義されている．しかし，この報告では右心房圧は8〜13 mmHgで頸静脈怒張などをきたす程度に上昇していること，PCWP 16〜20 mmHgと左心不全の臨床症状を必ずしも呈さない患者群を含んでいることから，右心不全の定義を満たす患者の割合は上記の通り低いものの，右心不全の臨床症状は呈していると理解すべきと考える．以上から「高心拍出性心不全はほかの心不全に比べ，右心不全徴候が目立つ」と筆者は考えている．

　貧血が進行してHb＜7 g/dLとなると心拍出量を増やして代償する．高心拍出性心不全にまで至ることは稀で，多くは弁膜症や左室収縮不全などを背景に発症する．しかし，Hb＜5 g/dLとなると心疾患が背景になくとも心不全になるとされる[21]．

　原疾患の治療で改善する一方，すでに血管透過性が低下しているため血管拡張薬などは無効でむしろ予後を悪くすることに注意が必要である．

おわりに

　日常で遭遇することの多い貧血のなかで鉄欠乏性およびビタミンB_{12}欠乏性貧血の診断に至り治療する方法に関して述べた．救急外来や一般外来，病棟での日常診療の一助になれば幸いである．

文献・参考文献

1) 「ハリソン内科学 第4版」(福井次矢，黒川 清/日本語版監修)，メディカル・サイエンス・インターナショナル，2013

2) Weiskopf RB, et al：Human cardiovascular and metabolic response to acute, severe isovolemic anemia. JAMA, 279：217-221, 1998

3) Nardone DA, et al：Usefulness of physical examination in detecting the presence or absence of anemia. Arch Intern Med, 150：201-204, 1990

4) Dawson AA, et al：Evaluation of diagnostic significance of certain symptoms and physical signs in anaemic patients. Br Med J, 3：436-439, 1969

5) 「身体診察シークレット」(Mangione S/著，金城紀与史，他/監訳)，メディカル・サイエンス・インターナショナル，2009

6) Louw VJ, et al：Pica and food craving in adult patients with iron deficiency in Bloemfontein, South Africa. S Afr Med J, 97：1069-1071, 2007

7) Green R & Datta Mitra A：Megaloblastic Anemias：Nutritional and Other Causes. Med Clin North Am, 101：297-317, 2017

8) Jithendriya M, et al：Addisonian pigmentation and vitamin B_{12} deficiency：a case series and review of the literature. Cutis, 92：94-99, 2013

9) Hunt A, et al：Vitamin B_{12} deficiency. BMJ, 349：g5226, 2014

10) Stanley LS, et al：Treatment of iron deficiency anemia in adults. UptoDate, 2018

11) Verdon F, et al：Iron supplementation for unexplained fatigue in non-anaemic women：double blind randomised placebo controlled trial. BMJ, 326：1124, 2003

12) Vaucher P, et al：Effect of iron supplementation on fatigue in nonanemic menstruating women with low ferritin：a randomized controlled trial. CMAJ, 184：1247-1254, 2012

13) Rimon E, et al：Are we giving too much iron? Low-dose iron therapy is effective in octogenarians. Am J Med, 118：1142-1147, 2005

14) Yamanouchi J, et al：Dramatic and prompt efficacy of Helicobacter pylori eradication in the treatment of severe refractory iron deficiency anemia in adults. Ann Hematol, 93：1779-1780, 2014

15) Devalia V, et al：Guidelines for the diagnosis and treatment of cobalamin and folate disorders. Br J Haematol, 166：496-513, 2014

16) Carmel R：How I treat cobalamin (vitamin B12) deficiency. Blood, 112：2214-2221, 2008

17) Powers JM & Buchanan GR：Diagnosis and management of iron deficiency anemia. Hematol Oncol Clin North Am, 28：729-45, vi-vii, 2014

18) Stabler SP：Clinical practice. Vitamin B12 deficiency. N Engl J Med, 368：149-160, 2013

19) 厚生労働省医薬・生活衛生局：「血液製剤の使用指針」：http://www.mhlw.go.jp/file/06-Seisakujouhou-11120000-Iyakushokuhinkyoku/0000161115.pdf, 2017

20) Reddy YN, et al：High-Output Heart Failure：A 15-Year Experience. J Am Coll Cardiol, 68：473-482, 2016

21) Brannon ES, et al：THE CARDIAC OUTPUT IN PATIENTS WITH CHRONIC ANEMIA AS MEASURED BY THE TECHNIQUE OF RIGHT ATRIAL CATHETERIZATION. J Clin Invest, 24：332-336, 1945

プロフィール

竹山脩平（Shuhei Takeyama）
洛和会丸太町病院 救急・総合診療科　シニアレジデント

第7章 その他

2. その偽痛風は本当に偽痛風か？

西村康裕

Point

- ・偽痛風と化膿性関節炎の鑑別には関節液の細胞数や糖，関節エコーが有用だが，関節液培養と血液培養を採取することが望ましい
- ・偽痛風の治療では副作用を考慮して治療薬を選択し，また積極的なステロイド関節注射を考慮する

はじめに

高齢者が急性の単関節炎を呈した際，最も遭遇する機会が多いのは偽痛風，つまりピロリン酸カルシウム（calcium pyrophosphate dehydrate deposition：CPPD）結晶沈着性関節炎と思われる．入院中に発症することも多く，日常的に診療する機会の多い疾患で，ルーチンのようにNSAIDsを処方してしまいがちだ．しかし，よくある疾患だからこそ確実に診断・治療したいところである．本稿では急性単関節炎に焦点をあて，偽痛風の診断と治療にアプローチしたい．

症例

ADLが保たれた80歳女性．数日前から誘因なく左膝の違和感を自覚していた．来院当日，朝から38.2℃の発熱あり，左膝の痛みで立位困難となったため救急外来を受診した．気道症状・消化器症状なく，crackle・肋骨脊柱角（CVA）の叩打痛・肝叩打痛・皮疹を認めない．胸部X線，腹部エコーで異常なし．左膝関節に熱感，腫脹，圧痛を認めたが，ほかの関節には異常を認めなかった．左膝関節穿刺を施行し，関節液よりCPPD結晶を検出した．

1. 鑑別診断

患者が関節痛を訴えた際，疼痛の原因が本当に関節炎でよいのかをまずは考える．変形性関節症など炎症を伴わない関節痛以外に，滑液包，腱付着部，周囲の皮膚軟部組織の炎症などでも"関節痛"と訴えることがあり，特に高齢者では詳細な病歴聴取が難しい場合も多く注意を要する．

身体診察では疼痛部位を解剖学的に明らかにするため，関節に特異的な診察を意識する．関節窩をピンポイントで押さえて圧痛や腫脹があれば関節炎を示唆するが，関節を動かしても疼痛が誘発されない場合は蜂窩織炎などを考えるべきである．また，自動的に筋収縮，他動的に筋伸展

表1　急性単関節炎の鑑別診断

よくある原因	稀な原因（特に見逃したくないもの）
結晶性沈着性関節炎（痛風，偽痛風） 化膿性関節炎 変形性関節症・過負荷によるもの 外傷性（骨折，血腫）	骨悪性腫瘍 脊椎関節炎（強直性脊椎炎，反応性関節炎，乾癬性関節炎，腸疾患合併関節炎，SAPHO症候群） 高齢発症関節リウマチ サルコイドーシス アミロイドーシス 家族性地中海熱 再発性多発軟骨炎 血管炎

SAPHO〔synovitis（滑膜炎），acne（ざ瘡），pustulosis（膿疱症），hyperostosis（骨化過剰症），osteitis（骨炎）〕．文献1を参考に作成

させる方向でのみ疼痛が増強する場合は腱付着部炎を考える．

コミュニケーションが上手くいかない認知症患者や脳血管障害後などでは，診察時に患者の表情を確認するだけでも疼痛の有無を確認することもできる．

関節炎がある場合，ほかの関節にも所見がないか全身くまなく確認することも重要である．急性単関節炎と多関節炎では鑑別が異なる（偽痛風でも多関節炎はとりうるが，高齢発症関節リウマチなどとの鑑別を要する）からだ．急性単関節炎の鑑別診断を**表1**に示す[1]．

2. 化膿性関節炎との鑑別

偽痛風の最も重要な鑑別疾患は化膿性関節炎である．いずれも発熱を伴う急性の単関節炎を呈することが多いが，偽痛風で用いるステロイド関注/全身投与は化膿性関節炎を悪化させる恐れがあり，また化膿性関節炎を放置すると敗血症など重篤な状態に患者をさらしかねない．

いずれもゴールドスタンダードは関節液にCPPDの結晶や細菌を同定することだが，部位によっては関節穿刺が難しいこともある．また，結晶沈着性関節炎患者の5％で化膿性関節炎が合併していたとの報告もあり，関節液で結晶が証明されても化膿性関節炎が否定できるわけではない[2]．

偽痛風に対しほかのモダリティでどこまで迫れるか考えてみよう．

1 病歴，身体診察

化膿性関節炎のリスク因子を**表2**に示す[3]．これらに加え，悪寒戦慄や眼瞼結膜・四肢末梢の出血斑やmottlingなど菌血症（特に感染性心内膜炎）や敗血症を示唆する症候をチェックする．

2 血液培養

化膿性関節炎では約25％で血液培養が陽性になると報告されている[4]．また，化膿性関節炎の診断に至った患者のうち9％では関節液の培養は陰性で，血液培養のみが診断の契機になったと報告されており[5]，**化膿性関節炎を疑う場合は血液培養は必須と考える**．

3 画像検査

関節内の石灰化を画像的に確認することも偽痛風の診断の一助になる．有名なのは膝関節の線

表2　化膿性関節炎のリスク

| ・関節リウマチ |
| ・変形性関節症 |
| ・関節置換術後 |
| ・社会経済的な弱者 |
| ・静注薬物常用者 |
| ・アルコール多飲 |
| ・糖尿病 |
| ・ステロイド関節注射の既往 |
| ・皮膚バリアの破綻 |

文献3を参考に作成

表3　関節液からCPPD結晶の検出された例を対象
　　　とした関節エコーと単純X線写真の診断特性

	文献10		文献11	
	感度	特異度	感度	特異度
関節エコー	59.5％	96.4％	84.2％	100％
単純X線写真	45.9％	98.8％	13.2％	100％

文献10，11を参考に作成

状石灰化だが，ほかにも手関節，恥骨結合などさまざまな部位が石灰化部位として報告されている[6]．

また，環軸関節の偽痛風（crowned dens syndrome）では，単純X線写真では把握しにくい軸椎周囲や十字靱帯の石灰化をCT検査なら捉えることができる[7]．

注意したいのは，有痛関節に石灰化がある＝偽痛風ではないこと．先述の通り偽痛風と化膿性関節炎の合併もありうるので，関節液検査は可能な限り施行したほうがよいだろう．

MRIは空間分解能が低く石灰化の検出には向かない．MRI単独だと関節内石灰化の87.5％が検出できなかったと報告されている[8]．

4 エコーの有用性

関節エコーは関節リウマチやリウマチ性多発筋痛症などの診療に欠かせないツールになってきているが，偽痛風でも有用性が示されている．慣れないと難しい部分もあるが，簡便で患者への負担も小さいので，積極的に活用していきたい．

偽痛風では，ヒアリン軟骨内に沈着したCPPD結晶がスポット上の高エコーとして観察される[9]．実際のエコー像は論文をぜひご確認いただきたい．報告により異なるが，おおむね診断特性はX線を上回るとされている（表3）[10, 11]．

同じ結晶沈着性関節炎である痛風性関節炎では，ヒアリン軟骨の外表面に沈着した尿酸結晶が高エコーの層をつくる，double contour signを認める．

1）関節液の評価

CPPD結晶や痛風結晶は偏光顕微鏡を用いて検鏡することが可能である．図1に自験例でみられたCPPD結晶を示す．

化膿性関節炎との鑑別では，白血球数とその分画が有用となる．おおむね白血球数＞5万/μLでは特異度90％以上で化膿性関節炎を示唆する[12]．関節液のグラム染色は，特異度は高いが感度は非常に低く，関節液の培養陽性をゴールドスタンダードとした研究では78％が偽陰性であったと報告されている[13]．このため，**グラム染色で菌体が見えなくても，細胞数が5万を超えるような場合は化膿性関節炎の可能性を考え，全身状態が悪ければ経験的に抗菌薬を投与すべきである**．抗菌薬選択では黄色ブドウ球菌を必ずカバーし，免疫抑制状態（糖尿病，免疫抑制薬の使用など）や尿路・腸管からの菌血症を介した感染の可能性があればグラム陰性桿菌までカバーする[14]．感染性関節炎の代表的な起因菌を図2に示す[15]．

そのほかには，関節液中のグルコース濃度低値が有用である．血糖と比較して0.5以下である

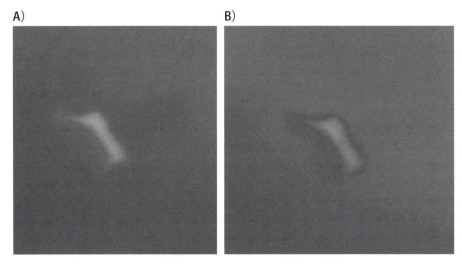

図1 偏光顕微鏡（×1,000で鏡検）でみられたCPPD結晶（自験例）
A）Z'軸に対し垂直なとき．B）Z'軸に対し平行なとき（Color Atlas⑪参照）

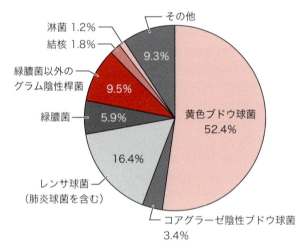

図2 感染性関節炎の起因菌
文献15を参考に作成

場合，特異度85％で化膿性関節炎を示唆すると報告されている[12]．

●ここがポイント
単一の検査で化膿性関節炎を100％否定することはできない！関節穿刺・血液培養は極力施行し，抗菌薬の適応は臨床状況（待てるか待てないか）をもとに判断したい．

2）偽痛風のマネジメント
図3に，2016 New England Journal of Medicineに掲載されたマネジメントのフローチャートを示す[16]．

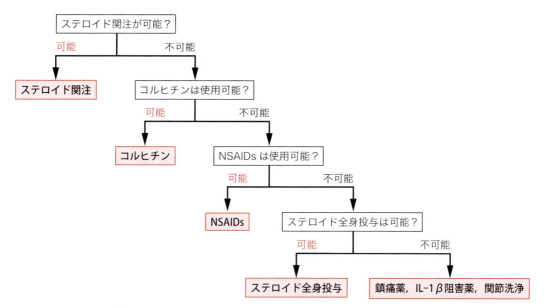

図3　偽痛風のマネジメントフローチャート
文献16より引用

a) ステロイドの関節注射

　このフローチャートでは，禁忌がなければステロイドの関節注射が第一選択となっている．実際には当初は化膿性関節炎が否定できないことが多いので，いきなり関注というプラクティスを行うことは難しいと思われるが，NSAIDsやコルヒチン，ステロイド全身投与の長期化を避ける意味では**化膿性関節炎が否定的であればステロイドの関注を積極的に行ってもよい**．なお，ウサギの化膿性関節炎にステロイド関注を行ったところ[17]，抗菌薬単独治療群に比較して，ステロイド関注併用群では関節破壊が有意に少なかった．またヒトの化膿性膝関節炎で抗菌薬治療を行って関節液の培養は陰性化したものの疼痛が残存していた患者に，ステロイド関注を行ってADLの改善を得たという小規模な症例報告もある[18]．いずれにせよ，ステロイド関注は治療の選択肢として頭においておくべきだろう．

b) コルヒチン

　次に，フローチャートではコルヒチンがあげられている．コルヒチンは家族性地中海熱や痛風発作の緩和と予防に保険適用があり，好中球の活動抑制作用を有すると考えられている．上記疾患以外にもBehçet病や急性または再発性心膜炎で使用される．

　高齢者にコルヒチンを用いる場合，消化器症状（腹痛，下痢，嘔気嘔吐）を主とする副作用と，薬物相互作用に注意を要する．コルヒチンの代謝および排泄にはCYP3A4とP-糖タンパク質がかかわっており，これらを阻害する薬剤との併用では血中濃度が上がり副作用が出やすくなる．**表4**にコルヒチンと併用を注意すべき薬剤を記す[19]．

　用量について，痛風急性期に対する低用量コルヒチン（1.8 mg/日）と高用量（4.8 mg/日）を比較したAGREE試験では，低用量でも同様の効果があり，かつ副作用は少ないことが示されている[20]．これを受けて欧州リウマチ学会議（EULAR）は低用量コルヒチンの使用を推奨しており，偽痛風でも同様と思われる[21]．

　また，コルヒチンには心疾患の予防効果が最近注目されている．安定期虚血性心疾患の患者に

表4 コルヒチンと相互作用を有する薬剤

- ・抗菌薬：クラリスロマイシン，エリスロマイシン，フルコナゾール
- ・抗不整脈薬：ベラパミル，ジルチアゼム
- ・免疫抑制薬：シクロスポリン，タクロリムス
- ・そのほか：スタチン，グレープフルーツ

文献19を参考に作成

表5 偽痛風の治療薬比較

	コルヒチン	NSAIDs	経口ステロイド	ステロイド関注
用量	1 mg初回内服後 1回0.5 mg 1日3～4回	ロキソプロフェン（ロキソニン®） 1回60 mg 1日2～3回 セレコキシブ（セレコックス®） 1回100 mg 1日2回	プレドニゾロン（プレドニン®） 1回 0.5 mg/kg（または30 mg）1日1回	トリアムシノロン関注用（ケナコルト－A®）1回40 mg
デメリット	消化器症状，他薬との相互作用	腎障害，消化性潰瘍	血糖上昇，血栓症，感染リスクなど	化膿性関節炎の発症，悪化

おけるコルヒチン追加の心血管系リスク減少を調べたランダム化比較試験では，コルヒチン群で66％のリスク減少を認めた（16％ vs 5.3％：平均追跡期間3年間）[22]．こうした心疾患に対する保護的作用は，NSAIDsやステロイドの使いにくい心疾患患者でもコルヒチンを利用しやすくしている．

c）NSAIDs

NSAIDsは偽痛風で最もよく使われている薬剤と思われる．使用する際は消化性潰瘍や腎機能障害，心合併症などのリスクを考慮して用量を調整する．

d）プレドニゾロン

ステロイド全身投与は，急性期の短期間使用として痛風に準じて0.5 mg/kg/日程度を用いることが多い．痛風における研究だが，プレドニゾロン 30 mgとインドメタシンを比較した研究では効果は同等で副作用がプレドニゾロン群でより少ないと示されている[23]．

このようにステロイドは，腎障害などでコルヒチンやNSAIDsの使いにくい症例では有用な選択肢となる．ただし，血糖高値などの短期的な副作用のほか，30日間の短期使用でも敗血症・骨折・深部静脈血栓症などのリスクが上昇したと報告されており，極力短期間の使用にとどめ，また可能な限り早期に減量・中止することが望ましい[24]．

最後に，表5に偽痛風で用いる主な薬剤の処方例を示す．

表5の薬物的治療のほか，EULARの痛風診療ガイドラインでは局所安静とクーリングをexpert opinionとして推奨している[21]．

おわりに

急性単関節炎，特に偽痛風についてまとめた．実際には化膿性関節炎との鑑別や抗菌薬の適応に迷う症例，また治療薬の選択に難渋する症例も多い．高齢者では複数の要素を総合して判断する必要があり，まさに総合診療の力が試される疾患ともいえる．本稿が少しでも臨床のお役に立てば光栄である．

文献・参考文献

1) Siva C, et al：Diagnosing acute monoarthritis in adults：a practical approach for the family physician. Am Fam Physician, 68：83-90, 2003

2) Papanicolas LE, et al：Concomitant septic arthritis in crystal monoarthritis. J Rheumatol, 39：157-160, 2012

3) Mathews CJ, et al：Bacterial septic arthritis in adults. Lancet, 375：846-855, 2010

4) Horowitz DL, et al：Approach to septic arthritis. Am Fam Physician, 84：653-660, 2011

5) Weston VC, et al：Clinical features and outcome of septic arthritis in a single UK Health District 1982-1991. Ann Rheum Dis, 58：214-219, 1999

6) Resnick D, et al：Clinical, radiographic and pathologic abnormalities in calcium pyrophosphate dihydrate deposition disease（CPPD）：pseudogout. Radiology, 122：1-15, 1977

7) Oka A, et al：Crowned Dens Syndrome：Report of Three Cases and a Review of the Literature. J Emerg Med, 49：e9-e13, 2015

8) Dirim B, et al：Relationship between the degeneration of the cruciate ligaments and calcium pyrophosphate dihydrate crystal deposition：anatomic, radiologic study with histologic correlation. Clin Imaging, 37：342-347, 2013

9) Thiele RG & Schlesinger N：Diagnosis of gout by ultrasound. Rheumatology（Oxford）, 46：1116-1121, 2007

10) Gutierrez M, et al：Ultrasound detection of cartilage calcification at knee level in calcium pyrophosphate deposition disease. Arthritis Care Res（Hoboken）, 66：69-73, 2014

11) Ellabban AS, et al：Ultrasonographic diagnosis of articular chondrocalcinosis. Rheumatol Int, 32：3863-3868, 2012

12) Margaretten ME, et al：Does this adult patient have septic arthritis? JAMA, 297：1478-1488, 2007

13) Stirling P, et al：False-negative rate of gram-stain microscopy for diagnosis of septic arthritis：suggestions for improvement. Int J Microbiol, 2014：830857, 2014

14) Nair R, et al：Septic Arthritis and Prosthetic Joint Infections in Older Adults. Infect Dis Clin North Am, 31：715-729, 2017

15) Ross JJ：Septic Arthritis of Native Joints. Infect Dis Clin North Am, 31：203-218, 2017

16) Rosenthal AK & Ryan LM：Calcium Pyrophosphate Deposition Disease. N Engl J Med, 374：2575-2584, 2016

17) Wysenbeek AJ, et al：Treatment of staphylococcal septic arthritis in rabbits by systemic antibiotics and intra-articular corticosteroids. Ann Rheum Dis, 57：687-690, 1998

18) Farrow L：A systematic review and meta-analysis regarding the use of corticosteroids in septic arthritis. BMC Musculoskelet Disord, 16：241, 2015

19) Slobodnick A, et al：Colchicine：old and new. Am J Med, 128：461-470, 2015

20) Terkeltaub RA, et al：High versus low dosing of oral colchicine for early acute gout flare：Twenty-four-hour outcome of the first multicenter, randomized, double-blind, placebo-controlled, parallel-group, dose-comparison colchicine study. Arthritis Rheum, 62：1060-1068, 2010

21) Richette P, et al：2016 updated EULAR evidence-based recommendations for the management of gout. Ann Rheum Dis, 76：29-42, 2017

22) Nidorf SM, et al：Low-dose colchicine for secondary prevention of cardiovascular disease. J Am Coll Cardiol, 61：404-410, 2013

23) Rainer TH, et al：Oral Prednisolone in the Treatment of Acute Gout：A Pragmatic, Multicenter, Double-Blind, Randomized Trial. Ann Intern Med, 164：464-471, 2016

24) Waljee AK, et al：Short term use of oral corticosteroids and related harms among adults in the United States：population based cohort study. BMJ, 357：j1415, 2017

プロフィール

西村康裕（Yasuhiro Nishimura）
洛和会丸太町病院 救急・総合診療科　医員

第7章 その他

3. せん妄を制するものは病棟管理を制する!!

阿部昌文

● Point ●

- せん妄は高齢者ではとにかくcommon！ しかし，意外と気がつかれていないことが多いので注意する
- 3-minute diagnostic interview for delirium using the confusion assessment method（3D-CAM）を用いて的確にせん妄を診断しよう！
- せん妄の原因検索は"DELIRIUM"でもれなく行う！ 可逆的な原因を絶対に見逃さないこと
- せん妄の対応はまずは非薬物療法で！ 患者や周囲の人間に危害が及ぶときは薬剤を使おう．少量から投与すること
- 入院中にせん妄を発症するとよくないこと尽くし！ 入院期間が延長し合併症発症率，死亡率，認知症発症率などが上昇する．入院時から予防をしていこう

はじめに

　せん妄は初期研修医が病棟当直で必ず出会う疾患の1つである．しかしcommonな割には軽視されがちで，しっかりと勉強する機会があまりないのも事実である．筆者が初期研修医時代，外科ローテーション中の担当患者がせん妄になり何度も夜間に呼ばれた記憶があるが，痛みとバイタルサインくらいしか確認していなかったのを覚えている．「痛かったら鎮痛薬を投与．そうじゃなかったらとりあえずリスパダール®投与して．それでダメならセレネース®！」と何とも危うい対応をしていた．夜間の眠い時間に呼ばれたら思わず「とりあえず寝かせるか…」と思いがちだが，原因の評価をせずに薬物治療を行うと大きな落とし穴にハマってしまうため気をつけたい．

　たかがせん妄，されどせん妄である．せん妄発症は入院患者の予後に大きな影響を与えるので的確に対応できるようになろう．

症例

外科病棟入院中の79歳男性．既往歴に糖尿病，高血圧，COPD，前立腺肥大症，軽度の認知症がある．5日前に胃癌に対して胃全摘術を施行された．本日の夕方頃よりそわそわしはじめ落ち着きがなくなってきた．夜になると「ここはどこだ．もう家に帰る！」と言ってベッド柵を乗り越えようとするため抑制帯を装着することになった．看護師が近づこうとすると唾を吐いて噛み付こうとしてくる．なんとか抑制帯を装着するとますます興奮し叫び声も上げはじめた．

バイタルサイン：血圧 147/90 mmHg，体温 37.6℃，脈拍 117回/分（整），SpO₂ 91%（酸素3L/分投与下），呼吸数 26回/分

担当看護師からは以下の情報が得られた．

・普段は紳士的で穏やかな人である．

・前日に飲水を開始したところむせてしまい，それから酸素投与が必要になった．誤嚥性肺炎の診断で同日より抗菌薬が開始になった．

・術後の創部痛は鎮痛薬の頓用でコントロールは良好である．

・糖尿病治療にインスリンを使用しており，術後はスライディングスケールで対応していた．

Q1. せん妄患者って実際そんなに多いんですか？診断なんて簡単ですよね？

　せん妄は入院中の高齢患者ではきわめて一般的な疾患であるが意外と気がつかれていないというのが現状である．せん妄患者のうち，55～70%が担当医や担当看護師に気がつかれていないという報告がある[1]．また，せん妄は70歳以上の一般内科患者の1/3以上にみられる[2]．高齢患者の待機的手術後には15～25%に発症し，人工関節置換術や心臓血管などの大手術後には50%にものぼる[3]．ICUの挿管患者では75%がせん妄を発症する[4]．ERを受診した高齢者の10～15%はせん妄状態であり[5]，さらに終末期の患者では85%がせん妄になる[6]．

　細かい発症率は重要ではないがとにかくcommonで，意外と気がつかれていないことがあるというのを覚えておこう．

Q2. 興奮している原因が認知症なのかせん妄なのかわかりません!!

　せん妄と紛らわしい状態として，認知症，うつ病，精神病などがあがる（表1）．せん妄と診断するうえでいちばん重要なのは普段の精神状態を知り，その状態からどれだけ急激に変化したかというのを把握することである．自分の受けもち患者ならば普段の様子を把握しているため困らないが，そうでないときはカルテや家族，看護師から情報を聞き出す必要がある．また，せん妄を起こしやすいリスク因子（表2）を把握することも大事である．

　次にせん妄の診断であるが，DSM-5での診断基準[7]をみても「ふーん」で終わってしまうことが多い．そこで，数あるスクリーニング方法のなかから簡便で診断特性の高いconfusion assessment method（CAM）を紹介する．CAMはせん妄でみられる4つの特徴の有無を評価するものである．さらにこのCAMに具体的な質問や観察項目をとり入れたものを3-minute diagnostic

表1 せん妄と類似症状を呈する疾患との鑑別ポイント

特徴	症状			
	せん妄	認知症	うつ病	精神病
急激な精神状態の変化	+	−	−	±
注意散漫	+	±	±	±
意識レベルの変動	+	−	−	−
滅裂思考	+	±	−	+
変動する精神運動活動	+	±	+	+
症状が長期間持続	±	+	+	±

赤字はせん妄に特徴的な症状．文献1より引用

表2 せん妄のリスク因子

	相対的リスク
認知症	2.3〜4.7
せん妄の既往	3.0
機能障害	4.0
視力障害	2.1〜3.5
聴力障害	1.3
重症疾患の併存	1.3〜5.6
うつ病	3.2
アルコール多飲	5.7
高齢（75歳以上）	4.0

文献6を参考に作成

interview for delirium using the confusion assessment method（3D–CAM）という．表3に記載した質問や患者の観察を行い，特徴①〜④の有無を評価していく．特徴①と②が存在しかつ③または④があればせん妄と診断できる（せん妄に対する診断特性は感度95％，特異度94％[8]）．

Q3. 3D-CAMでせん妄の診断になりました．原因は術後だし疼痛ですかね??

　診断の次に行うのはせん妄になった原因を突き止めることだ．これが何よりも大事である．新規にせん妄と診断した場合，それが生命を脅かす緊急事態の前ぶれの可能性があるということを常に意識しよう．せん妄の原因の覚え方はDELIRIUMの頭文字で覚えるとよい（表4）．原因検索のときは致死的かつ可逆的な原因（心筋梗塞，低血糖など）の除外を最初に行う．さらに原因が1つとは限らないということを忘れずに対応していただきたい．

　さて，最初に提示した症例の原因を考えてみよう．術後であるため疼痛は原因の1つとしてあげられる．そのほかにも，前日に誤嚥性肺炎を発症しており，これも原因になりうる．糖尿病，高血圧があり心血管リスクは高いため心筋梗塞の除外も必要だ（せん妄になっている患者は痛みを訴えないことが多々あるため，胸痛がないからといって心筋梗塞を否定してはいけない）．また，COPDが基礎疾患にあるので酸素投与によりCO_2ナルコーシスに至り高二酸化炭素血症に

表3 3-minute diagnostic interview for delirium using the confusion assessment method（3D-CAM）

評価法 （以下の2つのどちらを用いてもよい）	特徴①（注） 変動を伴う急激な精神状態の変化	特徴② 不注意	特徴③ 支離滅裂な思考	特徴④ 意識状態の変化
質問をして患者の反応をみる. ↓ 特徴①以外は質問に対して不正解, まともに答えられない, 反応がない場合は特徴を満たすと判断する.	この数日で以下のことがあったか質問 ・訳がわからなくなったか？ ・自分は病院にいないと思ったか？ ・幻視があったか？	以下のことをするように指示する. ・3つの数字を逆から言わせる. ・4つの数字を逆から言わせる. ・曜日を逆から言わせる. ・月を逆から言わせる.	患者に以下の質問に答えてもらう. ・今は西暦or平成何年か？ ・今日は何曜日か？ ・今どこにいるか？	なし
評価者が患者の様子を観察する. ↓ 次のうち1つでもあれば特徴を満たすと判断する.	・意識の変動 ・注意力の変動 ・会話や思考の変動	・こちらの質問を覚えていられない. ・簡単に気が散ってしまう.	・考え方が理論的でない. ・会話はとりとめがなく脱線してしまう. ・話すときに不自然に言葉が途切れたり, ポツポツとまばらに話す.	・傾眠傾向 ・混迷, 昏睡の状態. ・活気がありすぎる.

上記の特徴のうち①と②が存在しかつ③または④があればせん妄と診断.
注：カルテまたは家族の話から精神状態の急激な変化を確認できれば特徴①は存在するものと判断する
文献9より引用

表4 せん妄の原因

	評価のポイント
薬剤 （Drug）	下記の⑤項目を確かめる ①新規薬剤　②増量された薬剤　③薬剤の相互作用　④市販の医薬品　⑤アルコール
電解質・内分泌異常 （Electrolyte and endocrine disturbances）	採血で評価する. 同時に脱水の評価も行うこと
薬剤が足りていない （Lack of drug）	薬剤中止歴（睡眠薬, 鎮静薬, L-DOPA, アルコールなど） 疼痛コントロールの評価（鎮痛薬不足）
感染 （Infection）	入院患者は6D＋UPを検索. Drug（薬剤）, C.Difficile（偽膜性腸炎）, Device, DVT（深部静脈血栓症）, Decubitus（褥瘡）, CPPD（ピロリン酸カルシウム沈着症）, UTI（尿路感染症）, Pneumonia（肺炎：特に誤嚥性）
感覚器の機能低下 （Reduced sensory input）	視力や聴力の低下を評価
頭蓋内の異常 （Intracranial disorders）	脳梗塞, 脳出血, 中枢神経系感染症, 脳腫瘍など 神経診察で異常がある場合やほかに原因がない場合に疑う
排便・排尿障害 （Urinary and fecal disorders）	尿閉や排便状況をチェック
心肺疾患 （Myocardial and pulmonary disorder）	心筋梗塞, 不整脈, 心不全, 低血圧, 重度貧血, COPD急性増悪, 低酸素血症, 高二酸化炭素血症の評価

DVT：deep vein thrombosis, CPPD：calcium pyrophosphate dehydrate deposition, UTI：urinary tract infection, COPD：chronic obstructive pulmonary disease
文献9を参考に作成

陥っているというのも考えられる. インスリン使用中であり低血糖に伴うせん妄の可能性も十分にある. そのほか, 術前術後の絶食期間中なので点滴の内容によっては電解質異常をきたすこと

表5　せん妄を引き起こすハイリスクな薬剤

薬剤	コメント
ベンゾジアゼピン系薬剤	入院中は睡眠薬をできるだけ使わないようにする．また，すでに内服している患者は突然中止にせず，継続か減量する
麻薬	可能ならば最初から麻薬は使わず，まずはNSAIDsやアセトアミノフェンを定時に内服させる
非ベンゾジアゼピン系睡眠薬	睡眠薬自体がせん妄の原因となるので極力薬剤を使わないか他種類の睡眠薬に変更する
第一世代抗ヒスタミン薬	鎮静作用や抗コリン作用がありせん妄の原因となる．市販薬にも含まれているので病歴聴取で聞き忘れない
アルコール	多量飲酒者は離脱症状の出現に注意する．離脱症状にはベンゾジアゼピン系薬剤を使用する
抗コリン薬	低用量でせん妄を起こすことは稀だが高用量の場合は注意する
三環系抗うつ薬	抗コリン作用あり．可能ならSNRIやSSRIへの変更を検討する
H₂拮抗薬	抗コリン作用あり．減量やPPIへの変更を検討する
抗パーキンソン病薬	高用量だとドパミン作用によりせん妄をきたすことがあるので減量する
バルビツレート	ベンゾジアゼピン系薬剤に変更するか漸減中止をする．原則使用しない

文献9を参考に作成

もありえる．

　このようにさまざまな原因が考えられるため，それらを検索・除外する目的で採血・血液ガス分析・心電図検査などを行う．それでも原因不明で熱とせん妄のみを認める場合は髄膜炎の可能性もあるため腰椎穿刺も必要になるかもしれない．

　なお，提示した症例は上記のどの原因でもなかった．実は聞き漏らしている病歴があり今朝尿道留置カテーテルを抜去していたのだ．さらにもともと前立腺肥大症の治療薬を内服していたが術後に再開されていなかった．その結果，尿閉をきたしせん妄を発症したのだ．導尿をしたところ2Lもの尿が流出し，その後患者は落ちついた．

Q4. せん妄の原因がすぐによくならないときはどうするんですか？

　表5に示した原因には治療してすぐにせん妄が落ち着くものもあれば，対応してもすぐにはせん妄が改善しないものもある．高齢者の肺炎や尿路感染症などはよい例だろう．適切な治療をしていてもせん妄を発症してしまうことが多々ある．では，原因の治療以外にどのような対応をするべきか非薬物療法と薬物療法に分けて説明する．

1 非薬物療法

　薬剤と環境の調整が非薬物療法の2本柱となる．表5にせん妄の原因となる薬剤の一覧をまとめたので参考にしていただきたい．われわれが普段使用する薬剤には抗コリン作用や抗ヒスタミン作用を有するものが多く存在する．どちらもせん妄の原因となるため注意が必要だ．また，ベンゾジアゼピン系薬剤においては鎮静作用自体がせん妄の原因となりうるが突然の中止後の離脱症状の1つとしてせん妄を起こしうる．筆者は入院患者がベンゾジアゼピン系薬剤を2種類内服していた場合には1種類に減量し，1種類を1日3回内服していた場合は眠前のみの内服に変更するといったように徐々に減量することが多い．

表6　せん妄に使用する薬剤

一般名	商品名	薬剤の種類	用量	投与経路	鎮静の程度	錐体外路症状のリスク	コメント
ハロペリドール	セレネース®	定型抗精神病薬	初期：1回0.25〜0.5 mg 最大量：3 mg	経口筋注静注	低い	高い	静注での使用が可能. 3 mgを超えると錐体外路症状のリスクが高くなる
リスペリドン	リスパダール®	非定型抗精神病薬	初期：1回0.25〜0.5 mg 最大量：3 mg	経口筋注	低い	高い	錐体外路症状のリスクはハロペリドールよりわずかに低い
オランザピン	ジプレキサ®	非定型抗精神病薬	初期：1回2.5〜5 mg 最大量：20 mg	経口筋注舌下	中等度	中等度	
クエチアピン	セロクエル®	非定型抗精神病薬	初期：1回12.5〜25 mg 最大量：50 mg	経口	高い	低い	糖尿病患者には禁忌である 低血圧に注意する
ロラゼパム	ワイパックス®	ベンゾジアゼピン系薬剤	初期：1回0.25〜0.5 mg 最大量：2 mg	経口筋注静注	とても高い	なし	第二選択の薬剤. 抗精神病薬で抑制できないときやアルコール離脱患者に使用する 呼吸抑制に注意する

　また，環境調整もすぐに行える簡便な治療法である．睡眠覚醒リズムが崩れないように日中は病室内を明るくできるだけ陽の光をとり入れるようにし，夜間帯は暗くして静かな環境を提供する工夫をする．また，現在の日付や時間の感覚がなくならないようにカレンダーや時計を導入することも効果的だ．目が見えない，耳が聞こえないというのも不安を煽りせん妄のリスクとなるため補聴器や眼鏡を使用するのがよい．また，ご家族に来ていただくのもとても重要だ．そのほかにも身体に付いている異物（諸々のモニター類，尿道留置カテーテル，身体拘束に用いる抑制帯，静脈ラインなど自分以外のものはすべて）はできる限り減らす努力をする．

❷ 薬物治療

　薬物療法は一時しのぎの手段と考えるとよいだろう．暴れている患者をみるとしっかり鎮静して寝かせてあげた方がよさそうにも思えるが，最近の研究では抗精神病薬を使用してせん妄の治療を行ってもせん妄の重症度や期間を改善することはなく，また入院期間や死亡率も減らさないという結果が出ている[10]．

　前述した環境調整を行っても改善はなく，手に負えないくらい興奮して自己や他者に危害が加わりそうなときに薬剤を用いる．薬剤選択の際は表6を参考にしていただきたい．抗精神病薬においてはどの薬剤でも効果に大きな差はないので副作用や禁忌事項を考慮し使用するとよい．なお，ロラゼパム（ワイパックス®）はアルコール離脱患者や抗精神病薬を使用しても鎮静できないときに用いるものであり第一選択にはならないので注意していただきたい．薬剤は少量から開始し，反応を見ながら30〜60分ごとに落ち着くまで使用する．

　筆者は内服可能であればクエチアピン（セロクエル®）を半錠（12.5 mg）から使用してまずは様子をみてみることが多い．また，興奮してクエチアピン内服が困難な場合でもリスペリドン（リスパダール®）内用液は少量（1回0.25〜0.5 mgを頓用で使用）の液体であるため内服可能なことが多い．それでも内服困難な場合は静注でハロペリドール（セレネース®）を半筒（2.5 mg）投与している．

Q5. いやぁ，一度せん妄になってしまうと大変ですね．予防法ってあるんですか？

　入院中にせん妄になると合併症の発症率が上がり，入院期間が延長し，さらに自宅ではなく施設退院となる率が高くなる．また，長期の影響を追跡した研究では死亡率，認知症発症率，施設入所率などが高くなる[11]．この研究だけではせん妄を発症したから死亡率や認知症発症率が高くなっているのか，それとも重症患者や認知症のリスクが高い患者だからせん妄になっていたかは定かではない．ただ，筆者の経験上せん妄を発症した患者は入院が長期化することや他疾患を合併することが多いと思われるため可能な限りせん妄を発症させないようにしたい．予防としては前述した環境調整が大切だ．それに加えて早期離床をはかることや，脱水予防のため飲水を促すなども大事である．

　なお，薬剤であらかじめせん妄を予防するという研究もいくつかある．しかし2016年のコクランレビューでは抗精神病薬やコリンエステラーゼ阻害薬，メラトニン，メラトニン受容体作動薬などの予防使用にせん妄の発症を減らすという明確なエビデンスはないと結論づけられている[12]．

おわりに

　以前，ERで急性アルコール中毒の患者をみていたときのこと．暴言の嵐で診察にも協力してくれないため，こちらもイライラしてきてろくに評価せずに帰そうとしたことがあった．先輩に一言「汗のかいている量が普通じゃないから一応血ガスはとっておこうか」と言われ，しぶしぶ採血したところ血糖値が15 mg/dLだった．低血糖でせん妄状態だったのである．その後，ブドウ糖を補充したところ，人が変わったようにおとなしくなった．「あのまま帰していたら今頃…」とゾッとしたのを今でも覚えている．

　医者の仕事は精神的にも肉体的にも本当に疲弊する．特に初期研修医の頃はなおさらだ．上記のようなヒヤリハットの多くは疲れているときや感情が乱れているときに起こる．そういうときは一度深呼吸をして周りを見渡してみよう．そうするだけでいろいろなことに気がつけるはず．本稿が皆さんの研修生活の一助になれば幸いだ．

文献・参考文献

1) Oh ES, et al：Delirium in Older Persons：Advances in Diagnosis and Treatment. JAMA, 318：1161-1174, 2017

2) Marcantonio ER：In the clinic. Delirium. Ann Intern Med, 154：ITC6-1, ITC6-2, ITC6-3, ITC6-4, ITC6-5, ITC6-6, ITC6-7, ITC6-8, ITC6-9, ITC6-10, ITC6-11, ITC6-12, ITC6-13, ITC6-14, ITC6-15；quiz ITC6-16, 2011

3) Marcantonio ER：Postoperative delirium：a 76-year-old woman with delirium following surgery. JAMA, 308：73-81, 2012

4) Ely EW, et al：Delirium as a predictor of mortality in mechanically ventilated patients in the intensive care unit. JAMA, 291：1753-1762, 2004

5) Kennedy M, et al：Delirium risk prediction, healthcare use and mortality of elderly adults in the emergency department. J Am Geriatr Soc, 62：462-469, 2014

6) Inouye SK, et al：Delirium in elderly people. Lancet, 383：911-922, 2014

7) 「DSM-5 精神疾患の診断・統計マニュアル」（American Psychiatric Association/原著，日本精神神経学会/日本語版用語監修，髙橋三郎，他/監訳，染矢俊幸，他）医学書院，2014

8) Marcantonio ER, et al：3D-CAM：derivation and validation of a 3-minute diagnostic interview for CAM-defined delirium：a cross-sectional diagnostic test study. Ann Intern Med, 161：554-561, 2014

9) Marcantonio ER：Delirium in Hospitalized Older Adults. N Engl J Med, 377：1456-1466, 2017

10) Neufeld KJ, et al：Antipsychotic Medication for Prevention and Treatment of Delirium in Hospitalized Adults：A Systematic Review and Meta-Analysis. J Am Geriatr Soc, 64：705-714, 2016

11) Witlox J, et al：Delirium in elderly patients and the risk of postdischarge mortality, institutionalization, and dementia：a meta-analysis. JAMA, 304：443-451, 2010

12) Siddiqi N, et al：Interventions for preventing delirium in hospitalised non-ICU patients. Cochrane Database Syst Rev, 3：CD005563, 2016

プロフィール

阿部昌文（Masafumi Abe）
洛和会丸太町病院 救急・総合診療科

第7章 その他

4. あなたが止める！ ドクターショッピングさせない不定愁訴の診かた

井本博之

● Point ●

・不定愁訴患者のドクターショッピングには医師も加担していることを自覚せよ！

・医療面接でも診察でも器質的疾患と非器質的疾患を同時にアプローチせよ！

・不定愁訴患者を納得させる説明のしかたを身につけよ！

はじめに

　まず用語の確認をしておく．不定愁訴は明確に定義されていないが，単に「訴えがいろいろあって定まらない」ということ以上に「医学的に原因を特定できない症状（MUS：medically unexplained symptoms）」として慣用的に使われている[1]．したがって，MUS（症状）は現時点では有意な器質的疾患ではないために非器質的疾患・心因性疾患（疾患）ということができる[※1]．本稿では便宜上，不定愁訴＝MUSとし，それを非器質的疾患・心因性疾患による，とカテゴライズする．

　一般医を受診する患者のうち，不定愁訴患者は15％程度といわれており遭遇することが多い[2]．不定愁訴患者は苦痛を心理的なものとして説明されることを受け入れず，常に器質的原因を探し求めドクターショッピングする．その結果，医療費は増大し，医原性有害事象のリスクにさえなる[3]．説明のしかたによっては逆に患者の不安をあおりさらに時間を要する．診察室の外から時折みせる看護師の冷ややかな視線から，「どうせ緊急性はないんだから早く帰してよ」「そんな検査いらないでしょう」などという怨嗟の声が聞こえてきそうだ．一方で患者からは納得のいく検査・説明を求められ，こちらの不安もあおられる．研修医がよく陥る悪循環だ．

　本稿では，生物心理社会的アプローチを基本としつつ，安心する説明のしかた，認知行動療法を中心に精神療法について概説し，精神科・心療内科へのコンサルトについて言及する．

> ※1 不定愁訴（MUS）が後々に器質的疾患と判明することもある．当初は機能性身体症候群（functional somatic syndrome：FSS）[※3]と考えられていた1,804人を対象にしたシステマティックレビューでは，8.8％が器質的疾患であったと報告された[3]．経過をみなければわからないこともある．不定愁訴（MUS）＝非器質的疾患，心因性疾患とは言い切れない難しさがここにある．

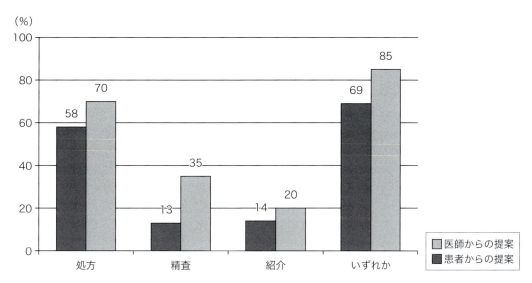

図1 不定愁訴に対する提案
文献5を参考に作成

> **症例**
> 患者：55歳，女性
> 主訴：寝ると耳に鼓動が聞こえる．
> 現病歴：3年前に3カ月間の世界一周の船旅をした．下船してから，回転性めまいが出現した．すでに複数の医療機関で血液検査，聴力検査，頭部MRI検査を受け，異常はなく下船病と診断された．めまいの頻度・強さは変わらないが，最近夜横になっていると耳に鼓動が聞こえる．

1. その症状は誰のせい？：身体化は医師と患者の共同責任

1 その処方・検査は誰のため？[5]

　不要な対症療法や検査をしてしまうのは，患者側に原因があるからだと広く信じられてきた．つまり，患者が症状を器質疾患のためと思い込み，絶えず検査を要求し，心因性という説明を拒否する．それにより，医師は不要な薬を出し検査をせざるを得ないのだと．しかし，不定愁訴患者に対して処方や検査を提案するのは，患者よりも医師の方が多いと報告されている（図1）．

2 不定愁訴患者のドクターショッピングには医師も加担している

　この結果が示しているのは，**患者自身によってではなく，医師患者関係によって不定愁訴の身体化の固定が起きる**ということだ[6]．身体化の固定（somatic fixation）は医師と患者，または患者，または家族が複雑な問題の身体化の面だけに不適切な注目をし続ける過程である[7]．図2は医療者と患者とで考え方が異なる場合に生じる悪循環を示している．①症状のある患者に対して②検査を行い，③その検査が陰性でありMUSとわかったとき，医師は安心する．そのとき，患者の症状は一時的に改善する．しかし①症状は再燃し，サイクルが再び始まる．②③やはり検査

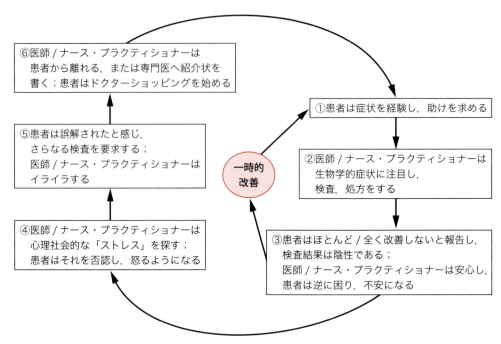

図2　身体化の固定した臨床家－患者の相互作用
文献7より引用（丸数字は筆者追加）

は陰性であり，それでも症状が生じることに患者は不安になる．患者はさらに検査を要求し，④医師を苛立たせ，医師はやがて患者の症状は「ストレス（心因性）」であると考える．⑤⑥その説明に満足しない患者とその家族は，その医師のもとを去り別の医師へと赴く（ドクターショッピング）．

3 心と身体を同時的にとらえる生物心理社会的アプローチが前提条件[※2 6, 7]

　ここで描かれる医師にみられる思考の時系列は，「器質的疾患の除外」その後に「非器質的疾患」であり，この順序が患者の不安を増長させる結果となる．あらゆる検査が陰性であった後に「心因性ですね」といわれると，患者はその説明を二流であると感じ，医師に侮辱されたと感じる．身体化の固定は，言い換えれば本来分け隔てることが困難な心と身体のうち，身体化症状のみに注目することだ．身体症状の原因を器質的疾患にあるとする患者の信念（身体化の固定による弊害）と向き合うには，**器質的（生物的）アプローチと非器質的（心理社会的）アプローチを分けることなく同時に試みる必要がある．それが生物心理社会的アプローチである**．「器質的疾患の除外」その後に「非器質的疾患」とアプローチしたのでは，この同時性が失われる．

> ※2『家族志向のプライマリ・ケア』[7] において，「身体化の固定に対する，生物心理社会的なアプローチの12の原則」が提示されているので以下に引用する．

原則1：初めから，問題発生と同時に生物心理社会的なアプローチを用いる．
　a．面談のなかでは生物学的なことと心理社会的なことを混ぜた質問から始める．
　b．バランスをとり，妥当な検査をし，過剰な検査や症状の生物学的側面から逃げることは避ける．
原則9：心理社会的固定を避ける：包括的なアプローチを続ける．
　a．生物医学的方法と心理社会的方法を組み合わせた介入方法を用いる．
　b．心理社会的意味合いも含んだ生物医学的な説明を用いる（例：ストレス，瘢痕，うつの免疫状態）．

❹ あなたが止める！ ドクターショッピング

　患者が自身のことを理解してもらえた，受け入れてもらえたと感じたならば，治癒や行動変容に至り，疾病に対する効果的な管理が行われる可能性がより高まる[2]．ひいては，ドクターショッピングの悪循環を止めることができるかもしれない．しかし実際のところ，MUS患者を安心させるというのは大変に難しい．いかに器質的疾患を除外しつつ，同時に非器質的疾患にアプローチするか．その具体的な診察，説明の手法について以下に述べる．

2. 医療面接：信頼関係の構築／精神疾患のスクリーニング

■ 綿密に医療面接し，信頼関係をつくる

1）傾聴，受容，共感[2]

　医療面接では傾聴，受容，共感といった支持的な態度が欠かせない．質問を浴びせかけるのではなく，適切なタイミングでうなずき，「続けてください」「詳しくお話しいただけますか」などと促し，「背中のひどい痛みがよくならないのではないかと不安を感じておられ，お孫さんと一緒に遊べないだろうとお考えなのですね」と感情を込めて要約する．

2）患者背景を聞き出す

　前述の通り，医療面接においても器質的（生物的）アプローチと非器質的（心理社会的）アプローチを同時に行う必要がある．生物学的な質問と心理社会的な質問を混ぜることで，心と体を分けて扱うことができないようにできる．ただし，愁訴に対してただ丁寧に傾聴すると多くの時間を消費するために的を絞った医療面接が必要となる．①どんな集団に参加しているか，②趣味・嗜好，③精神科・心療内科通院歴の有無を意識して聞き出そう．

　個人はさまざまな形で社会集団に参加している（恋人，友人，家族，学校，会社，同好会など）．そのそれぞれの場において人間関係，ストレスの有無を掘り下げて聞こう．さらに，学校，会社，同好会であれば具体的な種類，参加期間も加えて聞き出そう．例えば会社であれば，勤務職場での人間関係はどうか，ストレスを感じるのか，そもそもどんな職業なのか，どれくらい勤続しているのか．聴取すべき項目をテンプレートとして診療録に保存しておけば漏れなく聴取できるだろう．

3）精神疾患をスクリーニング

　医療面接のなかで精神疾患をスクリーニングし，必要であれば精神科・心療内科にコンサルトしよう．実際のコンサルトのしかたは後述する（**5．精神科・心療内科へのコンサルト**を参照）．
　うつ病のスクリーニングにはPRIME-MD-PHQ-2（以下，PHQ-2）を用いる．PHQ-2は，「最

表1 A-MUPSスコア

鎮痛薬（アセトアミノフェン，NSAIDs）の効果なし
精神疾患の既往
増悪寛解因子が不明確
絶え間ない持続痛
ストレスの自覚／ストレスイベント

2項目以上が該当すれば身体症状症（SSD）の可能性が高くなる（感度92％，特異度85％）
文献7より作成

近1カ月間，気分が重かったり，憂鬱だったり，絶望的な気持ちになる」「最近1カ月，何かやろうとしてもほとんど興味がもてなかったり楽しくない」の2項目からなる質問である．どちらかの質問にあてはまればうつ病を疑う（確定診断はできない）[1]．

趣味を聞く際に，「ストレス発散にはどんなことをされますか」と聞いてみよう．食事との関連，ボディイメージのゆがみがあるなら神経性やせ症を疑う．躁エピソードの確認には「普段より浪費がちな日が続いて借金をしたことはなかったですか？」「夜ほとんど眠らずに，遊びに行ったりしていたにもかかわらず，次の日も元気で仕事をやっていた日が続いたことはないですか？」など具体的に聞こう[1]．

統合失調症のスクリーニングには「自分の考えが他人に伝わってしまうと感じることはありますか（思考伝播）」，「他人の考えが自分に入り込んでしまうと感じることはありますか（思考吹入）」などを聞くとSchneiderの一級症状を確認するのに便利だ．

身体症状症（screener for somatoform disorders：SSD）[※3]の予測にはA-MUPSスコア（表1）が有用かもしれない．鎮痛薬（アセトアミノフェン，NSAIDs）の効果なし／精神疾患の既往／増悪寛解因子が不明確／絶え間ない持続痛／ストレスの自覚のうち，2項目以上該当すればSSDの可能性が高い（感度92％，特異度85％）[7]．

希死念慮は必ず確認しよう．自殺の危険性を評価することは必ずしも簡単ではないが[1]，「死んでしまったら楽だろうな，と思うことはありますか」と確認してみる．

※3 村松は，精神医学サイドの「身体症状症（SSD）」と身体医学サイドの「MUS, 機能性身体症候群（FSS）」は，類似の病態群のフレームワークであり，照射している側面が違うだけと思われる，と述べている[9]．さらに，実地臨床では空回りするだけだったDSMの「身体表現性障害」が，DSM-5では，「身体症状症（SSD）」として，わが国の実践的臨床医学概念である「不定愁訴」にようやく接近してきた感があると指摘している[9]．精神科の言葉でいえば身体症状症（SSD），身体医学の言葉でいえば不定愁訴＝MUS, 機能性身体症症候群（FSS）と考えてよいだろう．

3. 身体診察・診断：入念に診察し，診断する

「医者というものは，ただ薬の処方をするだけが能なのではなく，何よりもまず，病気を診断すべきものであり，したがってまた，何よりもまず，自分で病気のつもりでいる病人がほんとうに病気なのかどうか，（中略）ということを診断すべきである」[10]

精神をもつ人間は本来的に誰しもが絶望すると論じた Kierkegaard が，医師のあるべき姿についてこう書いたのは19世紀のことだ．われわれは診断しなければならない．

1 入念な身体診察はそれだけで不安を軽減させる

身体診察では患者に解説をしながらしっかりと診察することを心がけよう（「裂けているのではないかと先ほどおっしゃいましたが，（中略）筋肉は十分に働いていて，筋力も強いですね．裂けてはいませんよ」など）[2]．

中井は心気症者[※4]に対する身体診察の大切さを強調している．「心気症の人の身体をていねいに診察したりすると，いっそう，身体へのこだわりが増すだろうと思われがちで，精神科医も身体をさわりたがらない．（中略）ところが逆に**患者の頭の先から足の先までをきちんと診てゆくことは，どちらかといえば心気症を軽くする**．身体の一部分への注意集中を和らげる力があるわけだ．」[11]

※4 心気症は，身体症状に対するその人の誤った解釈にもとづき，自分が重篤な病気にかかる恐怖，または病気にかかっているという観念へのとらわれが6カ月以上持続しており，それが著しい苦痛や機能の障害を引き起こしている精神障害である[13]．この「心気症」は DSM-IV の言葉であるが，DSM-5 においては「病気不安症」と呼ばれ「身体症状症（SSD）[※3]および関連症群」のなかにカテゴライズされている．DSM-5 ではさらに医療を求める病型と，医療を避ける病型とに特定するよう記載されている[14]．本稿でとりあげる不定愁訴患者のなかに，病気不安症の医療を求める病型が含まれる．

---

2 非器質的疾患・心因性疾患を積極的に診断せよ

前述の通り，不定愁訴（MUS）において患者の不信を買わないためには病歴・身体診察から器質的疾患を除外しつつ，同時に非器質的疾患・心因性疾患を積極的に疑わなければならない．そのためには**特異度の高い病歴・身体所見**を知っておくとよい．

例えば，診察室でのため息がある．診察室という緊張する場でため息をつくというのは器質的疾患だけでは説明しがたい．ため息をつく患者には心理社会的背景について掘り下げてみよう．特異度の高い身体所見の一例を**表2**に示す．

4. 内科医でもできる！言葉の処方箋/認知行動療法の導入

1 内科医でもできる！言葉の処方箋

病歴聴取，身体診察，検査により非器質的疾患・心因性疾患であると診断したとして，次は患者に説明をしなければならない．多大な時間をかけた結果，「もうお前の話はいい．ほかの医者にいくから」などと物別れすることは避けたい．薬のように患者に安心をもたらす「言葉の処方箋」を紹介する．

1）「お話を伺って，私は大変安心しました」[15]

「（怖い器質的な疾患ではないとわかり）私は大変安心しました」というフレーズは説明の冒頭に使いやすい．器質的疾患を完全に除外したとはもちろん言えない．ただし，現時点では怖い器質的疾患はないので安心したと言うことはできる．医師でも安心できるレベルの症状なのだと思

表2 非器質的疾患・心因性疾患に対して特異度の高い臨床所見

症状・徴候	特異度の高い所見
呼吸困難	・労作時ではなく安静時に顕在化する
失神 意識障害	・5分以上継続し，数時間以内に完全に自然回復した （器質的疾患による失神は通常数分以内に元の状態に戻る．post-ictal state は30分以内に戻ることが多い．てんかん以外の器質的疾患による意識障害は数時間以内に意識が完全に自然回復することはまれ）
意識障害	・Bell 現象：開眼に対して抵抗する ・常に検者のいない方向をみる
非てんかん性 けいれん発作	・左右交互に手足をばたつかせる（LR＋ ∞，LR － 0.4） ・発作中にもかかわらず呼びかけに反応（LR＋ ∞，LR － 0.9） ・閉眼している
下肢脱力	・Hoover 徴候：能動的に患者下肢を下げるときよりも協調運動で下肢が下がるときの方が力強い
腹痛	・closed eye sign：腹部触診時に目を閉じる（LR＋ 5.0，LR － 0.7） ・Carnett 試験による腹壁の筋肉痛もしくは心因性腹痛の診断（LR＋ 6.6，LR － 1.7）

文献12を参考に作成

表3 患者の希望をかわす説明

患者の希望	説明
薬	「薬を処方するのはとても簡単です．今すぐにでもできます．でもどんな薬にも副作用はつきものです．必要のない状況で内服することでかえって副作用に苦しむ可能性があることを思うとためらわれるのです」
検査	「検査することはとても簡単です．私の指示ですぐにできます．ただ不必要に被曝してしまう患者さんの不利益を考えるとおすすめできないのです」 （ただし，この説明はMRI希望者には無効である）

者に暗に伝えることもできる．

2）処方希望，検査希望のかわし方

「とにかく〜（処方）を出してください」「〜（検査）をしてほしいんです」と一点張りにこだわる患者には表3のように言ってみよう．

3）愁訴ごとの説明のしかた[15]

身体の訴えを，身体の言葉で説明する．それで納得を得られれば，診療時間を大幅に短縮し，同時に患者からの信頼も得ることができる．さまざまな愁訴に対する説明のしかたの一例を表4に示す．

4）なんでも言えばよいのではない

症状は必ずしも客観的な言葉としてとらえられるものではない．以下のラカン派精神分析家の警告をもとに，医師が言語化しない方がよいこともあることを指摘しておく．「ところが，分析においては，1つの症候に対して固定した意味を与えることができない．1つの症候には常に特殊な主体的な意味があり，それは患者自身が見つけねばならず，他人には未知なものである．（中略）分析家がそれを発見し，患者にその意味が与えられた場合，それが患者の真理だという保証はどこにもなく，逆に暗示となってしまうので，それは避けなければならない．」[16]訓練を積んだ精神分析家ですら意味を付与し患者に与える影響をためらう．いわんや一般内科医においては慎重になる必要がある．

表4　愁訴ごとの病態説明

愁訴	説明
脈が飛ぶ	「心臓は1日何回脈を打っていると思いますか？」 「10万回です．人間は機械ではないので10万も脈を打っていれば何回か脈が飛ぶのも仕方ありません．私の脈もときどき飛びますが，気にしていませんよ」
強い心臓の鼓動	「何もしていないときに強い拍動を感じるんですね」 「もし，心臓の病気だとしたら，じっとしているときに拍動を強く感じるのは，実は不思議なことなんです．なぜならば体が動いているときの方が心臓は頑張って，強く拍動しているはずだからです」 「実は元気な心臓ほど動悸を感じやすいという報告があります．確かにしっかりと動けない心臓だったら，拍動を感じることはできなさそうですよね．だからそのような動悸を感じるというのは心臓が元気な証拠であると考えてください」
寝ると耳に鼓動が聞こえる	「心臓の音が聞こえたら普段の生活には邪魔なので聞こえないようになっています．しかし寝室のような静かな場所で耳を枕につけると心臓の鼓動は聞こえます．これは聴診器を付けているようなものだからです．私は先ほど心臓の音を確認させていただきましたが，全く問題ありませんでしたので安心してください」
腹痛	「神経が1番多いのは脳です．では2番目に多いのはどこか知っていますか？」 「実は腸にはたくさんの神経が走っていて腸は第2の脳なんて呼ばれたりもします．だからストレスを感じたりすると精密な神経のバランスが崩れてお腹が痛くなったり便秘や下痢を起こすことがよくあります」
舌痛症	「舌は体中で最も敏感にできている場所（の1つ）です．味を識別し，食感やわずかな温度の違いもわかります．舌のしびれを感じる脳細胞は，同じ範囲の体のしびれを感じる脳細胞よりも何倍も多いです．だから病気とはいえないようなほんのわずかな変化でも，舌の痛みとして敏感に感じてしまう人がいます」
指先のしびれ	「指先は体のなかで最も敏感にできている場所（の1つ）です．だから病気とはいえないようなほんのわずかな変化でも，敏感に感じてしまう人がいます」 （5.07モノフィラメントで指先感覚がほかの部位よりもむしろ鋭敏であることを確認するとより効果があります）
咽喉頭異常感症	「のどは空気の通り道でもあり，食事の通り道でもあります．しかしそれらが間違った道を通ると大変なことになります．特に，食事が空気の通り道に入ると「むせ」たり，ときには肺炎になってしまいます．のどというのはそれほど大切な関所なので，どこよりも敏感につくられているのも納得できます．そのような場所ですから違和感が起こることもよくあるんです」

文献12を参考に作成

2 認知行動療法の導入の流れ[17]

1）認知行動療法とは

　認知行動療法とは，母子関係のような過去の出来事ではなく，「今ここ」においてネガティブな感情を引き出し，行動に悪影響を与えるような問題を引き起こす自動思考の妥当性をともに検討する治療法のことだ．

2）自動思考と中核信念（スキーマ）

　自動思考は，誰もが共通して体験する一連の思考の流れである．例えば，カンファレンスの前に，ふと「自分にはうまくプレゼンテーションできないかもしれない」と自動的に思考した経験は誰しもあるだろう．その際に「いや，準備すれば乗り切れるはずだ．もう一度練習してみよう」と多くのレジデントがこの自動思考に対してポジティブに対応していることだろう．一方で，不安に追い詰められた患者のように心理的窮地に陥っている場合，このような客観的な検討が難しくなる．「自分のようなダメ人間は結局失敗するのではないのか？」聴取をすすめれば，患者の自動思考の背景にこのような中核信念（スキーマ）が透けてみえることがある．

3）どんなときに認知行動療法を選択するか

　実際の治療法については詳述しないが，認知行動療法はこの信念に迫り，自動思考の妥当性を自ら検討できるよう指導していく．医療面接しながら「なんだか思い込み（信念）が強いなあ．

ああ，この思い込みのためにネガティブな感情に苦しんで，果ては行動も失敗してしまうんだな」と思えたなら認知行動療法を想起してよい．

4）認知行動療法にも限界がある

　思い込みの修正により不安が解消される場合は確かに認知行動療法との相性はよさそうだ．しかし，認知行動療法はあくまで「今ここ」を扱う限定されたツールだ．認知行動療法は原則で宣言している通り[17]，患者の個人史を意図的に排除している．精神療法はさまざまにありメインストリームは時代とともに変遷しておもしろい．第二次世界大戦以降，精神分析学が米国の精神医学界の覇権を握った[18]．『精神医学の診断・統計マニュアル』（以下，DSM）において第2版まではその概念（「防衛機制」，「投射」など）が利用されていたが，1980年の第3版へ改訂以降その姿を消した[18]．精神分析はその後，学術研究の場から逃避を続け，代わりに認知行動療法が台頭した[19]．しかし近年，精神分析は力動精神療法として現代化され，その有効性に関する研究結果が集積されつつある[20]．2009年，短期的力動精神療法が不定愁訴（MUS）に対して有用であることがシステマティックレビューにおいて示された[21]．両価性の葛藤に苦しむ患者のなかに，動機が見出せれば動機づけ面接を選択してもよい[22]．もともと何が最も正しいか，などと問うのはせんのないことだ．Ghaemiの指摘する通り，教条主義には陥らないようにしよう[23]．

5. 精神科・心療内科へのコンサルト

　これまで述べた工夫のしかたで器質的疾患ではないことを説明し，症状が軽快ないし患者が安心すればよい．しかしそれでも患者が納得しない場合も多い．非器質的疾患の具体的な病名，性質を患者が求める場合もある．「非器質的疾患・心因性疾患ならそれはどんな病気なのですか」と．実際のところ非器質的疾患・心因性疾患であるということは，「これは身体の病気ではない，心の病気である」と述べているにすぎない．虫垂炎で痛がっている患者に「これは身体の疾患である」と述べているのと変わらない．それに応える力量がなければ専門家の助けを借りるのがよい．

　「器質的疾患がなくてよかったと私も思います．でも実際にこんなにも辛いですよね．それには理由があると思うんです．一度専門家を受診してしっかり治療してみませんか」と声をかけてみよう．精神疾患なら精神科，身体疾患の症状が心理社会的要因により増悪しているなら心療内科に紹介する（ただし，これは学問上の定義であって，臨床においては両者の区別はあいまいである）．

　コンサルトの際は併診とし自分自身でもフォローすることが望ましい．他科に任せることは患者に見捨てられたという印象を与えうるからだ．併診すれば，心理社会的固定を避け，患者に対して生物医学的方法と心理社会的方法を組合わせることができる[※2]．「身体的な疾患についてはこちらでしっかりとみさせていただきます」などと説明し関係を維持する．精神科・心療内科へコンサルトすべき状況，コンサルトのしかたについては表5を参考にしていただきたい．

表5　コンサルトすべき状況，説明の仕方

どんなときにコンサルトするか
1．症状が改善しないとき
2．診断がはっきりしないとき（検査依頼を含む）
3．何らかの精神疾患が疑われるとき
4．自らの治療内容を確認したいとき
患者への説明の仕方
・「よくこちらからお願いしている先生で，皆さんその先生にかかるとよくなっています」
・「感じのよい，怖くない先生です」
・「〜がご専門で，あなたの症状には適した先生です」

文献20より作成

症例の続き

医療面接中に「ため息」をついたことから心理・社会的背景を確認したところ，最近夫と別居しはじめたことがわかった．

詳細な病歴聴取と身体診察を行った後，重篤な器質的疾患による徴候とは思えないことを説明した（表4）．患者は器質的疾患ではないことに安心し，何度かフォローしたところで「気にならなくなった」と話すようになり，終診とした．

おわりに

　不定愁訴の患者への対応について，医療面接 → 診察・検査 → 診断 → コンサルトと説明してきた．患者は多くの場合，必要以上に不安であり，不安への対応がことの成否の鍵を握る．上手い説明の内容自体は言語に依存するが，その説明の成否は非言語的な態度・身体表現にも依存することを忘れてはいけない．すべての過程で心と身体を分けずに，つまり器質的（生物的）側面と非器質的（心理社会的）側面を同時にアプローチする必要があることを最後に再度強調しておく．

文献・参考文献

1) 「あらゆる診療科でよく出会う精神疾患を見極め，対応する」（堀川直史/編），羊土社，2013
2) 「不定愁訴のABC」（Burton C/著，竹本 毅/訳），日経BP社，2014
3) Eikelboom EM, et al：A systematic review and meta-analysis of the percentage of revised diagnoses in functional somatic symptoms. J Psychosom Res, 88：60-67, 2016
4) Rosendal M, et al：Somatization, heartsink patients, or functional somatic symptoms? Towards a clinical useful classification in primary health care. Scand J Prim Health Care, 23：3-10, 2005
5) Ring A, et al：The somatising effect of clinical consultation：what patients and doctors say and do not say when patients present medically unexplained physical symptoms. Soc Sci Med, 61：1505-1515, 2005
6) Bensing JM & Verhaak PF：Somatisation：a joint responsibility of doctor and patient. Lancet, 367：452-454, 2006
7) 「家族志向のプライマリ・ケア」（McDaniel SH, 他/著，松下 明/監訳），丸善出版，2006
8) Suzuki S, et al：A-MUPS score to differentiate patients with somatic symptom disorder from those with medical disease for complaints of non-acute pain. J Pain Res, 10：1411-1423, 2017
9) 村松公美子：精神医学と心身医学．心身医学，57：16-17, 2017
10) 「死に至る病」（Kierkegaard S/著，桝田啓三郎/訳），ちくま学芸文庫，1996

11)「新版 精神科治療の覚書」(中井久夫/著), 日本評論社, 2014

12)「非器質性・心因性疾患を身体診察で診断するためのエビデンス」(上田剛士/著), シーニュ, 2015

13)「DSM-IV-TR 精神疾患の分類と診断の手引」(American Psychiatric Association/著, 高橋三郎, 他/訳), 医学書院, 2003

14)「DSM-5 精神疾患の分類と診断の手引」(American Psychiatric Association/原著, 日本精神神経学会/日本語版用語監修, 高橋三郎, 大野 裕/監訳, 染矢俊幸, 他/訳), 医学書院, 2014

15) 上田剛士:救急・総合診療医の立場から:身体診察からの診断, 治療について. 日本心療内科学会誌, 21:78-83, 2017

16)「ラカン入門」(向井雅明/著), ちくま学芸文庫, 2016

17)「認知行動療法実践ガイド:基礎から応用まで 第2版」(Beck JS/著, 伊藤絵美/訳), 星和書店, 2015

18) 松本卓也:DSMは何を排除したのか? ラカン派精神分析と科学. 現代思想5月号:86-97, 2014

19) Shedler J:Getting to Know Me:What's Behind Psychoanalysis. Scientific American, November-December:52-57, 2010

20) 太田大介:誰も教えてくれなかった不定愁訴の診かた テーマ16 精神科・心療内科との連携. 総合診療, 25:189-191, 2015

21) Abbass A, et al:Short-term psychodynamic psychotherapy for somatic disorders. Systematic review and meta-analysis of clinical trials. Psychother Psychosom, 78:265-274, 2009

22)「動機づけ面接法」(Miller WR, Rollnick S/著, 松島義博, 後藤 恵/訳), 星和書店, 2007

23)「現代精神医学原論」(Ghaemi N/著, 村井俊哉/訳), みすず書房, 2009

24) Leichsenring F, et al:Psychodynamic therapy meets evidence-based medicine:a systematic review using updated criteria. Lancet Psychiatry, 2:648-660, 2015

プロフィール

井本博之（Hiroshi Imoto）

洛和会音羽病院／大津ファミリークリニック家庭医療科　専攻医2年目

冬のケヤキが好きです. キリンさんのような佇まいがよいです. でもゾウさんのような木肌も好きです. 今年は常緑樹ナンテンの紅葉に瞠目しました. ハナミズキの紅葉もいいですね. カツラも忘れてはいけない. いややはり一番はイロハモミジですか.

第7章 その他

5. 高齢者食思不振の苦手意識を払拭するために

三野大地

● Point ●

・加齢だけで食事摂取量・体重は減るが1年以内に5％以上の体重減少，5～10年以上10％以上の体重減少は予後が悪いので積極的に原因検索・介入を行う

・系統的な評価を行うと7割ほど原因はわかる

・原因不明の体重減少，食思不振も多い．その場合はまずは非薬物的介入を行う

・経管栄養が予後を改善するというエビデンスはない．何とかするのではなくその状態をどう受け入れていくか患者・家族とともに考えていくことが重要

はじめに

症例

85歳女性．施設入所中．8年前にAlzheimer型認知症と診断．2，3年前から徐々にADL低下しはじめ現在ほぼ全介助の状態となっている．ここ2，3カ月食事摂取の拒否がみられ食事摂取量が低下したため精査目的に来院．
このような食思不振のある高齢者にどうアプローチすればよいだろうか？

食思不振で受診する高齢者は少なくないが苦手意識をもつ医師も多いと思う．

理由として基礎疾患・内服薬が多い，認知症のため病歴聴取・身体所見で原因が絞れない（これが最も手ごわい），社会背景も考慮しないといけない（貧困，ADL）…とあげだせばきりがない．

意図しない体重減少は生命予後と関連している．体重減少後1～2.5年の死亡率は9～38％という報告もある[1～3]．

ではどのような体重減少が問題になるのか．1年以内に5％以上の体重減少，5～10年以上で10％以上の体重減少は死亡率，罹病率と関連している[4～7]．ただもともと寝たきりもしくは寝たきりに近い状態の高齢者では1～3 kgほどのわずかな体重減少も予後にかかわる可能性がある．

食欲は末梢の消化管などの満腹を感じるシステム，中枢の摂食のドライブによってコントロールされる．中枢の摂食ドライブはダイノルフィン，一酸化窒素，神経性ペプチドY，CRH（corticotropin-releasing hormone：副腎皮質刺激ホルモン放出ホルモン）などによって制御される．

表1　高齢者の体重減少の原因疾患

悪性腫瘍（19〜36％）	アルコール関連（8％）
原因不明（6〜28％）	感染症（4〜8％）
心因性（9〜24％）	神経疾患（7％）
消化管（9〜24％）	自己免疫疾患（7％）
内分泌（4〜10％）	腎疾患（4％）
循環呼吸器（9〜10％）	全身性の炎症性疾患（4％）

文献2，11〜15を参考に作成

　消化管ホルモンではCCK（cholecystokinin：コレシストキニン），ガストリン放出ペプチド，アミリン，ソマトスタチン，ボンベシンが食欲に関連する．これらの神経伝達物質は加齢によって障害され食欲低下の原因となる．食事摂取量が減少しこれが持続すると，食欲の恒常性が低下して食欲のベースが落ちるといわれている．高齢者がいったん急性疾患に罹患した後，食事摂取量が改善するまで時間がかかるのはそのためかもしれない．

　身体の組成は年齢とともに変化する．除脂肪体重は30歳代から年間0.3 kgずつ減少するが，脂肪の増加により見かけ上は65〜70歳まで体重変化は大きく認められない．70歳を超えると体重は年間0.1〜2 kgほど減少しはじめる[9]．

　70歳以上の高齢者は若年者と比較して1/3以下のカロリーしか摂取していなかったという報告や[9] 16〜18％の居宅高齢者で1日1,000 kcal以下のカロリー摂取しかしていなかったという報告もある[10]．

　この原因は明確にはわかっていないものの高齢者になると明確な原因がなくても体重減少，食欲の低下が起こることがわかる．

1. 高齢者の説明のできない体重減少の原因について

　報告によってまちまちだが悪性腫瘍が最も多く次に原因不明，心因性，消化器疾患が続く（表1）．つまり，検索をしても1/4の症例で原因不明である．

　体重減少の原因が不明の場合，以後2年間の死亡率は原因疾患がある場合と比較し有意に低く，原因不明の場合は外来フォローを定期的に行っていけばよいと考える（原因不明の場合死亡率8％，原因疾患のある場合36％）[11]．

　表2のような食思不振の原因疾患の覚え方もある（Meals on wheels）．先ほどの表1の体重減少の原因となる疾患に加えてこれらを検索することで鑑別漏れが少なくなる．

　薬剤の副作用が多方面で注目されているが，多くの薬剤が食思不振の原因となる．表3にその一部をあげるがこれもすべてではない．また高齢者はポリファーマシーの状態にあることが多く，疑わしい薬剤が投与されている場合は中止するのはもちろんのこと，食思不振の原因が明確ではない場合，薬剤は必須なもの以外はすべて中止して経過をみた方がよいと筆者は考える．

1 アプローチの方法

　アプローチの方法として下記6点を紹介する．

① 高齢者である程度の食欲低下は先述の通り生理的な反応ともいえる．まずは病的な食欲の低下

表2　高齢者の食欲低下の原因の覚え方―Meals on wheels

M	medication（薬剤）
E	emotional problem（情緒障害，特にうつ病）
A	anorexia nervosa（神経性食思不振），alcoholism（アルコール関連）
L	late life paranoia（老年期妄想状態）
S	swallowing disorders（嚥下障害）
O	oral factor〔口腔内環境因子（齲歯，義歯不適合など）〕
N	no money（貧困）
W	wandering and other dementia related behaviors（認知症随伴行動異常）
H	hyper/hypothyroidism（甲状腺機能亢進，低下症），hyperparathyroidism（副甲状腺機能亢進症），hypoadrenalism（副腎不全）
E	enteric problems（消化管の問題）
E	eating problems（1人で食事摂取できない）
L	low salt/low cholesterol diet（塩分・脂質制限などの食事制限）
S	social problem（孤立，食事を用意できない）

表3　食思不振の原因となる薬剤一覧

副作用	薬剤
味覚・嗅覚障害	アロプリノール，ACE阻害薬，抗菌薬，抗コリン薬，抗ヒスタミン薬，カルシウム受容体拮抗薬，レボドパ，プロプラノロール，スピロノラクトン（アルダクトン®）
食思不振	アマンタジン，抗菌薬，抗痙攣薬，抗精神病薬，ベンゾジアゼピン系，ジゴキシン，レボドパ，メトホルミン，神経弛緩薬，麻薬，SSRI，テオフィリン
口喝	抗コリン薬，抗ヒスタミン薬，クロニジン（カタプレス®），利尿薬
嚥下障害	ビスホスホネート製剤，ドキシサイクリン，金製剤，鉄剤，NSAIDs，カリウム製剤
嘔気嘔吐	アマンタジン，抗菌薬，ビスホスホネート製剤，ジゴキシン，ドパミン受容体アゴニスト，メトホルミン，SSRI，スタチン，三環系抗うつ薬

SSRI：selective serotonin reuptake inhibitors
文献16より日本の診療を勘案して作成

なのかどうかを判断する必要がある．

② 以前から測定していれば体重変化，測定していなければ服のサイズ，友人・家族からやせたといわれることが増えたなどを病歴聴取で確認する．

③ 急性疾患や慢性疾患の増悪がないかどうか確認することも重要である．先ほどあげた表1，表2の疾患を浮かべながらシステムレビューを行う．

④ 既往歴，薬剤確認，飲酒・喫煙・生活環境など一般的な医療面接も行う．特に高齢独居，高齢の夫婦2人暮らしの場合には社会背景に気を配る必要がある．認知症がある場合，本人から医療面接が難しい場合もある．その場合は家族，ケアマネジャーなどに情報を聞く必要もある．

⑤ 食思不振で来院した高齢者には全例認知症〔ミニメンタルステート（mini mental state examination：MMSE）〕，抑うつ〔老年期うつ病価尺度（geriatric depression scale：GDS）〕の評価を行う．

⑥ 身体所見では心疾患（頸静脈，心雑音，浮腫），呼吸器疾患（COPD所見，肺炎），消化器疾患（肝硬変の所見，便秘を示唆する腹満，直腸診），そのほか甲状腺腫大・毛髪変化・腱反射弛緩相遅延（甲状腺機能低下症），色素沈着（副腎不全），表在リンパ節腫大，変性疾患を疑うような神経学的所見（パーキンソニズムなど）など全身の診察を行う．

表4　食欲低下に対する非薬物療法例

・制限食（塩分・タンパク・脂質など）は中止
・多くの認知症のある高齢者は，朝食に最も多くのカロリーを摂取できるため朝食の量を増やす
・1回量を減らし食事回数を増やす
・好んで食べていた物をメインに出す
・簡単につまめるような軽食（おにぎり，サンドイッチなど）をおいておき，好きなときに摂取してもらう
・嚥下機能に問題がなければなるべく常食に近い食形態にする
・ガス産生の少ない食事にする
・口腔内の衛生環境を整える．義歯が合っているか確認．合っていないのであれば歯科に相談する
・経口栄養補助食品を使用する場合は食事と一緒に出すのではなく，食前少なくとも1時間前には摂取するようにする
・香辛料を使用するなど，香りを感じやすい食事を試す

文献18より作成

2 検査

　初期検査として血算，肝機能，LDH，腎機能，甲状腺機能，HbA1c，血糖，鉄動態，炎症反応，尿検査，便潜血，胸部X線，腹部エコーをまず行う．**これらの検査で全く異常がなく悪性腫瘍が原因であった例は101例中1例もなかった**という報告[12]もあり，初期検査に異常がない場合は病歴で疑わしい疾患がないかぎり追加検査は行わず経過観察を行う．初期検査で異常を認めた場合は追加の検査を行う（鉄欠乏があれば消化管悪性腫瘍検索で消化管内視鏡検査を行うなど）．よく食思不振の原因検索目的にCTを施行することがあると思うが（筆者もたまにしていたが…）体重減少をきたした45人の患者の原因検索においてCTが診断に寄与しなかったという報告があり[17]，むやみにCT検査を施行することは推奨されない．消化管悪性腫瘍が疑わしいが誤嚥のリスクが高いなどADLや全身状態が不良のため消化管内視鏡検査の施行が困難な場合には施行する価値があるかもしれない．

> **症例の続き**
> 冒頭の症例では原因検索を上記にそって施行したが明らかなものは指摘できなかった．
> 原因を指摘できなかった場合どのように対処すればいいだろうか？

3 マネジメント

1）原因が明確な場合

　原疾患の加療を行う．

2）原疾患がない場合

　エビデンスのある治療法はない．そのためまずは非薬物療法から行うのが妥当．**表4**に非薬物療法の例をあげる．

　表4にあげたのはあくまで一例でありいろいろ試してみてほしい．また入院中食事介助を要する場合，マンパワーの問題で時間を十分にかけられないことがある．主治医自身で食事介助をしてみて時間をかけることで摂取できるか診てほしい．もし時間をかけることで摂取が可能ならば自宅，施設で食事摂取量が増加する可能性が十分にある．

食思不振，体重減少を改善するエビデンスのある薬剤はない．非薬物療法で改善がなければドンペリドン，モサプリドクエン酸塩，アコチアミド，大建中湯，六君子湯など，消化管蠕動を亢進させるような薬剤を試してみる．

上記のアプローチで改善が得られない場合は食事摂取量，体重を定期的にフォローし見逃している疾患がないかどうか定期的に検索を続けていく．

2. 認知症と経管栄養 / 胃瘻

末期の認知症患者はコミュニケーションもとれず寝たきりとなり，最終的には水分，食事摂取ができなくなる．その状態になったとき，またはその状態となることが近いと予想された場合に，どのように対応するのか悩まれている読者も多いと思う．この問題に関してはエビデンスの乏しいことが多いので基礎的な知識を示したうえで筆者の考えを述べていきたい．

1 経管栄養を施行すれば栄養状態・全身状態が改善する？

長期的にみて経管栄養を施行しても体重増加，アルブミンなどの栄養状態の指標となる栄養状態は改善しないという報告が多い[19, 20]．褥瘡に関しても同様で経管栄養の有効性は確立されていない[21]．誤嚥性肺炎でははむしろ経管栄養で発症が多く認められたという報告もある[22]．

では死亡率はどうなるのか？死亡率に関してもコホート研究では死亡率の改善が認められた報告はない[23, 24]．

またこれらのコホート研究では高度認知症の患者の予後は考えられている以上に短いことが示されている．FAST（functional assessment staging tool）で6d（尿失禁する程度）以上の高度認知症の入院患者は，経管栄養のあるなしにかかわらず1年後の生存率は50％であったという報告もある[25]．

経管栄養の有用性は現段階では不明ということがわかっていただけたと思う．そもそも食事摂取ができないからといって別の方法で栄養を投与するという方法が乱暴なのではないだろうか．認知症ではないが癌，脳梗塞後などで末期の状態の患者に対して食べたいものを食べられる分だけ摂取，口渇があれば氷のかけらや口をしめらせてあげるなどで症状緩和を行って空腹，口渇に関して32人にインタビューした研究がある．空腹に関しては当初は3割の患者で訴えていたが死の間際まで訴えたのは1人だけ，口渇は4割の患者で死の間際まで訴えていたが上記の対処で全例症状が緩和されていた[26]．この調査は意思を伝えられる人を対象としたものであり，認知症患者に同様のことをあてはめることはできないかもしれないが，食事が摂取できない苦痛は持続するものではないと家族に説明するのには役立つであろう．

安易な経管栄養よりも上記のようにできるかぎりのことをして最期までみていく方が自然な形ではないのかと筆者は常々考えている．

2 家族への説明はどのようにすればよいのか

筆者らは上記のこともあり経管栄養は推奨していない．苦痛のない範囲でできるかぎりのケアをすることの方が大切だと考えているからである．そのため以下の説明の一例にしても偏りがあることを理解してもらいたい．

食事摂取が減少している患者の場合，経管栄養を含めた積極的な栄養療法を施行するのかを家

族と決めていかなければならない．まずは経管栄養の施行を推奨する研究はないということ，空腹・口渇などの苦痛は持続するものではないであろうということを説明する．

　説明して経管栄養などの積極的な栄養療法を希望しないとなった場合は悩まないが，家族は食事も水分も摂取できない状態を目の前にすると何かしてあげたいという思いにかられ，経管栄養を希望することもあるだろう．その場合筆者は，自分が同じ状況におかれたとき，経管栄養を希望されるかどうかを聞くことにしている．実際，そこで自分だったら希望しないという返答は多い．その場合はもう一度一緒に立ち止まって考えるようにしている．治療を受けるのはあくまで本人である．経管栄養を考慮しなければならないという時点で生命予後は悪いのだ．そうであれば本人がどうすれば少しでも喜んでくれるのかを考えることが大切だと思うと筆者は家族に伝えている．エビデンスのない分野であるからこそ本人のことを思ってともに考えて，治療を選択することが大切だと筆者は思う．

おわりに

　高齢者の食思不振には苦手意識をもっている方が多いと思うが，やるべきことは決まっており限られている．食事がとれなくなった高齢者にどのように向き合っていくかは内科医には避けられない問題である．一人ひとりに真剣に向き合いつつ，自分なりの診かたを身につけていってほしい．

文献・参考文献

1) Marton KI, et al：Involuntary weight loss：diagnostic and prognostic significance. Ann Intern Med, 95：568-574, 1981

2) Rabinovitz M, et al：Unintentional weight loss. A retrospective analysis of 154 cases. Arch Intern Med, 146：186-187, 1986

3) Bilbao-Garay J, et al：Assessing clinical probability of organic disease in patients with involuntary weight loss：a simple score. Eur J Intern Med, 13：240-245, 2002

4) Cornoni-Huntley JC, et al：An overview of body weight of older persons, including the impact on mortality. The National Health and Nutrition Examination Survey I--Epidemiologic Follow-up Study. J Clin Epidemiol, 44：743-753, 1991

5) Deeg DJ, et al：Weight change, survival time and cause of death in Dutch elderly. Arch Gerontol Geriatr, 10：97-111, 1990

6) Losonczy KG, et al：Does weight loss from middle age to old age explain the inverse weight mortality relation in old age? Am J Epidemiol, 141：312-321, 1995

7) Wallace JI, et al：Involuntary weight loss in older outpatients：incidence and clinical significance. J Am Geriatr Soc, 43：329-337, 1995

8) Wallace JI & Schwartz RS：Epidemiology of weight loss in humans with special reference to wasting in the elderly. Int J Cardiol, 85：15-21, 2002

9) McGandy RB, et al：Nutrient intakes and energy expenditure in men of different ages. J Gerontol, 21：581-587, 1966

10) De Castro JM：How can eating behavior be regulated in the complex environments of free-living humans? Neurosci Biobehav Rev, 20：119-131, 1996

11) Lankisch P, et al：Unintentional weight loss：diagnosis and prognosis. The first prospective follow-up study from a secondary referral centre. J Intern Med, 249：41-46, 2001

12) Metalidis C, et al：Involuntary weight loss. Does a negative baseline evaluation provide adequate reassurance? Eur J Intern Med, 19：345-349, 2008

13) Marton KI, et al：Involuntary weight loss：diagnostic and prognostic significance. Ann Intern Med, 95：568-574, 1981

14) Wallace JI & Schwartz RS：Involuntary weight loss in elderly outpatients：recognition, etiologies, and treatment. Clin Geriatr Med, 13：717-735, 1997

15) Hernández JL, et al：Clinical evaluation for cancer in patients with involuntary weight loss without specific symptoms. Am J Med, 114：631-637, 2003

16) Gaddey HL & Holder K：Unintentional weight loss in older adults. Am Fam Physician, 89：718-722, 2014

17) Thompson MP & Morris LK：Unexplained weight loss in the ambulatory elderly. J Am Geriatr Soc, 39：497-500, 1991

18) Alibhai SM, et al：An approach to the management of unintentional weight loss in elderly people. CMAJ, 172：773-780, 2005

19) Henderson CT, et al：Prolonged tube feeding in long-term care：nutritional status and clinical outcomes. J Am Coll Nutr, 11：309-325, 1992

20) Ciocon JO, et al：Tube feedings in elderly patients. Indications, benefits, and complications. Arch Intern Med, 148：429-433, 1988

21) Finucane TE：Malnutrition, tube feeding and pressure sores：data are incomplete. J Am Geriatr Soc, 43：447-451, 1995

22) Peck A, et al：Long-term enteral feeding of aged demented nursing home patients. J Am Geriatr Soc, 38：1195-1198, 1990

23) Mitchell SL, et al：The risk factors and impact on survival of feeding tube placement in nursing home residents with severe cognitive impairment. Arch Intern Med, 157：327-332, 1997

24) Mitchell SL, et al：Does artificial enteral nutrition prolong the survival of institutionalized elders with chewing and swallowing problems? J Gerontol A Biol Sci Med Sci, 53：M207-M213, 1998

25) Meier DE, et al：High short-term mortality in hospitalized patients with advanced dementia：lack of benefit of tube feeding. Arch Intern Med, 161：594-599, 2001

26) McCann RM, et al：Comfort care for terminally ill patients. The appropriate use of nutrition and hydration. JAMA, 272：1263-1266, 1994

プロフィール

三野大地（Daichi Mino）
洛和会丸太町病院 救急・総合診療科

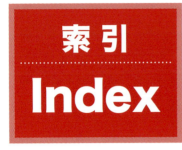

数字

2nd look	183
3D-CAM	224
Ⅲ音	54
3％食塩水	119
6D	20

欧文

A～G

ACO	94
ACO 診断基準	95
admission criteria	164
asthma-COPD overlap	94
AUR secondary to BPH	160
β遮断薬	68
basal-bolus regimen	149
beer potomania	122
benign prostatic hyperplasia	159
Blatchford スコア	181
BPH	159
BPH 治療薬	166
calcium pyrophosphate dehydrate deposition	215
capillary refill time	41
Cerebral salt wasting	122
chronic obstructive pulmonary disease	93
Clots in Legs Or sTockings after Stroke	82
CLOTS	82
COPD	93
CPPD	215
CRT	41
CVA	33
DELIRIUM	224
DIHS	20
double contour sign	217
early goal-directed therapy for septic shock	45
EGDT	45
Forrester 分類	64
GDS	243

H～P

Helicobacter pylori	184
IABP	49
IVC フィルター	84
LDUH	83
Light の基準	99
LMWH	83
low dose unfractionated heparin	83
low-molecular weight heparin	83
medically unexplained symptoms	230
MMSE	243
mottling	42
mottling スコア	42
MUS	230
narrow QRS tachycardia	73
Nohria-Stevenson 分類	64
NSAIDs	192
paradoxical bradycardia	45
passive leg raising test	120
POD	168
post obstructive diuresis	168
PREPIC study	84
PSA 測定	37
PTS	81

Q～W

qSOFA	45
qSOFA スコア	18
quick SOFA	45
quick SOFA スコア	18
Quincke 拍動	207
RABBIT 2 surgery	149
RABBIT 2 trial	149
RUSH	45
Schellong 試験	109, 181
SIAD	122
SOFA スコア	18
somatic fixation	231
transtubular K gradient	130
Traube 徴候	207
TTKG	130
two–compartment model	115
valsalva 法	78
venous hum	207
venous thromboembolism	81
VTE	81
wide QRS tachycardia	74

和　文

あ行

悪性疾患	137
アドレナリン	48
医療面接	233
イレウス	195
インスリン持続静注	145
インスリン製剤一覧	148
エルカトニン	140
悪寒戦慄	19

か行

喀痰グラム染色	25
カテーテル抜去試験	162
化膿性関節炎	215
下部消化管出血	187
カリウム摂取	129
カリウム補充量	132
カルバゾクロムスルホン酸ナトリウム（アドナ®）	193
間欠的空気圧迫法	81
カンピロバクター腸炎	175
器質的（生物的）アプローチ	232
偽性滲出性胸水	100
偽痛風	215

急性胃腸炎	172
急性出血性直腸潰瘍	189
急性尿閉	159
急性発症の低ナトリウム血症	118
胸腔穿刺	97
虚血性腸炎	189
起立負荷試験	190
緊急内視鏡検査	181
グラム染色	34
クリニカルシナリオ	58
経管栄養	245
経口血糖降下薬	144
経口補水液	176
憩室出血	189
結晶沈着性関節炎	215
血清 Na 濃度	117
血性胸水	102
血栓後症候群	81
下痢	172
原因	136, 137
原因検索	140, 141
原因頻度	137
高血糖	143
高ナトリウム血症	108

絞扼性腸閉塞 ……………… 203

言葉の処方箋 ……………… 235

コルヒチン ………………… 219

さ行

細菌のフィラメント化 ……… 38

細胞内外シフト …………… 127

痔核 ………………………… 189

ジゴキシン ………………… 68

シナカルセト塩酸塩 ……… 140

出血性ショック …………… 45

受動的下肢挙上試験 ……… 46

上室性頻拍 ………………… 73

症状 ………………………… 136

小腸出血 …………………… 190

上部消化管出血 …………… 180

静脈血栓塞栓症 …………… 81

静脈コマ音 ………………… 207

静脈瘤 ……………………… 182

食思不振 …………………… 242

ショック …………………… 40

ショック指数 ……………… 45

止痢薬 ……………………… 177

腎盂腎炎 …………………… 33

腎外排泄 …………………… 129

腎結石 ……………………… 157

身体化の固定 ……………… 231

身体診察 …………………… 234

浸透圧性脱髄症候群 …… 119, 123

浸透圧利尿 ………………… 114

腎排泄 ……………………… 127

心房細動 …………………… 67

ステロイド ……………… 145, 146

スライディングスケール …… 144

生理食塩水 ……………… 135, 138

喘息 ………………………… 88

喘息発作の原因 …………… 90

喘息発作の重症度評価 …… 89

喘息発作の治療薬 ………… 91

せん妄 …………………… 222, 223

せん妄と類似症状 ………… 224

せん妄の原因 ……………… 225

前立腺肥大症 ……………… 159

た行

体重減少 …………………… 242

脱水 ………………………… 108

中間型インスリン ………… 147

腸管虚血 …………………… 201

腸閉塞 ……………………… 195

直腸診 ……………………… 161

治療 ………………………… 138

低カリウム血症 …………… 125

低ナトリウム血症 ………… 117

低ナトリウム血症の症状 …… 118

低ナトリウム血症の診断アルゴリズム
………………………………… 120

低ナトリウム血症の補正速度 …… 123

低ナトリウム血症を起こす薬剤 …… 120

低分子ヘパリン …………… 83

低用量未分画ヘパリン …… 83

糖尿病 ……………………… 143

特異度の高い病歴・身体所見 …… 235

ドクターショッピング …… 230, 233

ドパミン …………………… 46

ドブタミン ………………… 48

トラネキサム酸（トランサミン®）
………………………………… 192

な行

乳酸値 ……………………… 43

尿管結石発作 ……………… 151

尿浸透圧 …………………… 121

尿中Na濃度 ……………… 121

尿定性 ……………………… 33

尿閉後利尿 ……………… 114

尿崩症 …………………… 111

尿路感染症 ……………… 32

認知行動療法 …………… 237

脳浮腫 …………………… 114

ノルアドレナリン ……… 46

は行

肺エコー検査 …………… 57

肺炎 ……………………… 22

バソプレシン …………… 48

非器質的（心理社会的）アプローチ
……………………………… 232

非ジヒドロピリジン系の
　カルシウムチャネル阻害薬 ……… 68

ビスホスホネート製剤 …………… 140

ビタミン B_1 欠乏症（脚気）……… 49

病歴 ………………… 135, 136

ピロリン酸カルシウム …………… 215

不定愁訴の身体化の固定 ………… 231

プレドニゾロン ………… 140, 146

フロセミド ……………… 135

プロバイオティクス ……………… 177

便培養検査 ……………… 174

補正インスリン ………… 149

発作性上室頻脈 ………… 78

ま行

慢性閉塞性肺疾患 ……………… 93

ミニメンタルステート …………… 243

毛細血管再充満時間 ………………… 41

網状皮斑 …………………… 42

や行

薬剤性尿閉 ……………… 165

薬剤熱 …………………… 20

有効循環血漿量 ………… 122

ら行

リズムコントロール ………… 68, 71

リン製剤 ………………… 139

ループ利尿薬 ………… 62, 138, 139

レートコントロール ……………… 67

老年期うつ病価尺度 …………… 243

執筆者一覧

■編 集

上田剛士	洛和会丸太町病院 救急・総合診療科

■執筆 (掲載順)

西口 潤	洛和会丸太町病院 救急・総合診療科
福盛勇介	洛和会丸太町病院 救急・総合診療科
赤坂義矢	洛和会丸太町病院 救急・総合診療科
島 惇	名古屋掖済会病院救命救急センター／洛和会丸太町病院 救急・総合診療科
竹山脩平	洛和会丸太町病院 救急・総合診療科
三野大地	洛和会丸太町病院 救急・総合診療科
西村康裕	洛和会丸太町病院 救急・総合診療科
阿部昌文	洛和会丸太町病院 救急・総合診療科
大江将史	特定非営利活動法人ジャパン・ハート
三浦知晃	京都岡本記念病院腎臓内科
丸山 尊	洛和会丸太町病院 救急・総合診療科
長野広之	洛和会丸太町病院 救急・総合診療科
井川京子	倉敷中央病院救急科
溝畑宏一	洛和会丸太町病院 救急・総合診療科
坂 正明	洛和会丸太町病院 救急・総合診療科
山下恵実	洛和会丸太町病院 救急・総合診療科
井本博之	洛和会音羽病院／大津ファミリークリニック家庭医療科

編者プロフィール

上田剛士（Takeshi Ueda）

洛和会丸太町病院 救急・総合診療科

【略歴】
2002年に名古屋大学卒業，名古屋掖済会病院にて初期研修．2006年に洛和会音羽病院 総合診療科を経て，2012年より洛和会丸太町病院 救急・総合診療科で診療

【資格】
総合内科専門医，救急科専門医，プライマリケア認定医・指導医

【代表著書・DVD】
著書：ジェネラリストのための内科診断リファレンス～エビデンスに基づく究極の診断学をめざして（医学書院），高齢者診療で身体診察を強力な武器にするためのエビデンス（シーニュ），非器質性・心因性疾患を身体診察で診断するためのエビデンス（シーニュ），日常診療に潜むクスリのリスク～臨床医のための薬物有害反応の知識（医学書院） DVD：Dr.たけしの本当にスゴい症候診断（ケアネット）

京都市内の小病院で「広く」「深く」「心地よく」をモットーに，救急総合診療を展開しています．多数の若手医師に囲まれ楽しく診療しています．子育てと家庭菜園も頑張っています．教えることは学ぶこと，育てることは育てられること．

レジデントノート　Vol.20　No.8（増刊）

COMMON DISEASE を制する！

「ちゃんと診る」ためのアプローチ

編集／上田剛士

レジデントノート増刊

Vol. 20　No. 8　2018〔通巻264号〕
2018年8月10日発行　第20巻　第8号
ISBN978-4-7581-1612-1
定価　本体4,700円＋税（送料弊社別途）

発行人　　一戸裕子

発行所　　株式会社 羊 土 社
〒101-0052
東京都千代田区神田小川町2-5-1
TEL　03（5282）1211
FAX　03（5282）1212
E-mail　eigyo@yodosha.co.jp
URL　www.yodosha.co.jp/

年間購読料
24,000円＋税（通常号12冊，送料弊社負担）
52,200円＋税（通常号12冊，増刊6冊，送料弊社負担）
郵便振替　00130-3-38674

© YODOSHA　CO., LTD. 2018
Printed in Japan

装幀　　野崎一人
印刷所　　広研印刷株式会社
広告申込　　羊土社営業部までお問い合わせ下さい．

本誌に掲載する著作物の複製権・上映権・譲渡権・公衆送信権（送信可能化権を含む）は（株）羊土社が保有します．
本誌を無断で複製する行為（コピー，スキャン，デジタルデータ化など）は，著作権法上での限られた例外（「私的使用のための複製」など）を除き禁じられています．研究活動，診療を含み業務上使用する目的で上記の行為を行うことは大学，病院，企業などにおける内部的な利用であっても，私的使用には該当せず，違法です．また私的使用のためであっても，代行業者等の第三者に依頼して上記の行為を行うことは違法となります．

JCOPY ＜（社）出版者著作権管理機構 委託出版物＞
本誌の無断複写は著作権法上での例外を除き禁じられています．複写される場合は，そのつど事前に，（社）出版者著作権管理機構（TEL 03-3513-6969，FAX 03-3513-6979，e-mail：info@jcopy.or.jp）の許諾を得てください．

プライマリケアと救急を中心とした総合誌
レジデントノート

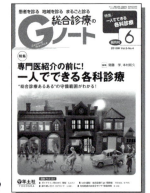

月刊 毎月1日発行　B5判　定価（本体2,000円＋税）

日常診療を徹底サポート！

医療現場での実践に役立つ
研修医のための必読誌！

研修医指導にも役立つ！

特徴
1. 医師となって**最初に必要となる"基本"や"困ること"**を とりあげ, ていねいに解説！
2. **画像診断, 手技, 薬の使い方**など, すぐに使える内容！ 日常の疑問を解決できる
3. 先輩の経験や進路選択に役立つ情報も読める！

詳細はコチラ ▶ www.yodosha.co.jp/rnote/

□ **年間定期購読料**（国内送料サービス）
- 通常号（月刊）　　　　　　　　　　　：定価（本体24,000円＋税）
- 通常号（月刊）＋**WEB版**（月刊）　　　：定価（本体27,600円＋税）
- 通常号（月刊）＋増刊　　　　　　　　：定価（本体52,200円＋税）
- 通常号（月刊）＋**WEB版**（月刊）＋増刊：定価（本体55,800円＋税）

患者を診る　地域を診る　まるごと診る
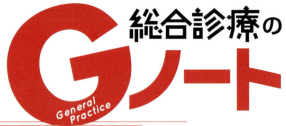
総合診療の
General Practice

隔月刊 偶数月1日発行　B5判　定価（本体2,500円＋税）

あらゆる 疾患・患者さんを まるごと診たい！

そんな医師のための「**総合診療**」の実践雑誌です

- **現場目線の具体的な解説**だから, かゆいところまで手が届く
- 多職種連携, 社会の動き, 関連制度なども含めた**幅広い内容**
- 忙しい日常診療のなかでも, **バランスよく知識をアップデート**

詳細はコチラ ▶ www.yodosha.co.jp/gnote/

□ **年間定期購読料**（国内送料サービス）
- 通常号（隔月刊 年6冊）　　：定価（本体15,000円＋税）
- 通常号＋**WEB版**※　　　　：定価（本体18,000円＋税）
- 通常号＋増刊（年2冊）　　　：定価（本体24,600円＋税）
- 通常号＋**WEB版**※＋増刊　：定価（本体27,600円＋税）

※WEB版は通常号のみのサービスとなります

発行　羊土社 YODOSHA　〒101-0052　東京都千代田区神田小川町2-5-1　TEL 03(5282)1211　FAX 03(5282)1212
E-mail：eigyo@yodosha.co.jp
URL：www.yodosha.co.jp/

ご注文は最寄りの書店, または小社営業部まで

増刊 レジデントノート

バックナンバー
☐ 年6冊発行　☐ B5判

Vol.20 No.5　増刊（2018年6月発行）
循環器診療のギモン、百戦錬磨のエキスパートが答えます！
救急、病棟でのエビデンスに基づいた診断・治療・管理

編集／永井利幸

☐ 定価（4,700円＋税）
☐ ISBN 978-4-7581-1609-1

Vol.20 No.2　増刊（2018年4月発行）
電解質異常の診かた・考え方・動き方
緊急性の判断からはじめる First Aid

編集／今井直彦

☐ 定価（本体4,700円＋税）
☐ ISBN 978-4-7581-1606-0

Vol.19 No.17　増刊（2018年2月発行）
小児救急の基本
「子どもは苦手」を克服しよう！
熱が下がらない、頭をぶつけた、泣き止まない、保護者への説明どうする？など、あらゆる「困った」の答えがみつかる！

編集／鉄原健一

☐ 定価（本体4,700円＋税）
☐ ISBN 978-4-7581-1603-9

Vol.19 No.14　増刊（2017年12月発行）
主治医力がさらにアップする！入院患者管理パーフェクト Part2
症候対応、手技・エコー、栄養・リハ、退院調整、病棟の仕事術など、超必須の31項目！

編集／石丸裕康、森川 暢

☐ 定価（本体4,700円＋税）
☐ ISBN 978-4-7581-1597-1

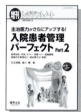

Vol.19 No.11　増刊（2017年10月発行）
糖尿病薬・インスリン治療　知りたい、基本と使い分け
経口薬？インスリン？薬剤の特徴を掴み、血糖管理に強くなる！

編集／弘世貴久

☐ 定価（本体4,700円＋税）
☐ ISBN 978-4-7581-1594-0

Vol.19 No.8　増刊（2017年8月発行）
いざというとき慌てない！マイナーエマージェンシー
歯が抜けた、ボタン電池を飲んだ、指輪が抜けない、ネコに咬まれたなど、急患の対応教えます！

編集／上山裕二

☐ 定価（本体4,700円＋税）
☐ ISBN 978-4-7581-1591-9

Vol.19 No.5　増刊（2017年6月発行）
主訴から攻める！救急画像
内因性疾患から外傷まで、すばやく正しく、撮る・読む・動く！

編集／舩越 拓

☐ 定価（本体4,700円＋税）
☐ ISBN 978-4-7581-1588-9

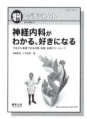

Vol.19 No.2　増刊（2017年4月発行）
診断力を超強化！症候からの内科診療
フローチャートで見える化した思考プロセスと治療方針

編集／徳田安春

☐ 定価（本体4,700円＋税）
☐ ISBN 978-4-7581-1585-8

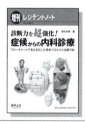

Vol.18 No.17　増刊（2017年2月発行）
神経内科がわかる、好きになる
今日から実践できる診察・診断・治療のエッセンス

編集／安藤孝志、山中克郎

☐ 定価（本体4,700円＋税）
☐ ISBN 978-4-7581-1582-7

Vol.18 No.14　増刊（2016年12月発行）
救急・病棟での悩み解決！高齢者診療で研修医が困る疑問を集めました。

編集／関口健二、許 智栄

☐ 定価（本体4,500円＋税）
☐ ISBN 978-4-7581-1579-7

発行　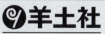　〒101-0052　東京都千代田区神田小川町2-5-1　TEL 03(5282)1211　FAX 03(5282)1212
E-mail：eigyo@yodosha.co.jp
URL：www.yodosha.co.jp/

ご注文は最寄りの書店、または小社営業部まで

羊土社のオススメ書籍

Gノート別冊
Common Diseaseの診療ガイドライン
総合診療における診断・治療の要点と現場での実際の考え方

横林賢一，渡邉隆将，齋木啓子／編

一般内科，総合診療でよく出合う疾患について，各ガイドラインの要点と，ガイドラインと現場とのギャップを埋める国内外のエビデンスを1冊に．実際の現場ではどう考えるか，どこまで診るか，がサッと調べられます．

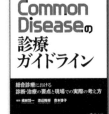

- ■ 定価（本体4,600円＋税） ■ B5判
- ■ 319頁 ■ ISBN 978-4-7581-1809-5

いびき!? 眠気!?
睡眠時無呼吸症を疑ったら
周辺疾患も含めた、検査、診断から治療法までの診療の実践

宮崎泰成，秀島雅之／編

致命的な合併症のリスクもあり，知名度も高い疾患のため，患者からの相談も増加中．しかし検査・治療は独特で，治療法により診療科が異なります．適切な診断，治療のため診療の全体像を具体的，簡潔に解説しました．

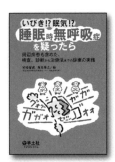

- ■ 定価（本体4,200円＋税） ■ A5判
- ■ 269頁 ■ ISBN 978-4-7581-1834-7

MRIに強くなるための原理の基本
やさしく、深く教えます
物理オンチでも大丈夫。撮像・読影の基本から最新技術まで

山下康行／著

MRIの原理を知って撮像・読影に強くなるための入門書．MRIのしくみ，読影の基本，撮像法の使い分けなどモヤモヤしていたことが腑に落ちる！難しい理屈は最小限にし，豊富なイラストでやさしく解説しています！

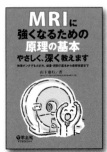

- ■ 定価（本体3,500円＋税） ■ A5判
- ■ 166頁 ■ ISBN 978-4-7581-1186-7

改訂版
ステップビヨンドレジデント1
救急診療のキホン編 Part1
心肺蘇生や心電図、アルコール救急、ポリファーマシーなどにモリモリ強くなる！

林 寛之／著

救急の神髄はLOVE＆RESPECT！大人気シリーズ第1巻を全面改稿した待望の改訂版！救急診療でまず身につけたい技と知識を，おなじみの"ハヤシ節"と最新の世界標準のエビデンスでやさしく伝授します！

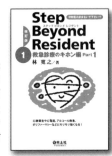

- ■ 定価（本体4,500円＋税） ■ B5判
- ■ 400頁 ■ ISBN 978-4-7581-1821-7

発行 羊土社 YODOSHA　〒101-0052　東京都千代田区神田小川町2-5-1　TEL 03(5282)1211　FAX 03(5282)1212
E-mail：eigyo@yodosha.co.jp
URL：www.yodosha.co.jp/

ご注文は最寄りの書店，または小社営業部まで